3nd Edition

ER수첩

중소 병원 응급환자의 진단 및 응급처치의 실례

3nd Edition

ER수첩

중소 병원 응급환자의 진단 및 응급처치의 실례

일반외과 전문의 **박 태 영**

고려의학
KOMB Korea Medical Book Publishing Company

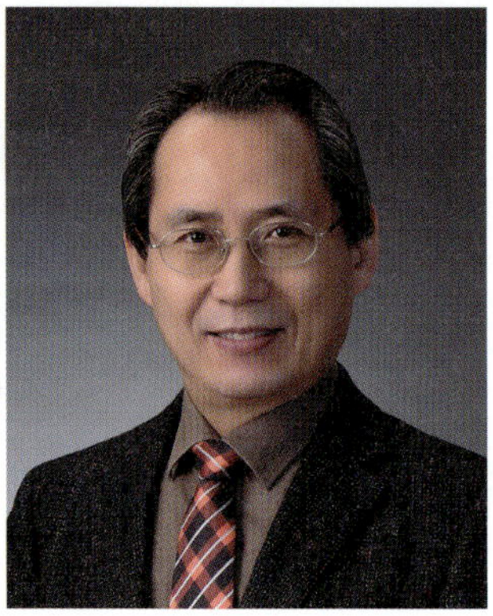

제3판 서 문

한때 '소데나시'라 불리던 소매 없는 옷은 이제 '민소매'로 고쳐 부르고 있으며 '핸드폰, 네트즌'도 영어로 그대로 쓰지 않고 '휴대전화, 누리꾼'으로 쓰려고 노력하고 있다. 축구 경기에서도 이제는 '레프트윙'을 '왼쪽날개'로 바꾸어 우리말을 쓰고 있다. 왜 일본말과 영어를 우리말로 바꾸어 쓰려고 하는 것인가? 그것은 한국의 정체성, 한국의 자존심 일지도 모른다. 대학병원에서 의사들은 토씨만 빼고 영어를 사용하고 논문을 쓸 때만 한글용어를 쓴다. 영어 잘하는 교수를 부러워하고 존경한다. 그러나 일본에서는 일본말을 더 중요하게 생각하지 영어를 잘한다고 존경하는 사람은 아무도 없다. 일본도, 프랑스도, 독일도 자기나라말을 사랑하였기 때문에 세계적인 나라가 되었다. 우리도 선진국이 되기 위해서 한글을 자랑스럽게 후손에게 물려주어야 한다. 우리나라가 일본의 식민지로부터 해방 되었으나 일본말을 계속 쓰고 있다면 아직도 일본의 문화적 지배에서 벗어나지 못하고 있는 것이다. 대한의사협회와 국어학자들이 참여하여 국어 순화 사업이 이제 적잖은 성과를 낳았으며 의학용어의 표준화, 통일화, 한글화 작업을 통하여 쉬운 우리말 의학용어의 정착을 위해서 의료계도 이제 의학용어 순화 사업에 동참해야 한다.

어느날 인터넷을 보다 보니까 '임상 정회외과 개론 제3판'이 나왔다는 책광고가 눈에 띄었다. 인터넷에서 주문해서 책을 받아보니 외국책 번역판이 아니고 오리지날판이였으며 의학용어도 우리말을 사용하고 우리나라 사람을 진료한 내용이고 진료에 직접 도움이 되는 내용이어서 감사하는 마음으로 책을 읽어보았으며 책을 보고 진료에 도움이 많이 되었다. 다른 사람들은 외국서적을 번역해서 다해 놓은 밥상에 숟가락만 얹어 놓으면 되니까 시간도 안걸리고 손쉽게 돈도 벌 수 있는데 왜 힘들게 스스로 책을 만들려고 고생했을까 하고 안스러운 생각도 들었다. 그러나 대다수의 의료인은 외국책 번역책 보다는 우리 실정에 맞는 우리나라 사람의 의학책을 원하고 있으며 그래야 진료를 제대로 할 수 있다. 내과, 다른과에서도 이런 책이 나오기를 나는 기대하고 있다.

현재 중소병원은 중소기업과 마찬가지로 3D(dirty, difficult, dangerous)업종으로 대부분 적자이며 도산하는 병원도 있다. 의료수가가 터무니 없이 낮아서 환자를 많이 보는데도 적자가 된다. 예를 들면 위내시경이 외국에서는 15만원인데 한국에서는 4만원이다. 약처방이나 수술, 처치등으로 환자를 진료하여서는 병원의 유지가 안된다. CT를 많이 찍고 특실료, MRI 로 병원이 유지되기 때문에 CT나 비보험에 전력 투구하지 않으면 직원 월급도 못주고 결국 병원 문을 닫고 마는 것이다. 더구나 건강보험공단을 보험 청구액을 낮추려고 혈안이 되어 의료계를 철저하게 통제하고 있는 실정이다. 중소병원이 죽어 가는데 정부는 지원할 생각도 안하고 수수방관하고 있다. 언제까지 정부의 지원을 기다릴 것인가? 중소병원은 이대로 점점 죽어가고 있는 것인가? 편집후기에서는 어느 중소병원의 살려고하는 노력과 경영 방침을 소개하고 의학용어의 국어 순화에 대하여 기록하였다.

또 이번에 산 책 중에서 '비전 전공의'란 책이 있는데 제일 뒷장에 전국의사총연합이 쓴 광고를 소개한다. 문제 10번 : 한국에서 의사로서 환자진료에 가장 중요한 진료기준을 고르시오. ① 최신 의학교과서, 논문 ② 의사판단에 의한 소신 진료 ③ 의학과 무관한 값싼 의료를 위한 심사평가원 지침서 --- 정답은 ③번 이었다. 웃기지만 웃지못할 모든 의사들의 현실이었다. 이러한 말로만 부르짖는 것은 국민도 정부도 건강보험공단도 심평원도 눈하나 깜박하지 않는다. 이제는 건강보험공단은 대형병원을 가지고 있고 그것을 이용해서 완벽하게 의료계를 장악하고 있기 때문이다. 이제 의료계는 대학병원부터 자기만 살려고 발버둥치지 말고 중소병원이나 일반 개업의도 살 수 있도록 시간을 내어 한글판 의학책을 만들고, 쓰레기 의사를 양산하지 말고 의대를 졸업한 의사 하나하나가 전부, --- 국민이 볼 때 진실되고 도덕성이 있으며 〈명의〉로 비춰질 때 비로서 의사의 권익을 주장할 권리가 있으며 국민이 의사의 권익을 인정해 줄 것이다. 의대를 졸업한 의사 중의 일부가 사기꾼이고 돌팔이로 비춰질 때 아무리 소리쳐도 어느 누구도 들어주지 않을 것이다.

2013년 1월
일반외과 전문의
박 태 영

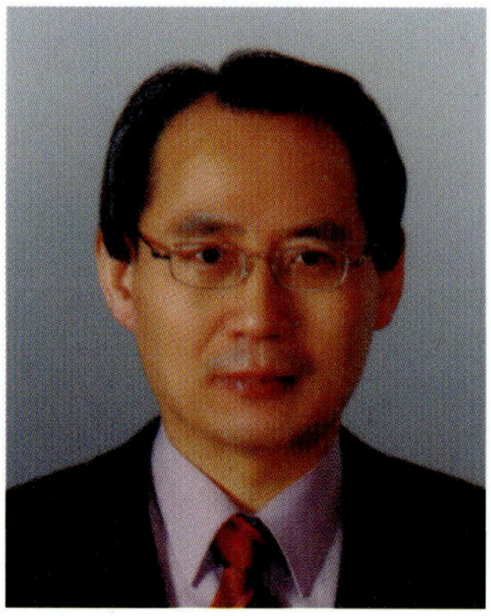

제2판 서 문

2005년에 초판이 발간되었으나 미흡한 점이 많아 이번 제2판에서 부족한 부분을 보강하고 틀린 부분을 고쳐서 새로 발간하게 되었다. 초판이 발간된 후 3년이 지났으며 그동안 중소병원 응급실에서 경험한 50여례의 증례를 추가로 기록하였고 처방한 내용을 응급실 진료차트 그대로 기록하여 실전에 사용할 수 있도록 하였다. 또한 편집후기에는 야간 원무과 직원의 수난, 술취한 환자, 대학병원 응급실의 만원사태, 심근경색에 의한 돌연사, 응급실 당직의사에 대한 평가 등등의 내용을 수록하였다.

의학용어는 대부분 영어로 되어 있으나 의학용어를 영어로 쓸 것이 아니라 한국어로 바꾸어 쓰는 것이 환자를 진료하거나 설명하는데 필수적이다. 예를 들면, Mallory-Weiss syndrome으로 의학책에 기록한다는 것은 영어로 표기하는 것이며 이것은 한국어로 말로리-웨이즈 증후군으로 기록해야 한다. 저자는 초판에서 Mallory-Weiss를 어떻게 읽는지 몰라서 의학책을 뒤졌으나 전부 영어로 기록되어 있어서 할 수 없이 영어로 기록하였다. 또한 쓰쓰가무시병도 어떤 책에서는 쯔쯔가무시병으로 기록되어 있어서 의학용어가 하나로 통일되는 것이 필요하다. 일본에 가서 '커피' 달라고 하면 알아 듣지 못하고 '코히'를 달라고 해야 커피를 준다. 그렇다면 커피는 한국어이고, 코히는 일본어이고, coffee는 영어인 것이다.

한국의 의학교육이 영어로 사용하고 영어로 가르치기 때문에 한국인을 위한 의사를 만들 수가 없으며 후배 의사들을 훌륭한 의사로 잘 가르쳐야 한다는 책임감도 없는 것이다. 지금이라도 의과대학에서 영어로 가르치는 것이 유식한 것이라는 오만과 사대주의적인 생각을 벗어 버리고 후배 의사들을 한국인을 위한 의사로 만들겠다는 사명감으로 한국어로 번역하여 교육하고 한국 의학용어를 사용해야 한다. '설탕집게 부목'이란 한국 용어를 사용하면 알아 듣지 못하고 'sugar tong splint'라고 해야 알아 듣는 의사들이 있고, 한국 용어를 모르니까 환자에게 영어로 설명한다면, 과연 한국인을 위한 의사라고 할 수 있을까? 일본의 의과대학에서는 일본말로 번역하여 가르치고 일본 의학용어을 사용하고 일본어로 된 의학서적을 많이 만들었기 때문에 학문이 완전히 전달되고 발전하였으며 노벨 의학상도 많이 나왔던 것이다.

저자는 제2판 서문에서 모든 의사들에게 다음과 같이 청구하는 바이다.

'모든 의사들이여! 이제부터 진료차트에 Mallory-Weiss syndrome은 말로리-웨이즈 증후군으로 기록하고, tepid massage는 미온수 마사지로, sugar tong splint는 설탕집게 부목으로 기록하자!'

2008년 9월

일반외과 전문의

박 태 영

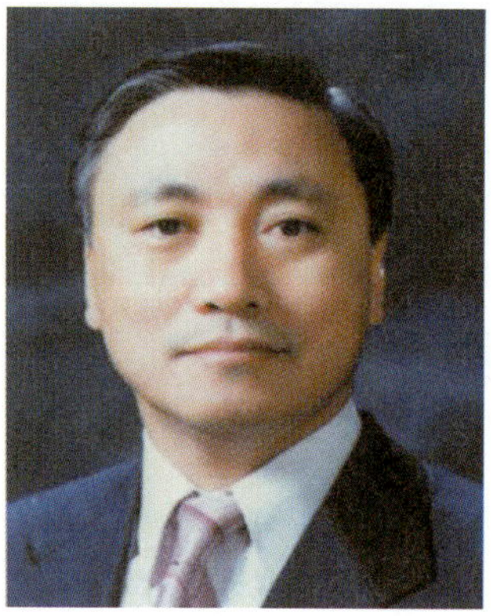

발간사

응급 진료의 중요성이 부각되고 있는 시점에, 본원에서는 일찌감치 전문의가 24시간 진료하는 병원으로 자리 매김 한지 오랜 지금 "밝은 내일을 준비하는 희망의 병원"으로 새로운 도약을 시도하고 있는 만큼 이번 일반외과 전문의 박태영 실장의 응급진료지침서를 발간함에 의미가 있다고 본다.

그 동안 오랜 임상경험을 토대로 응급실 진료에 꼭 필요한 지식을 선정하여 정리 요약하여 응급진료에 근무하는 의료인의 필독서에 손색이 없다고 생각한다.

성실하고 책임있는 응급실 진료로 질 높은 의료서비스를 제공함으로써 지역 사회에서 진정으로 사랑받고 신뢰받는 병원이 되어야 한다는 신념으로 최선의 노력을 아끼지 않는 결실이라 생각해 본다.

바쁜 업무중에서도 수년간에 걸쳐 본 저서 발간에 혼신의 노력을 다하신 "박태영" 실장의 저서 발간에 큰 기쁨과 감사의 뜻을 전하며, 그 간의 노고와 병원의 발전을 위해 헌신 하신점 진심으로 경의를 표합니다.

2004 년 11월

신마산병원 병원장

의학 박사 **서 윤 석**

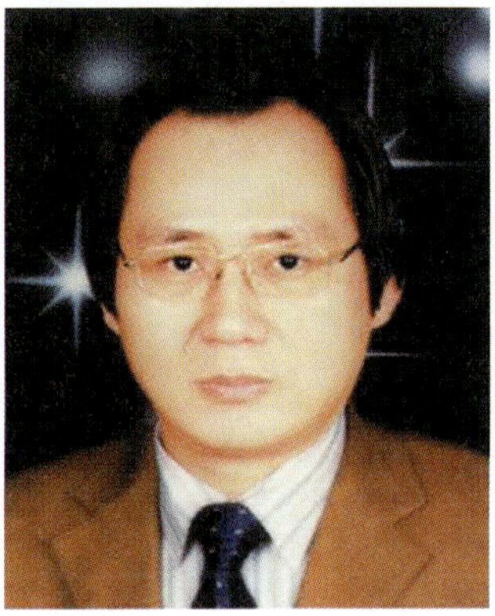

서 문

중소 병원 응급실에서 야간에 진료하는 진료팀에게 도움이 되는 참고서적은 별로 많지 않다. 급한 환자가 왔을 때 각과마다 책을 찾아서 본다는것도 무리이다. 저자는 일반외과 전문의로서 일반외과를 그만두고 응급실에서 근무하게 되었다. 응급실 근무 수년간의 경험을 노트로 정리하였는데 이것을 후배들에게 참고하라는 의미로 책으로 펴게 되었다. 이 책은 응급실 근무를 하면서 10권이상의 각과 책을 응급실에 필요한 부분만 정리 요약한 노트이며, 급할 때 보고 도움이 되었기 때문에 후배들에게도 도움이 되리라 믿는다. 물론 응급실 환자를 보자면 매일 5~6권 정도의 책을 뒤적거리게 되지만 먼저 이책을 보고 급한 불을 끈다음 천천히 시간있을 때 책을 보는 것이 순서일 것이다. 응급실에 대한 좋은책이란 만들기가 거의 불가능한 것이며 그렇다고 힘들다고 만드는 것을 도외시 할수도 없는 실정이다. 이 책이 도화선이 되어 많은 응급실 서적이 만들어 지기를 바라는 마음에서 무모하지만 과감히 이책을 펴게 되었다. 응급의학 전문의도 아니며 대학 교수도 아니며 평범한 야간 당직의사로서 아무 도움도 없이 가운에 넣고 다니는 수첩을 인쇄하여 만든 책이다. 따라서 틀린 글자도 있을 수 있고 틀린 점도 있다는 것을 밝혀둔다. 이 책은 신마산병원 응급실에 내원한 환자를 기록한 것이며 이 책을 내는데 물심 양면으로 도와주신 서윤석 병원장님께 깊이 감사드린다.

2004년 12월

저자 일반외과 전문의 **박 태 영**

仁術壽民

甲午春 朴環台出版記念

法雲 姜熙德書

휘호 내용 : 어진 의술로써 인간의 생명을 지키고
건강한 삶을 영위할 수 있다는 Humanism사상

신마산병원 안전관리 강 희덕

사랑하는 아내 오현정에게 이 책을 바친다

차 례

I

일반외과 및 기타

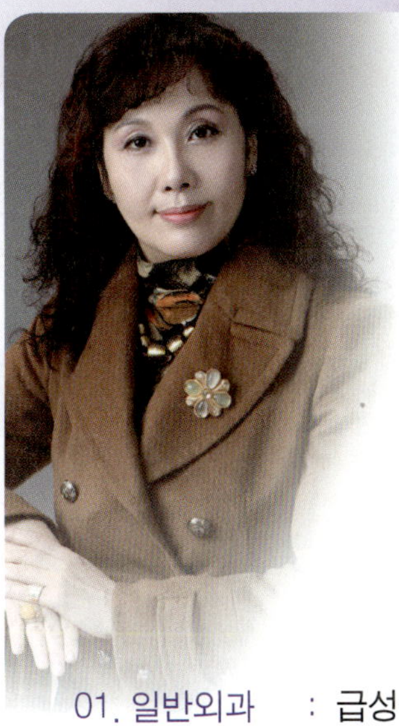

01 일반외과

1. Acute appendicitis (급성 충수염)

Hx : 30대 남자, 금일 점심에 돼지고기, 술을 먹었으며 오후부터 심한 복통과 구토가 있어 근처 의원에서 주사 맞고 약을 복용했으나 호전되지 않아 밤 11시경 ER에 내원하였다.

CC : ① vomiting (구토), 갑갑하다, 막힌 것 같다.

② epigastric pain (심와부동통)

S/R : 설사 (-), 미열 (37.5℃)

PE : tender (+) on epigastrium (심와부 압통)

Lab : CBC : 백혈구 → 16300 (백혈구증가증)

Admission to 내과

Imp : AGE (급성위장염, Acute gastroenteritis)

Hospital course : 입원 후 다음날 (10시간 경과) → abd pain localize to RLQ.

(심와부에서 우하복부로 통증의 이동) MTP on RLQ.

MTP (maximal tender point) : 최대 압통점

Tx : GS (일반외과) consult → 응급수술 시행함

Dx : Acute suppurative appendicitis (급성 화농성 충수염)

(1) 내원 당시 RLQ tenderness가 없어서 AGE로 내과에 입원했으나 다음날 Appe로 수술하였다. 다음날 통증이 우하복부로 이동한다.

(2) 설사가 심하면 Appe 가능성은 적다.

(3) 미열이 있을수 있으나 터져서 복막염이 되기 전까지는 fever가 없을 수 있고 WBC count (백혈구 수)도 정상일 수 있다.

(4) 급성 위장염 (AGE)으로 입원 후 Appe가 되는 경우가 종종 있다.

설사 증상이 없을 경우 Appe가능성을 생각하면서 입원시킨다.

(5) 어제부터 우하복부에 복통이 있었으며 구토증상이 있었다. 신체검사상 맥버니 포인트에 압통이 있었으며, 혈액 검사상 백혈구는 15600으로 증가되어 있었고, 요검사에서 혈뇨가 있었다. (적혈구 10~20/HPF) 진단명은 급성 충수염 및 혈뇨이며, 충수돌기 (막창자 꼬리)가 요로와 가까이 접촉하고 있는 경우는 혈뇨가 있을 수 있다.

(6) 40대 남자가 어제 저녁에 매운 고추를 먹고 상복부가 심하게 아프고 창자가 꼬이는 것 같고 허리를 못 펼 정도로 배가 아팠으며 구토증상이 있었다. 신체검사상 상복부에 압통이 있었으며 혈액 검사상 백혈구는 20400으로 증가되어 있었다. '급성 위염' 추정 진단하에 내과로 입원하였고 다음날 내과에서 위내시경을 하였으며 다발성 위궤양이 있었다. 그러나 입원 후 12시간이 지나서 복통이 우하복부로 이동하였으며 신체검사상 맥버니 포인트에 압통이 있었다. 진단명은 급성 충수염 및 다발성 위궤양이며, 일반외과로 전과되어 응급수술을 시행하였다.

(7) 이와 같이 통증이 이동하는 이유는 초기에는 충수돌기가 확장되면서 생긴 모호한 상복부나 배꼽주위의 내장성 통증 (visceral pain, 내장통)이 나타나다가, 나중에 염증이 진행되면 충수돌기의 염증이 복벽에 도달해서 맥버니 포인트에 체성 통증 (somatic pain, 체성통)으로 바뀌기 때문이다. 현재의 통증 부위가 처음의 통증 부위보다 밑으로 내려갔는지 물어본다.

(8) 맥버니 포인트 (점) : 충수의 정상 위치에 해당하는 점이며, 장골의 우측 전상장골극과 배꼽을 잇는 선상에서 우측 전상장골극에서 $\frac{1}{3}$ 되는 지점을 말한다.

※ 우리말로 제정된 신의학용어 및 구의학용어

- appendix : 막창자꼬리 (충수)
- appendicitis : 막창자꼬리염 (충수염)
- appendectomy : 막창자꼬리 절제술 (충수 절제술)

2. Perforated appendicitis c̄ localized peritonitis (천공성 충수염 및 국소적 복막염)

Hx : 10세 남아, 2일 전 체한 것 같아서 소화제를 먹었다고 함. 어제부터 배꼽 주위가 아프고, 오늘 아침부터 아랫배가 아파 오전에 소아과로 가서 관장하고 약 복용 후 하루 지켜보자고 했으나 밤 10시경 심해져서 ER에 내원하였다.

CC : ① abd pain on RLQ (우하복부 통증)

② 허리를 구부리고 걸음. 기침하면 울린다.

Onset : 2일 전부터

S/R : 구토 (+), 설사 (−), 발열 (+)

PE : tender on RLQ (우하복부 압통) T : 38.2℃

Lab : CBC : 백혈구 → 15700 (백혈구증가증)

Tx : 응급 수술 시행함

Appendectomy (충수절제술)

(1) 애들의 경우는 터져서 복막염이 된 후에 진단되어 수술하는 경우가 대부분이다. (증상이 모호하여 진단이 종종 지연된다)

(2) 여자의 경우는 심하지 않을 때 다음날 U/S (초음파검사)를 한 후 Op. 하는 경우도 있다. (R/O ovarian cyst rupture, 난소낭종파열)

(3) Appe가 확실치 않을 때 항생제 사용은 안하는 것이 좋다.

(4) Appe의 정확한 진단을 위해서 초음파검사 (U/S)나 조영제수입 복부 CT를 찍는 것이 좋다.

(5) 신체검사 : 기침했을 때 복막이 자극되어 통증이 생길 수 있으며, psoas 징후, obturator 징후, Rovsing 징후가 있을 수 있다.

① 요근 (허리근) 징후 (psoas sign)는 충수돌기가 요근위에 위치하므로, 환자를 옆으로 눕게 한 후 우측 고관절을 신전시킬 때 환자의 통증이 심해지면 양성이다.

② 폐쇄근 징후 (obturator sign)는 우측 고관절을 굴곡시키고 내회전 시켜서 통증이 증가하면 양성이다.

일반외과및기타 신경외과 정형외과 내과 부록 색인

③ 로브싱 징후 (Rovsing's sign)는 좌하복부를 깊이 눌렀을 때 우하복부에 통증을 느끼면 양성이다.

(6) 10세 남아가 어제부터 상복부에 통증과 구토증상이 있었다. 신체검사상 상복부에 압통이 있었으며 혈액 검사상 백혈구는 14700로 증가되어 있었다. '급성 위염' 추정진단하에 수액요법, 진경제 (스파몬) 주사한 후 귀가하였다. 그러나 환자는 새벽에 배가 아파서 다시 응급실에 내원하여 복막염 진단하에 응급 수술을 시행하였다.
진단명 : 천공성 충수염 및 복막염

(7) 초등학생의 경우는 충수돌기 (막창자꼬리)의 벽이 얇기 때문에 발병 후 24시간이 지나면 터져서 복막염이 될 수 있으며, 상복부가 아프다고 호소하는 경우가 많고 맹장 자리를 눌러도 아프다는 표현을 잘 못하기 때문에 터진 후에 진단되는 경우가 종종있으며 보호자가 오진하였다고 항의하는 경우도 있다. 맥버니 포인트를 눌렀을 때 근육경계 (muscle guarding)를 하여 안 아프다는 표현을 하는 경우가 많으므로 근육경계가 있다면 압통이 있는 것으로 추정하고 아페를 의심하며 입원을 권유해야 한다. 아페가 터지기 전까지는 깊은 (deep) 압통이 있기 때문에 맹장 위치까지 깊게 눌러서 통증이 있는지 알아본다. 그러나 터진 후에는 살짝 눌러도 (superficial) 압통이 있다.

3. Panperitonitis due to peptic ulcer perforation (소화성궤양 천공에 의한 범발성복막염)

Hx : 40대 남자, 3일 전부터 속이 쓰린 증상 (ulcer pain)이 있어서 겔포스를 복용하였다고 함. 내원 1시간 전 갑자기 심한 복통과 dyspnea를 호소하여 119로 ER에 내원하였다.

CC : ① whole abd pain (미만성복통) : 심한 복통
② dyspnea (호흡곤란)

Onset : 1시간 전 sudden onset (갑자기 발병함)

PH : 5년 전 위궤양 Hx (+)

PE : regidity (복부경직), muscle guarding (근육경계)

tenderness (압통), rebound tenderness (반발압통)

X-Ray : chest PA, abd E/S (반드시 서서 찍을 것)

→ free air (+) (자유공기음영) → 확진이 된다.

(abd E/S : abdomen erect & supine) 단순복부촬영 (기립위, 앙와위)

(1) Fluid Tx c̄ M/C 18 G

(2) 주사 : 항생제, 소염진통제, 제산제 (ranitidine)

(3) L-tube insert, Foley insert c̄ urine bag

(4) Prepare P/C 2 pint after X-matching

(5) Tx : 응급 수술 시행함 (emergency Op.)

(6) 환자가 아파서 X-Ray 찍을 때 서서 찍지 못하겠다고 하지만, 의사가 동행해서 꼭 서서 찍어야 free air를 볼 수 있다.

(7) muscle guarding (근육경계) : 배를 눌렀을 때 복근에 힘을 주어서 누르지 못하도록 복근으로 보호하는 것

(8) 50대 남자가 갑자기 심한 복통으로 내원하였다. 신체검사상 복부 전체에 압통과 반발압통이 심하고, 복부 전체가 판자처럼 단단했다. 복부 청진상 창자소리는 들리지 않았으며, 서서 찍은 흉부 X-Ray 상 횡격막 밑에 자유공기 (유리공기)가 있었다. 위 천공에 의한 복막염 추정진단하에 응급 수술을 하였으나 수술소견상 내장암 천공에 의한 복막염으로 진단되었다. 위 천공인지 대장 천공인지는 진찰소견상으로는 구분하기 어려운 경우가 많다. 나이가 많은 경우는 수술 전에 조영제 주입 복부 CT를 찍는 것이 좋다.

※ 우리말로 제정된 신의학용어 및 구의학용어

- intestinal obstruction : 창자막힘증 (장폐쇄증)
- duodenal ulcer : 샘창자 궤양 (십이지장궤양)
- cecum : 막창자 (맹장) · colon : 잘록창자 (결장) · rectum : 곧창자 (직장)

4. Intestinal obstruction (장폐쇄)

Hx : 5년 전 Op. Hx (복부수술병력)가 있으며, 전날 떡을 먹은 후 심한 복통이 있어서 ER에 내원하였다.

CC : ① abd pain (경련성 복부통증)

② vomiting (구토)

PH : 5년 전 십이지장궤양 천공에 의한 복막염으로 수술함

X-Ray : chest PA, abd E/S (abdomen erect & supine) → air-fluid level (+) (공기체액 유리층) 사다리 모양 (step-ladder pattern)

(1) Fluid Tx, 소염진통제, 진경제, 항생제, 제산제

(2) NPO (금식), check I/O (섭취량, 배설량)

(3) X-Ray, Lab F/U (다음날)

(4) 증상이 심하면 L-tube insert 한다 (비위관 삽입).

(5) 1~2일 경과 후 계속 막힌 것이 안 풀리면 수술을 고려한다.

(6) X-Ray : simple abdomen (단순복부촬영), erect (기립위), supine (앙와위)

(7) 장폐쇄는 단순복부촬영에서 소장이 막혀서 팽창된 소장이 보이고, 액체나 가스에 의해서 팽창된 소장이 공기체액 유리층과 함께 사다리 모양으로 나타난다. 치료는 수액요법 (3L/일, 30gtt/분), 제산제 (IV tid), L-튜브 (레빈튜브) 삽입, 진경제 (스파몬 IV prn), 진통제 ($\bar{q}$ 6시간 prn), 항생제 (IV tid)를 주사한 후 금식시키고 입원하였다. 둘코락스 좌약 1T PR tid, L-튜브는 자연배액시키고, 막힘방지를 위하여 N/S 50cc로 4시간마다 세척하고 L-튜브량을 8시간마다 체크하였다.

(8) 기계적 장폐쇄의 원인은 복부 수술 후 유착에 의한 것이 대부분이며 그 외 탈장, 종양, 대변, 이물질에 의해서도 생길 수 있다. 장폐쇄가 24시간이 지나도 안 풀리면 수술할 가능성이 있다는 것을 설명한다. 그러나 압통이나 반발압통이 있고 복막염 증상이 있거나, 열이 나고 혈액 검사상 백혈구가 증가되며 심한 통증이 계속 지속된다면 장의 괴사 가능성이 있기 때문에 즉시 응급 수술을 한다.

(9) 비위관 (NGT, nasogastric tube)을 삽입하려고 하면 힘들다고 환자가 거부하는 경우가 많다. 그러나 비위관으로 공기나 물을 빼주어야 (비위관 감압요법) 막힌 것이 풀릴 수 있고 수술을 안할 수 있다고 설득한다.

5. Burn (화상)

Hx : 뜨거운 물에 뎀, scalding burn (열탕화상)

CC : Burn, both leg (2°, 9% ↓) → 9% 이하의 범위 (N 0012)
(수, 족, 지, 안면, 경부, 성기를 포함하지 아니한 경우)

PE : vesicle (소수포), 물집이 벗겨짐, pain 심함

(1) Tx : saline soaking → 식염수로 적신 가제로 덮는다.
소염진통제, Fluid Tx, 항생제, 제산제

(2) Burn dressing c̄ silvadine oint (betadine oint)

(3) Electric burn (전기화상) : 220 volt 전기 감전에 의한 화상
EKG, chest PA, Lab study를 한다.
O_2 inhalation, EKG monitoring (심전도감시장치)
합병증으로 부정맥, 혈전, 경색, 탈수증 등을 관찰한다.

(4) Face scalding burn (안면부 열탕화상) : 드레싱은 식염수로 소독한후 미보 연고를 바르고 오픈시키며 집에서도 여러번 바르도록 설명한다. 심하면 입원하는 경우도 있다. 안면부 화염화상의 경우, 콧털이 탔다면 흡입화상 (inhalation burn) 가능성이 있다.

(5) Finger flame burn (손가락 화염화상) : 불을 끄다가 손가락 4개가 화염화상을 입고 내원하였다. 손가락에는 검은 것이 묻어 있어서 식염수로 닦아 냈으나 안 지워져서 아세톤을 가제에 묻혀서 닦아 내었다. 실바딘으로 화상 드레싱을 한 후 석고부목을 대고 진통제, 항생제, 파상풍 예방주사를 투여하였다. 수포 (물집)는 터트리지 않고 그대로 드레싱하며, 너무 크면 (3 cm 이상) 주사기로 물만 빼낸다. 실바딘은 1cm 두께로 두껍게 바른다. 손이나 발의 화상은 화상흉터로 운동장애가 생길 수

있기 때문에 입원하는 경우도 있다.

(6) 화상처치 (9% 이하의 범위) : 자 18-1

① 수, 족, 지, 안면, 경부, 성기를 포함하는경우 (N 0011)
(including hand, foot, finger or toe, face, neck, genitalia)

② 수, 족, 지, 안면, 경부, 성기를 포함하지 아니한 경우 (N 0012)
(excluding hand, foot, finger or toe, face, neck, genitalia)

(7) 화상처치 (10%~18% 범위) (N 0053) : 하지의 1지, 복부 또는 배부에 준하는 범위 (one lower extremity, abdomen or back)

(8) 화상처치 (19%~36%의 범위) (N 0054) : 양하지 또는 동체 (복부 및 배부)에 준하는 범위 (both lower extremities or trunk)

(9) Scalp burn (두피부 화상) : 화상당한 부위를 정확히 알고 치료를 잘하기 위해서 머리카락을 이발기로 자른 후, 베타딘으로 소독하고 실바딘을 바르고 드레싱한 후 써지네트 (surginet)를 씌운다.

(10) 1도 화상은 표피에만 손상이 있고, 2도 화상은 진피까지 손상이 있으며, 심부 (deep) 2도 화상은 땀샘과 모낭까지 손상이 있는 2도 화상을 말한다. 3도 화상은 피하조직까지 손상이 있으며 통증이 없다. 2도 화상이 10% 이하인 경우에는 수액요법이 필요없으나 10% 이상인 경우에는 수액처치를 하고 입원을 권유한다. 회음부의 화상은 가제를 안대고 개방성 드레싱을 해야 하기 때문에 입원을 권유한다.

6. Snake bite (뱀 교상)

Hx : 50대 남자, 산에서 손가락을 독사에 물림
손목을 고무줄로 묶고 ER에 내원하였다.
본인이 독을 빨아냈다고 함

CC : ① snake bite, Rt 3rd finger (중지)
② hand swelling (수부종창) → cellulitis (연조직염)

S/R : 어지럽다. (+), N/V (오심/구토)

chest discomfort (흉부불쾌감)

시야가 흐릿하다고함 (← 신경독소에 의함)

(1) I&D (절개 및 배액) : 십자형으로 절개. 뱀에 물린 부위 (finger)에 I&D (→ 피를 짜낸다) betadine wet dressing, EB compression

(2) SA splint (short arm, 단상지부목), A-S (팔걸이)

(3) Kovax 1 ⓥ + N/S 500cc IV (AST) : 10gtt/min

코박스 (해독제) : 살무사 항뱀독소 (antivenin)

(4) Lab (혈액응고검사) : PT, APTT, PLT, FDP

PT (프로트롬빈 시간), PLT (pletelet count, 혈소판수)

APTT (활성화 부분트롬보플라스틴시간),

FDP (섬유소 분해산물, fibrinogen degradation product)

(5) 주사 : 소염진통제, 항생제, 제산제, HTT (하이퍼테트)

(6) O_2 inhalation (산소흡입), Admission

(7) EKG monitoring (심전도 감시장치)

(8) 독사 교상의 독이 퍼진 정도에 따라 분류 : ① grade 0 : 독작용이 없다.

② grade 1 : 국소적 증상이 경미하다. (통증, 홍반, 부종)

③ grade 2 : 국소적 증상이 심하다. (심한 통증, 홍반, 부종, 점상출혈)

④ grade 3 : 전신증상이 동반된다. (발열, 전신쇄약감, 현훈, 구토)

⑤ grade 4 : 중추신경증상, 시각증상, 쇼크, 경련

범발성 혈관내 응고상애

(9) Sx : ① 혈관파괴 → 출혈, 혈액응고장애 (세포융해독소)

② 연하곤란, 안검하수, 호흡마비 (신경독소)

(10) snake bite는 뱀물림, 사교상으로 번역한다. (사 : 뱀사)

(11) 합병증으로 혈액응고장애나 신기능의 이상이 생길 수 있기 때문에 혈액 검사와 소변 검사를 시행한다. 혈소판이 5만 이하로 떨어지면 뇌출혈 등 위험하므로 3차 병원으로 전원한다.

(12) 뱀에 물린 부위에 독사의 이빨자국 (독니 자국, fang mark)이 있으면 독사에 물린 것이고 이빨자국이 없으면 독이 없는 뱀에 (비독사) 물린

것이다. 만약 30분 이내에 부종이 나타나지 않는다면, 뱀독이 주입되지 않았다고 볼 수 있다.

(13) 응급실 내원시 먼저 물린 부위 5cm 상방에 고무줄로 묶고 뱀에 물린 부위를 베타딘액에 담군다. (30분간 betadine soaking) 뱀독은 림프관을 따라 흡수되므로 혈액 순환이 되도록 느슨하게 고무줄을 묶는다.

(14) 국내에 서식하고 있는 독사는 살무사, 까치 살무사 (까치독사), 불독사 (쇠살무사)의 3종만이 독사로 알려져 있으며 이들은 살무사와 같은 종으로 생각된다. 우리나라에서 독사물림은 살무사에 의한 경우가 가장 많다.

7. 기타

1) 지네 bite (지네 교상)

CC : 시골집에 가서 방에서 자다가 발가락을 지네에 물림

PE : toe swelling (종창), pain 심함 → cellulitis (연조직염)

(1) Dressing $\bar{c}$ EB compression

(2) 주사 : 소염진통제, 파상풍 예방주사

(3) 투약 : 항생제, 항히스타민제, 소염진통제

(4) 통증이 심할 때는 국소마취하고 독을 짜낸후 드레싱한다. 지네의 독은 뱀독에 비해서 훨씬 독이 약하고 위험하지 않기 때문에 해독제도 없고 입원할 필요도 없지만 통증이 뱀독보다 심해서 국소마취를 해주는 경우도 있다.

(5) 매우 드물게 합병증이 생길 수 있으나 치명적인 경우는 드물다. 전신 두드러기, 아나필락시스, 급성 심근경색 등이 생길 수 있다.

(6) 참고문헌 : 지네교상을 주소로 응급실에 내원했던 179명의 환자들에 대한 임상적 고찰

2) Hemorrhoid (치핵)

Hx : 치질 수술 후 어제 퇴원함

오늘밤에 대변볼 때 출혈이 심해서 ER에 내원하였다.

CC : Anal bleeding (항문출혈)

(postop state, 수술 후 상태)

Tx : Anal packing (항문팩킹) c̄ vaseline gauze

항생제, Admission & Op.

(1) 치질이 튀어 나와 안 들어가서 내원하였다. 신체검사상 치질이 5~10시 방향에 심하게 부어 있고, 밀어 넣어도 안 들어갔다. (치핵의 분류 제4도) 항생제, 소염진통제 주사 후 입원하여 좌욕을 하였다.

(2) 치핵의 분류 :

제1도 : 치핵이 항문 밖으로 나오지 않는다.

제2도 : 배변시 항문 밖으로 나오는데 저절로 들어간다.

제3도 : 손가락으로 밀어 넣으면 항문 안으로 들어간다.

제4도 : 손가락으로 밀어 넣어도 항문 안으로 안 들어간다.

3) Perianal abscess (항문주위 농양)

CC : 항문주위 통증이 심하고 부어 있어서 내원함

Tx : (1) 항생제, 소염진통제

(2) Admission & Op. (절개 및 배농)

4) dog bite (개 교상)

Hx : 손가락을 개에 물려서 내원하였다.

Tx : finger laceration (수지 열상)

(1) betadine wet dressing (suture 안함) : 오염창

delayed primary closure (지연성 일차봉합)

→ 5일간 dressing 한 후 suture (봉합) 예정

심한 경우 입원해서 치료한다.

(2) Tx : HTT (하이퍼테트), 항생제, 소염진통제

(3) 개관찰 (10일간) : 개가 광견병에 걸리면 10일 내에 죽는다.
→ 죽은 개에 대한 광견병 검사가 필요하다.

(4) infection 가능성 (+) (개이빨이 깨끗하지 않다.)

(5) 파상풍 예방주사의 의료보험 적용 여부 : 하이퍼테트는 개에 물렸거나 못에 찔렸을 때는 의료보험이 적용되나 열상에는 의료보험이 안된다. 그러나 흙오염이 있거나, 6시간 이상 경과된 오염창, 1cm이상의 깊은 상처나 화상은 파상풍 예방주사를 맞아야 한다.

(6) 하이퍼테트는 반감기가 23일이기 때문에 3개월 이상 지나면 하이퍼테트의 효과가 거의 없어져서 또 맞아야 한다.

(7) 개에 물린 상처는 5일간 습성 드레싱 (wet dresssing) 한 후 상처가 깨끗해지면 봉합한다. 그러나 얼굴은 개에 물렸을 때는 일차봉합한다.
얼굴은 혈액순환이 좋아서 염증이 잘 안생기고 바로 봉합하는 것이 흉터가 적게 생기기 때문이다.

(8) 부위에 따른 창상 봉합시기 :
① 팔, 다리의 창상은 3~5일간 관찰 후에 봉합한다.
② 기타 부위는 세척후 창상의 상태에 따라 1차 봉합을 실시할 수 있다.

(9) 개를 10일간 관찰하여 이상이 없으면, 광견병에 대한 치료를 할 필요가 없다. 만일 개가 광견병 예방주사를 안 맞은 경우는 수의사에 의한 관찰이 필요하다. 야생동물인 박쥐, 너구리, 육식동물 등은 광견병에 감염되어있는 것으로 간주한다. 야생동물은 즉시 죽여서 뇌조직에 바이러스 (virus) 항원 유무를 검사해야 한다.

(10) 광견병은 일단 발병하면 100% 사망하기 때문에 예방이 중요하다. 보통 증상이 나타난 후 4~20일 만에 사망한다. 개가 광견병 증상을 보일 때는 환자도 광견병 발생 가능성이 높아지기 때문에 큰 병원에 가서 광견병 예방접종을 권유한다. 증상은 상행성 마비를 동반한 뇌염의 임상증상을 나타낸다.

(11) 광견병 증상이 발현하는 4단계 :

① 전구기 : 1~4일간 지속되며 비특이적 증상을 보인다. 정서장애, 불안증, 고열, 두통, 피로감, 오심, 구토, 기침, 교상부위에 소양증, 감각이상 등이 나타난다.

② 흥분기 : 흥분과 불안, 의식장애, 환각, 사고력 장애, 근육강직, 경련, 부분마비, 광선 소리 등에 과민반응, 고열, 동공산대, 타액증가, 발한, 운동마비, 성대마비가 나타날 수 있다.

③ 연수기능 장애기 : 시각장애, 인후두부강직에 의한 연하장애, 공수증, 의식이 악화되면서 호흡중추의 마비로 사망한다.

④ 회복기

(12) 광견병 예방접종을 해야 하는 경우 :

① 개가 도망가거나 죽은 경우 (격리 관찰할 수 없을 때)

② 개가 미친 증세가 있거나 의심이 가는 경우

③ 개에 물린 상처가 목이나 머리인 경우

④ 개에 물린 상처가 심하거나 여러 곳일 때

(13) 광견병 (rabies) 예방주사의 종류 :

① 능동면역 : 광견병 백신 (rabies vaccine) → RVA, HDCV

RVA (rabies vaccine, absorbed)

HDCV (human diploid cell vaccine) : 인혈청백신

② 수동면역 : 광견병 면역글로불린 (rabies immune globulin, RIG)

HRIG (human rabies immune globulin)

ARS (anti-rabies serum)

5) sting wound, sole (족저부 자상)

(1) 녹슨 못에 찔린 경우 (깊이 찔렸을 때) :

lidocain 마취, I&D (절개 및 배액)

betadine wet dressing $\bar{c}$ EB compression

Tx : HTT (하이퍼테트), 항생제, 소염진통제

(2) 못에 깊이 찔리지 않은 경우 :

Tx : dressing, HTT, 항생제

6) 낚시 바늘에 찔림 (이물 삽입)

CC : 손가락을 낚시 바늘에 찔려서 내원하였다.

Tx : lidocain 마취, 이물제거술 (낚시 바늘) → 차트에 붙인다.

항생제, 파상풍 예방주사

(1) 이물제거술 (자 3나, M 0032) : removal of foreign body

(2) 낚시 바늘 : C자 형으로 되어 있다 → 돌리면서 뺀다.

(3) 케리로 낚시 바늘 뺀 후 짜내고 소독한다. 낚시 바늘이 녹슬어 있어서 (오염창) 염증 가능성을 설명한다.

7) 복부 자상 (Stab wound, abdomen)

CC : 자살목적으로 (자해) 식칼로 배를 찔러서 내원하였다.

PE : 국소마취한후 폴리 (도뇨관)를 찔린 부위에 넣어서 깊이를 확인하고 복강내로 들어가는지 알아 보았다. 그러나 신체검사상 복막염 증상이 있으면 응급수술 준비를 한다.

(1) 베타딘 가아제로 지혈목적으로 패킹한 후 가아제를 많이 대고 복대로 압박하고 흉부와 복부 X-Ray를 찍었다.

(2) 조영제주입 복부CT를 찍어서 복강내 손상유무를 확인하고 수액요법, 항생제, HTT를 주사하였다.

8) 파상풍 예방주사

(1) 파상풍 예방주사의 종류 :

① 능동면역 : 파상풍 백신 → 티디백신 (Td 백신) (tetanus vaccine)

② 수동면역 : 파상풍 면역글로불린 → 하이퍼테트 (hypertet)
(tetanus immune globulin, TIG)

(2) 파상풍은 흙이나 동물의 분변에 존재하는 파상풍균이 상처를 통해 침투되어 그 독소로 인해 근육이 경직되는 매우 무서운 전염병이며 사망률은 5~35%이다.

(3) 파상풍 발생 위험이 높은 고위험군 (high risk group) :

① 흙 (토양) 오염이 있는 상처

② 분변, 타액 등 불결한 물질에 심각하게 오염된 상처, 동물교상

③ 화상, 동상 등 심한 외상, 총상, 심한 타박상을 동반한 상처

④ 6시간이 경과된 상처, 1cm 이상의 깊은 상처

(4) 파상풍 예방법 :

① 파상풍 발생 위험이 높은 〈고위험군〉 : 티디 백신과 TIG (하이퍼테트)를 동시에 투여

② 파상풍 발생 위험이 낮은 〈저위험군〉 : 티디백신만 투여 (깨끗한 상처의 경우)

(5) Td 백신은 한번 맞으면 5년간 유효하기때문에 개에 물린 상처나 못에 찔린 상처나 피부 열상 등의 환자에게 맞을 것을 권유한다. 이제부터 5년간 파상풍 예방주사는 안 맞아도 된다는 것을 설명한다. 파상풍 예방주사를 환자가 거부하면 '치료거부서'를 받는다. 교통사고나 급여 환자의 경우는 하이퍼테트로 주사한다.

Td 백신 : Tetanus (파상풍), Diphtheria (디프테리아)

(6) 소아의 경우는 파상풍 예방섭종을 했기 때문에 주사할 필요가 없다. 만 12세에 Td 백신 추가접종을 한다. 그러나 오염이 심한 경우는 하이퍼테트를 주사할 수 있다.

(7) 동물 물림 (animal bite, 동물교상)의 종류 :

개물림 (dog bite, 견교상), 고양이 물림 (cat bite, 고양이교상), 인간물림 (human bite, 인교상), 뱀물림 (snake bite, 사교상)

02 흉부외과

1. Rib Fx (늑골 골절)

Hx : 30대 남자, 밤에 술 마시고 계단에서 굴러 떨어져서 119로 ER에 내원하였다. 흉통이 심하고 숨을 못 쉬겠다고 함

CC : ① chest pain (흉통) : 심함

② 숨쉬기 힘들다 (dyspnea)

(1) X-Ray : chest PA, Rt Rib series

(2) Tx : 골격근 이완제 (spalaxin), 지혈제 (transamine)

O_2 inhalation (산소흡입), 소염진통제

(3) chest band (흉대)

(4) semifowler position (반파울러 체위) : 반좌위

(5) chest CT c̄ enhance 복통이 있을 경우 : upper abd CT c̄ enhance

(6) 입원하는 이유 :

pain이 심하고 internal bleeding (내출혈) 가능성이 있다.

R/O hemothorax (혈흉), 복강내출혈

(7) X-Ray상 Fx (골절)가 안 보여도 1주 후 F/U X-Ray 나 chest CT 상에서 rib Fx가 발견될 수 있다.

(8) if hemothorax (혈흉) or pneumothorax (기흉)

→ CTD (chest tube drainage) : 흉관삽입술

(9) 환자에게 우측 갈비뼈가 골절되었다고만 얘기하고 몇 개가 골절되었다는 얘기는 안 한다. 나중에 X-Ray 판독상 더 많은 골절이 있을 경우 환자가 문제를 제기할 수 있기 때문임

2. Spontaneous PTX (원발성 자발기흉) (PTX : pneumothorax)

Hx : 20대 남자, PC방에 있다가 갑자기 가슴이 아파서 ER에 내원하였다.
다친 곳은 없다고 함 → 외상 (−)

CC : chest pain (흉통), dyspnea (호흡곤란)

S/R : smoking (흡연) → 폐의 흉막 기포 파열

(1) X−Ray : chest PA/Lt. lat. → 흉강내에 공기가 있다

(2) O_2 inhalation (산소흡입)

(3) 15% 이상의 기흉은 흉관삽입술을 시행한다.
chest tube drainage (CTD) : 흉관삽입술
closed thoracostomy : 흉곽개구술

(4) 주사 : 항생제, 소염진통제

(5) tension PTX (긴장성기흉) : 종격동이 반대쪽으로 이동된다.

(6) 흉부 X−레이 (CXR)상 폐의 흉막 기포가 터져서 공기가 새어나와 폐가 줄어들어 있었다. 기흉의 크기가 15% 이상 있어서 흉관 (가슴튜브)을 삽입하였다. 치료는 산소흡입 (3L/분), 소염진통제, 진해거담제 (비졸본 IV), 항생제를 주사하고 흉부 CT를 찍었다.

(7) 기흉 (공기가슴증)의 크기가 15% 미만인 경우는 가슴튜브를 삽입 하지 않고 입원해서 산소 (3L/분)를 투여하면서 입원해서 관찰한다. 사발성 기흉 (spontaneous PTX)에는 원발성 기흉과 속발성 기흉이 있다.
원발성 자발 기흉 (primary PTX)은 외상이나 폐질환 등 원인질환이 없이 생기는 기흉이며, 속발성 자발 기흉 (secondary PTX)은 결핵이나 천식과 같은 폐질환이 있는 경우에 합병증으로 생기는 기흉이다.

(8) 기흉에서 생긴 공기들이 피하지방으로 새어 나와서 피부가 스폰지처럼 부풀어 오르는 것을 피하 기종 (subcutaneous emphysema)이라고 한다.

3. Chest stab wound PTX (흉부자상 및 기흉) (PTX : pneumothorax)

CC : 30대 남자, 칼에 가슴을 찔려서 ER에 내원하였다.

(1) dressing c̄ EB compression

(2) chest PA, O_2 inhalation (산소흡입)

(3) Fluid Tx c̄ M/C 18 G

(4) chest CT c̄ enhance

(5) CTD (chest tube drainage, 흉관삽입술)

(6) 주사 : 소염진통제, 항생제, prepare P/C 1 pint

※ 우리말로 제정된 신의학용어 및 구의학용어

- pneumothorax : 공기가슴증 (기흉)
- thoracostomy : 가슴창냄술 (흉곽개구술)
- hemothorax : 혈액가슴 (혈흉)
- rib : 갈비뼈(늑골)
- chest pain : 가슴통증(흉통)
- subcutaneous emphysema : 피부밑공기증(피하기종)

03 비뇨기과

1. Ureter stone (요관석) : 요로결석, 요석

Hx : 40대 남자, 새벽 3시경 자다가 갑자기 옆구리에 심한 통증이 있고 식은땀을 흘리며 잘 걷지도 못하여 보호자 부축받아 ER에 내원하였다.
(요로가 막히면 신장이 팽창되어 통증이 생긴다)

CC : Rt flank pain (측복부 동통) :
colicky pain (산통) → 매우 심함
sudden onset (갑자기 발생한다)

S/R : N/V (오심/구토), 방사통 (to abdomen or scrotum)

PE : CVA tenderness (늑척추각 압통)

(1) 진통제 주사 (디클로페낙 IM) 먼저 주고 H/S 1L IV (18G), Lab
진경제 주사 (N/S 100 + 부스코판, 라니티딘 IVS)

(2) 요검사 (U/A) → 혈뇨 (hematuria)가 나타나면 요로결석을 설명하고 정밀검사를 한다.

(3) X-ray : chest PA, KUB

(4) 계속 통증이 있으면 추가 주사한다. (N/S 100 + 트라마돌 IVS)
① 통증이 조절이 안되면 마약진통제 주사 (페치딘 IM)
② 구토가 있으면 항구토제 주사 (N/S 100 + 맥페란 IVS) : 같은 신경이 신장과 위장관에 분포하기 때문에 위장관 증상 (오심, 구토, 복부팽만)이 동반된다.

(5) 정밀검사 : ① IVP (경정맥 요로조영술)
② abdomen CT (요로결석의심) : 요로결석의 초기 진단에 CT를 사용하는 경향이 증가하고 있다. 비조영 (조영제 사용안함, noncontrast)

장점은 검사 속도가 빠르고 요석 이외의 다른 질환의 진단에 유용하다.

(6) 정밀검사결과가 나오면 요로결석으로 돌을 깬다고 (쇄석술) 설명하고 CD copy, 의뢰서를 쓰고 비뇨기과로 전원한다.

체외충격파 쇄석술 (ESWL : extracorporeal shock wave lithotripsy)

① 결석의 크기가 직경 4mm 미만의 작은 결석은 대부분 저절로 빠져나온다. 자연배출을 기다려 본다. (대기요법)

② 직경 5mm 이상 되는 결석은 쇄석술이 필요하다.

(7) 비뇨기과에서 돌을 깨고 응급실로 돌아오면 3일간 입원을 권유한다. 입원하는 이유를 설명한다.

① 충격파로 돌을 깬 부위가 많이 부어 있어서 소염진통제, 항생제 등 치료가 필요하다.

② 깨져 있는 돌 (결석파편)이 빠져나가는데 통증이 심해서, 병원에서 지켜보는 것이 필요하다. 집에 가면 아파서 또 병원에 올 수 있다.

③ 수액을 맞으면 결석 파편이 막히지 않고 잘 빠져나간다.

(8) Admission order : 요로감염이 동반될 수 있으므로 항생제를 투여한다.

① Fluid Tx (2L), 소염제 (티에스벤에프) 수액에 믹스

② 소염진통제 (디클로페낙) IM bid

③ 항생제 (시프로플록사신 200mg) IV bid

④ 투약 : 진경제 (부스코판), 소염제 (세로나제), 제산제

(9) 요검사에서 혈뇨가 없다고 하더라도 증상이 분명하면 요로결석으로 진단하고 정밀검사를 시행한다.통증의 특징 (pain character)으로 진단이 가능하다. 약 15%의 환자에서는 혈뇨가 안 나타난다. 전체 요로결석 환자의 7%가 16세 이하의 소아이다.

(10) 좌측 고환부위에 통증이 심하고, 소변이 마려운데 안 나와서 내원하였다. 요검사상 혈뇨가 있어서 요로결석으로 진단되었으며 특징적인 측복부 동통이 없었다. 치료는 수액요법, 진경제 (스파몬 IV), 마약진통제 (페치딘 IV), 투약은 진경제 (스파몬), 진통제 (폰탈), 신경안정제

(바리움)를 투여하였다. 상부 요관석은 고환으로 방사통이 발생한다.

(11) 저녁식사 후 갑자기 우하복부가 심하게 아파서 내원하였으며 내원 당시 옆구리 (측복부)에 통증은 없었다. 수액요법, 진통제, 진경제를 주사했는데 수액을 맞던 도중 측복부에 심한 통증이 나타나서 마약진통제 (페치딘)를 주사하였다. 요검사에서 혈뇨가 있었으며 요로결석으로 진단되었다. X-Ray KUB를 찍고 쇄석기가 있는 비뇨기과로 전원하였다. 중부 요관석은 우측에서 맥버니 포인트로 방사통이 발생한다.

(12) 요로결석 (요관석)의 위치에 따라 방사통이나타난다.

① 상부 요관석은 고환에 통증이 생긴다.

② 중부 요관석은 하복부로 통증이 생긴다.

③ 하부 요관석은 서혜부, 생식기 주변으로 통증이 생긴다.

④ 하부 요관석 중에서 요관 방광 이행부에 요관석은 방광자극 증상이 나타난다. (빈뇨, 요급, 잔뇨감, 후중감)

(13) 요로결석의 재발율은 10년 이내에 약 50%의 환자에서 재발한다.

예방수칙 : 수분 섭취를 증가하면 요로결석 발생이 감소한다.

① 하루 소변양이 2L 이상되도록 충분한 양의 수분을 섭취한다.

② 염분과 단백질 섭취를 줄인다.

③ 수산이 많이 함유된 음식을 피한다. (시금치, 딸기, 땅콩, 초콜릿, 홍차, 양배추, 파, 부추)

④ 비만이 요로결석의 위험인자이므로 체중조절을 한다..

2. AUR (급성 요폐) (Acute urinary retention)

정의 : 방광에 소변이 꽉 차 있는데도 갑자기 소변이 한 방울도 나오지 않는 상태

Hx : 60대 남자, 새벽 1시경 소변이 안나와서 ER에 내원하였다. 술마신 후 증상이 생김 (voiding difficulty, 배뇨장애)

CC : bladder distension (하복부에 방광 팽만)

PH : BPH Hx (+) : 전립선비대증

(BPH : benign prostatic hyperplasia)

(1) Nelaton cath (catheterization, 도뇨) → 700cc

(2) U/A c̄ micro (요검사)

(3) 가장 많이 쓰이는 처방은 알파 교감신경억제제이다.

① 알파 교감신경 억제제 (알파 차단제, 알파 blocker) : 전립선과 방광의 평활근을 이완시켜서 방광 출구 저항을 감소시킨다. ①하이트린 (hytrine) : 테라조신 (terazosin) ② 카두라 (cardura, 카딜) : 독사조신 (doxazosin)

② 전립선에만 작용하는 남성호르몬 (디하이드로 테스토스테론) 억제제 :전립선의 크기를 줄여서 전립선비대증의 진행을 늦춘다. 프로스카 (proscar, 알파스카) → 피나스테리드 (finasteride)

(4) 술을 마시거나 (음주), 피로 등은 전립선의 충혈과 부종을 야기해서 배뇨장애가 생길 수 있다. 소변을 오래 참으면 방광이 늘어나서 배뇨기능에 악화를 초래해서 급성 요폐가 생길 수 있다

3. Urethritis (요도염)

Hx : 1주 전 성관계 Hx (+) → 성행위에 의한 전염성 질환

CC : urethra discharge (요도분비물), dysuria (배뇨통)

(1) U/A c̄ micro (요검사) : 처음 소변으로 검사한다.

(2) Urine G/S & C/S (요배양검사)

(3) 주사 : spectinomycin (스펙티노마이신) : 임균성 요도염
ceftriaxone (Axon), aminoglycoside (AMK)

(4) 투약 : doxycycline (doxy), erythromycin (EM)
quinolone (megalocin, ciplus, 메가로신, 씨프러스)
박트림제제 (septrin, 셉트린)

(5) 항생제 병용 : ciplus + septrin (씨프러스 + 셉트린)
doxy + septrin (독시 + 셉트린)
doxy + megalocin (독시 + 메가로신)

4. 기타

1) Epididymitis (부고환염)

CC : scrotal swelling (음낭종창)

Lab : U/A c̄ micro (요검사)

urine G/S & C/S (요배양검사), VDRL

Tx : 항생제, 소염진통제

2) Painless gross hematuria (무통성 육안적 혈뇨)

DDx : ① tumor (종양)

② BPH (전립선비대증)

Tx : 항생제 (doxy), 지혈제 (transamin)

Dx : IVP, CT, 방광경검사

3) ESWL 시행후 통증 (ureter stone)

Hx : 어제 ureter stone으로 ESWL (체외충격파쇄석술)시행한 후 오늘밤에 갑자기 심한 통증이 생김

Tx : Fluid Tx, 진경제, 소염진통제

4) 폴리 카테터 (도뇨관)에 의한 요도파열 (Urethra rupture due to Foley catheter)

Hx : 60대 남자가 중풍으로 집에서 요양 중인 환자로서 갑자기 소변줄을 세게 잡아 당긴 후 소변줄로 출혈이 심해서 내원하였다.

PE : 신체검사상 도뇨관의 풍선 (balloon)이 요도의 중간까지 내려와 있어서 만져졌다.

Tx : 폴리 (도뇨관)를 빼고 다시 삽입하려 했으나 다시 폴리가 들어가지 않아서 비뇨기과 진료를 위해 3차 병원으로 전원하였다. 폴리를 다시 끼기 전에 안 들어갈 수 있다는 설명을 해야 하며, 처음부터 폴리를 빼지 않고 전원하는 경우도 있다.

04 피부과

1. Urticaria (두드러기) : food allergy

CC : whole body urticaria (전신두드러기), itching (소양증)

Food allergy (음식알레르기) : 음식먹고 두드러기가 생김

(1) 주사 : 스테로이드제 (dexa), 항히스타민제 (peniramin)

(2) 투약 : 스테로이드제 (solondo, 소론도),
항히스타민제 (peniramin)
신경안정제 (ucerax, 유시락스)

(3) 먼저 주사후 (덱사메타손, 페니라민 IM) 추가 처지를 한다.

① 호흡곤란이 있으면 SPO_2 (산소포화도)를 측정하고 산소 (O_2)를 준다.

② 혈압이 낮으면 에피네프린 0.5cc SC (피하주사)하고, 수액을 200cc 빨리 준다. 수액요법 : 수액 + 페니라민 1앰플 믹스 IV

③ 심하면 덱사메타손 1앰플 IVS 추가한다.

④ 심하면 아나필락시스 치료 : (참고) 내과 아나필락시스

(4) 음식 알레르기에 의해 나타날 수 있는 증상 :

① 피부 : 두드러기, 혈관부종

② 구강 (입술, 구강점막, 인두) : 부종과 소양감 (가려움증)

③ 소화기 : 구역, 구토, 복통, 설사

④ 호흡기 : 기침, 호흡곤란, 천명 (쌕쌕거림), 비루 (콧물)

⑤ 아나필락시스 : 혈압저하, 쇼크증상, 의식저하, 호흡곤란,
전신 두드러기

(5) 심하지 않은 경우에는 덱사, 페니라민 주사후 약처방후 귀가한다.

(혈압이 정상이며 호흡곤란이 없고 두드러기도 심하지 않은 경우)
두드러기의 원인이 되는 음식을 피한다 (회피 요법), 한번 두드러기가 생기면 3~4일간 음식을 조절해야 한다. 고기, 생선, 라면, 계란 등 단백질을 피하고 술을 먹으면 안 된다.

(6) 소아 두드러기 : 3세 남아가 (15kg) 전신에 두드러기가 생겨서 응급실에 내원하였다. 페니라민 0.5 앰플 IM, 항히스타민 시럽 (프리마란시럽, 나잘렌시럽)을 투약한다.

2. Bee sting (벌 자상) : bee allergy

CC : 벌에 쏘임 (bee sting), severe pain (심한통증)

S/R : 두드러기나 호흡곤란 증상은 없다고 함

(1) 주사 : 덱사메타손 IM, 페니라민 IM
(2) 투약 : 항히스타민제, 스테로이드제, 소염진통제
(3) 먼저 주사후 (덱사메타손, 페니라민 IM) 추가 처지한다.
 ① 두드러기가 심하면 수액 요법을 한다.
 수액요법 : 수액+페니라민 1앰플 믹스 IV
 ② 호흡곤란이 있으면 SPO_2 (산소포화도)를 측정하고산소 (O_2)를 준다.
 ③ 혈압이 낮으면 에피네프린 0.5cc SC (피하주사)하고, 수액을 200cc 빨리 준다. 심하면 덱사메타손 1앰플 IVS 추가한다.
 ④ 통증이 심하면 소염진통제 주사 (N/S 100 + 트라마돌 IV)
 ⑤ 심하면 아나필락시스 치료 : (참고) 내과 아나필락시스
(4) 두드러기나 호흡곤란이 없고 증상이 심하지 않은 경우는 주사, 약처방, 스테로이드 연고 처방후 귀가한다. 집에서 얼음 주머니를 대주고 알레르기 증상이 발생하는지 관찰해야 한다.
(5) 벌 알레르기에 의해 나타날 수 있는 증상 :
 ① 국소반응 : 벌에 쏘인 부위에 심한 통증, 홍반, 반상출혈, 부종, 수포, 소양감 등을 동반하는 염증이 나타난다.

② 독성반응 : 말벌은 꿀벌보다 독의 양이 몇 배 많기 때문에 독액에 의해 쇼크 증상이 생기고 혈압이 떨어질 수 있다.

③ 알레르기 반응 : 온몸에 두드러기, 소양증이 생기고 기도에 두드러기가 생기면 호흡곤란이 생길 수 있다.

④ 비전형적인 증상 : 혈관염, 신경염, 혈청염, 신염, 뇌염

⑤ 아나필락시스 : 대부분 벌에 쏘이고 15분 내에 나타난다. 혈압저하, 쇼크증상, 의식저하, 호흡곤란, 전신 두드러기, 혈관부종

(6) 벌에 쏘인 후 전신에 두드러기가 생기고 얼굴이 붓고 숨쉬기도 불편하다고 하고 혈압은 100/60이었다. 치료는 페니라민 1 앰플, 덱사 1 앰플 IM, 에피네피린 0.5 cc 피하주사한 후, N/S 500+페니라민 1 앰플 IV, 급속 수액요법을 하였다.

(7) 꿀벌은 독침을 한번만 사용하고 독침이 몸에 박혀 있게 되나, 말벌은 독침이 몸에 박혀 있지 않아 여러 번 독침을 사용할 수 있다. 벌침을 뺄 때는 신용카드 (병원에서 설압자)를 피부에 대고 옆으로 밀어낸다. 만일 손이나 포셉 (forcep)으로 빼면 남아있던 독액이 피부 속으로 들어가게 되어 악화시킬 수 있다.

3. Herpes zoster, chest (흉벽부 대상포진)

CC : ① chest : multiple grouped vesicle (군집된 소수포)

② neuralgia (신경통) : 늑간신경을 따라서 통증이 있다.

(1) 주사 : 소염진통제 (디크로페낙 IM, N/S 100+트라마돌IV)

(2) 드레싱 : 아시클로버 크림 (국소용 항바이러스제), 칼라민 (calamine) 로션을 사용할 수 있으며 2차 세균감염이 되지 않도록 주의한다.
N 0061 (자 18) : 피부과처치, 9% 이하의 범위

(3) 투약 : 항바이러스제 (acyclovir, 팜시빌), 신경안정제 (에나폰), 소염진통제 (울트라맥세미, 뉴렙톨), 제산제 (스티렌), 아시클로버크림
스테로이드 투여는 아직 이견이 많으며 대상포진후 신경통 예방에

효과가 없는 것으로 알려졌다.

(4) 수두 감염후 신경에 잠복해 있던 수두 바이러스가 재활성되어 감각신경이 지배하는 피부에 일측성으로 수포성 발진과 동통이 나타난다. 가장 흔히 침범되는 피부는 흉부와 뇌신경 부위이며, T_3-L_3 부위가 가장 흔하다.

(5) Admission : 항바이러스 주사 (acyclovir, N/S 100+바크락스 IV tid)
대상포진 검사 : 바이러스항체 IgM-varicella zoster, IgM-HSV
수액요법, 소염진통제 주사, 투약, 물리치료 (PT), 팬타스패취

(6) 입원하는 경우 : ① 노인
② 신경통이 심할 때
③ 피부병변이 심할 때

(7) 삼차 신경의 안지가 침범된 경우는 각막에도 수포가 발생하여 시력장애의 위험성이 있으므로 안과에 의뢰한다. 제7 뇌신경을 침범한 경우 안면신경 마비와 외이, 고막에 대상포진이 생긴다.

4. 기타

1) Fungal infection (진균감염)

Tinea pedis (족부무좀, 족부백선)
Tinea cruris (완선, 음부백선)
onychomycosis (조갑백선)

투약 : Flunazole (푸루나졸), Itra (이트라)

2) Herpes simplex, lower lip (단순포진)

Tx : 스테로이드제 (dexa), ceclo oint (씨클로연고)

3) Scalp folliculitis (두피부 모낭염)

DDx : furuncle (종기), carbuncle (큰종기)

4) Chicken pox (수두)

Multiple vesicle $\bar{c}$ skin eruption

Tx : 소염진통제, 항생제, 항히스타민제, calamin lotion

05 산부인과

1. Ovarian cyst rupture c̄ hemoperitoneum (난소낭종 파열에 의한 복강내출혈)

Hx : 15세 여자, 저녁 10시부터 복통이 있었으며 새벽 1시경 갑자기 증상이 심해져 ER에 내원하였다.

CC : abd pain on RLQ (우하복부 통증)

S/R : N/V (−/−), 설사 (−)

PE : tender (+) on RLQ (우하복부 압통)

Lab : CBC → 혈색소 : 13.6 백혈구 : 13300

U/A → WBC : 25~30 (농뇨), RBC : 1~2

U/S : pericecal fluid collection

→ 맹장주위에 액체가 고여 있다.

Imp : Acute appendicitis (급성 충수염)

Tx : Appe로 의심되어 수술하였으나 복강내에 피가 있었으며 난소낭종 파열(ovarian cyst rupture)로 진단되었다

(1) 여중 · 고생의 경우 우하복부 동통이 있을 때 Appe로 진단하여 수술을 해보면 복강내 출혈인 경우가 종종 있다.

(2) 젊은 여성의 경우 갑자기 심한 통증이 있을 때 (sudden onset) 산부인과적 질환을 먼저 생각한다.

(3) Appe의 경우는 상복부 동통으로 시작하여 시간이 경과하면 우하복부로 이동한다.

(4) 정확한 진단을 위해서 조영제주입 복부 CT를 찍는 것이 좋다.

2. Ectopic pregnancy (자궁외 임신)

Hx : 20대 여자, 2일 전부터 복통이 있었으며 금일 갑자기 심해져서 ER에 내원하였다. (현재 생리 중이라고 함)

CC : abd pain on RLQ (우하복부 통증) → 심한 통증
sudden onset (갑자기 발병함)

S/R : 설사 (+), N/V (−/−) (오심, 구토), 발열 (−)

LMP : 생리 중 (mens 중) → urine HCG 안 함

PE : BP : 140/90 P : 80
tender (+) on RLQ (우하복부 압통)

Lab : CBC → 혈색소 : 13.5 백혈구 : 6800
U/A → WBC : 15~20 (농뇨), RBC : 3~5

Tx : Appe로 의심되어 수술하였으나 Appe는 정상이었으며 자궁외 임신 (ectopic pregnancy)으로 진단되었다.

(1) 전형적인 3대 증상 : ① 복통
② 무월경
③ vaginal bleeding (질출혈)

(2) 환자가 mens 중이라고 하더라도 혹시 vaginal bleeding인지 자세히 물어본다. mens 중이라도 의심이 되면 urine HCG 할 것 !

(3) 임신 후 10일 후에 요중 HCG가 증가하므로, 임신 후 10일 이내라면 임신이 되었어도 임신반응 검사에 안 나타난다. 소변 임신반응 검사상 음성이어서 약을 쓴 경우라도 1개월 후에 환자가 찾아와서 임신이 되었다고 사용한 약 이름을 묻는 경우가 있다. 임신 가능성이 있다고 하면 소변 검사상 임신이 아니더라도 주의해서 항생제를 써야 한다.

(4) 복통을 주소로 내과에 입원하는 환자나, 충수염이 의심되는 가임기 여성환자는 소변 임신반응 검사를 해야 한다. 임신 가능성이 없다고 해도 임신반응 검사가 양성인 경우가 있기 때문이다.

3. PID (골반염) (PID : Pelvic inflammatory disease)

Hx : 1주 전에 D&C (소파수술)를 하였으며 현재 vaginal discharge (질분비물)가 있고, 어제부터 복통이 심해져서 ER 내원함

CC : abd pain on lower abd (하복부 통증)

Tx : Fluid Tx, 항생제, 소염진통제

4. Ectopic pregnancy rupture c̄ hemoperitoneum (자궁외 임신 파열 및 복강내출혈)

Hx : 30세 여자, 1주일 전부터 두통, 상복부 (명치)가 답답한 증상이 있었으며, 3일 전에 언친 것 같은 증상이 있어서 동네의원에서 치료받은 적이 있었다고 함. 내원 전 매실차를 마시고 갑자기 심한 복통으로 ER에 내원하였다.

CC : 우하복부 동통 (RLQ abd pain) → 심한 통증
sudden onset (갑자기 발병함)

S/R : 구토증상 (+), 설사 (−), 질출혈 (−) (vaginal bleeding)

LMP : 2주 전 월경 (mens)을 하였으며, 임신 가능성은 없다고 함
본인이 집에서 임신검사를 했으나 (자가 test),
임신이 아니었다고 함 → urine HCG 안 함

PE : BP : 100/70 P : 72 T : 36.5℃
우하복부에 압통 (+) (tenderness), 반발통 (+) (RT)
muscle guarding (+), (RT : rebound tenderness)

Lab : CBC → 혈색소 : 8.6 백혈구 : 8500
U/A → WBC : many (농뇨), RBC : 15~20 (혈뇨)

PH : 3년 전부터 빈혈 (anemia)이 있었다고 함

Tx : 산부인과로 전원하여 수술하였으며 자궁외임신으로 진단되었다.
(1) 진단은 초음파검사로 가능하다. (질식 초음파검사)
(2) 환자는 임신 가능성이 없다고 진술했으나 임신으로 판명되었다.

(3) 전형적인 3대 증상 중 복통 한 가지 증상만 나타났음.

(4) 급성출혈에서는 Hb치가 정상으로 나오며 환자를 앉혔을 때 혈압이 떨어지고 맥박이 빨라진다. (기립시 저혈압).

(5) 20대 여자가 갑자기 하복부에 심한 동통이 있었으며 최종 월경은 6주 전에 있었고, 생리할 날짜가 2주 정도 지났다고 하여 임신반응검사를 했는데 양성으로 나왔다. 혈압은 80/60, 결막은 창백하고 신체검사상 하복부에 압통과 반발압통이 있었다. 오자마자 사설 앰브란스 (EPT)를 부르고, 18G로 급속 수액요법 (full dropping), 쇼크자세, 산소흡입, 폴리를 삽입하고 3차 병원으로 전원하였다.

5. Dysmenorrhea (생리통)

Hx : 현재 생리 중이며 진통제 복용해도 계속 통증이 심해져서 새벽 2시경 ER에 내원하였다.

Tx : 진통제주사, 복부 마사지, 산부인과 consult

6. Pregnancy 에서의 medication (임신중 투약)

(1) URI : 소염진통제 (tylenol)

(2) AGE (위장염) : Fluid Tx (5% D/W), 정장제 (Medilac-ds),
지사제 (smecta), 소화제

(3) PUD (소화성궤양) : Fluid Tx (5% D/W)

(4) urticaria (두드러기) : 항히스타민제 (peniramin)

(5) 사후피임약 : 노레보원 1정. 성관계후 늦어도 3일 이내에 복용한다.
12시간 이내에 권장함.

06 정신과

1. Hyperventilation sydrome (과호흡 증후군) Anxiety disorder (불안장애)

Hx : 20대 여자, 심하게 언쟁한 후 숨쉬기 힘들고 수족이 마비되고 (수족경련) 몸이 뻣뻣해져서 (강직) ER에 내원하였다.

CC : 손이 오그라든다 (carpal sparsm), 호흡곤란 (dyspnea)

S/R : chest pain (흉통), dizziness (현기증), regidity (강직)

(1) Fluid Tx, EKG, 신경안정제주사 (valium 5mg 1V)

(2) 비닐봉지호흡 : 과호흡 상태로 응급실에 내원하였을 때 비닐봉지를 양쪽 귀에 걸고 입에 씌운 후 재호흡시킨다.

(3) 증상이 심하거나 술을 마신 경우는 강한 신경안정제를 주사한다. (아티반 0.5앰플+N/S 10cc IV)

(4) 30대 여자가 소주 마시다가 흥분하면서 토하고 호흡곤란을 주소로 응급실에 내원하였다. 매우 불안해하고 협조가 안 되었으며 SPO_2 (산소포화도)는 99%였다. 수액요법, 디아제팜 주사하였으나 (0.5앰플 IVS) 10분 후에 호전이 안 되어 디아제팜 0.5앰플을 다시 한번 주사하였다. 환자는 숨을 못 쉬고 막힌 듯하며 심한 공포심과 불안 상태로 내원하였으며 디아제팜 2번 주사 후 상태는 안정되었다. .

(5) 정신과약 복용중이며 죽는다고 목을 매고, 소리지르고 난폭한 행동을 하고, 과호흡 상태로 내원하였다. 수액요법, 아티반 1앰플 + N/S 10cc IV, 진정이 된 후에 폐쇄병동이 있는 정신과 병원으로 전원하였다.

2. Vasovagal syncope (혈관미주신경성 실신) : 졸도 Anxiety disorder (불안장애)

Hx : 20대 여자, 정신적 충격 (psychic trauma) 받고 실신해서 보호자에 업혀서 ER에 내원하였다.

CC : syncopal attack (실신 발작)

Tx : Fluid Tx, O_2 inhalation, EKG

(1) 특별한 소생술 없이 회복된다.

(2) 미주신경성 저혈압 → 뇌혈류의 감소로 일시적 의식소실이 있으면서 쓰러짐. 긴장, 공포 상황에서 발생한다.

3. Syncope (실신), anxiety disorder (불안장애), Acute alcohol intoxication (급성 알코올중독)

Hx : 40대 여자, 술을 많이 마신 후 노래방에서 심하게 울다가 실신 (syncope) 하여 119로 ER에 내원하였다.

CC : LOC state (의식소실상태)

S/R : trauma (외상) (−), N/V (−/−) (오심/구토)

Tx : Fluid Tx, O_2 inhalation (산소흡입)

4. Conversion disorder (전환장애)

Hx : 20대 여자, 과로하고 신경을 많이 쓴 후 갑자기 목이 뻣뻣해지고 (강직) 목이 뒤로 젖혀져서 ER에 내원하였다.

CC : ① neck stiffness (경부경직)

② 숨쉬기 힘들다 (dyspnea)

S/R : HA (두통), N/V (오심/구토), palpitation (심계항진)

EKG : sinus tachycardia (빈맥)

Tx : Fluid Tx, 신경안정제 (valium 5mg IV)

DDx : 전환장애, 불안장애, 공황장애

(1) 전환장애 : 정신적 갈등이 신체적 증상 (마비)으로 전환되어 나타난다.

→ 히스테리성 발작

(2) 불안장애 (anxiety disorder) : 불안 증상이 신체적인 장애를 일으킨다.

(3) 공황장애 (panic disorder) : anxiety, agitation 심함

Sx : 호흡곤란, 흉부압박감, 흉통, 어지러움, 실신

agitation (초조) : 불안이 심하고 안절부절 못하는 상태

panic (공황) : 불안이 매우 심해서 생명의 위험이 크다.

5. AD (알코올의존), alcoholism (알코올중독) (AD : Alcohol dependence)

CC : ① violent behabior (난폭한행동), acting out (행동화)

② heavy alcohol drinking (과음)

Tx : ativan 1 Ⓐ IM (아티반, lorazepam) or ativan $\frac{1}{2}$ Ⓐ IV

혈중 알코올농도 : 0.3% : coma (혼수상태)

0.5% : 호흡억제로 사망

6. DT (delirium tremens, 진전 섬망)

Alcohol withdrawal syndrome (알코올 금단증상)

Hx : 매일 소주 2병 이상 마시다가 갑자기 끊은 후 발병함

PE : 혈압, 맥박, 호흡이 심하게 증가한다.

Sx : visual hallucination (환시), seizure (발작), coarse tremor (거친진전),

agitation (초조), 의식저하 (delirium, 섬망) : 정신착란

사망률이 높다.

07 이비인후과

1. Epistaxis (비출혈)

Hx : 50대 여자, 4일 전 코피가 나 이비인후과 의원에 가서 지혈했음 (전기로 지짐) 금일저녁 다시 코피가 멎지 않아서 ER내원함

CC : Nasal bleeding (비출혈)

PE : BP : 170/100

PH : HTN Hx (+) (고혈압병력) : 현재 혈압약 복용중임

Lab : 응급 (ER) Lab, PT, APTT

(1) 손가락으로 코를 잡아서 누르면서 지혈하고 바셀린 팩킹 준비를 한다. (비익을 손가락으로 강하게 압박한다.)

(2) Nasal packing (비강팩킹) c̄ vaseline gauze : 바셀린 거즈를 한 개 넣고 내측으로 밀어서 붙인 후 다시 한 개를 넣는다.

(3) 비출혈지혈법 (자 99나, O 0092) : 전비공팩킹 (복잡한 것) 간단한 전비공팩킹은 기본진료료에 포함되므로 별도 산정하지 아니한다.

(4) ice bag on nose, 피를 삼키지 않도록 한다

(5) 다음날 ENT 갈 때까지 vaseline gauze packing은 안 뺀다. 이비인후과에서 전기로 지진다. (전기소작기로 소작)

(6) 1주간 코풀지 말고 코를 만지지 않는다. (코후비기 금지)

(7) 주사 : 소염진통제 (디클로패낙 IM)

투약 : 항생제 (세파클러), 비충혈 완하제 (슈도에페드린 0.5T),
소염진통제, 위장약

2. Foreign body, pharynx (인두 이물)

CC : 생선가시가 목에 걸림

PE : tonsil (편도선)에 생선 가시가 박혀 있었다.

Tx : ENT 포셉 (forcep)으로 이물제거, tantum gargle

(1) 구강내에서 생선가시가 안 보일 경우 ENT로 transfer 한다.

(2) 인두이물제거술 (자 227, Q 2271) : 단순 (편도상와)

simple removal of pharyngeal foreign body

3. Foreign body, ear (외이도 이물)

CC : 귀에 벌레가 들어감

Hx : 자다가 갑자기 벌레가 귀에 들어가서 심하게 통증을 호소함

벌레가 움직인다고 하며 소리지름

PE : Otoscope (이경)으로 확인한 결과 바퀴벌레가 들어 있었다.

(1) 리도카인 용액을 채운 후 움직이지 않으면 ENT forcep으로 빼냄

리도카인은 곤충을 마비시킬 뿐만 아니라 외이도를 마취시키는 효과가 있으며 나비 모양관으로 흡입하여 벌레를 제거한다.

(2) Dressing : 면봉에 베타딘을 묻힌 후 닦아냄. 벌레는 기어서 귀에 들어가 통증과 염증을 일으킬 수 있다.

(3) 외이도 이물제거 (자 557가, S 5571) : 복잡한 것 (complex)

간단한 것은 기본 진료료에 포함되므로 별도로 산정하지 아니한다.

Foreign body remaval of ear canal

(4) 통증이 심하지 않으면 리도카인 사용하지 않고 빼낸다.

(5) 벌레가 너무 작아서 빼기 힘든 경우는 알코올 용액을 채워서 벌레를 죽인 후 다음날 ENT 외래에서 빼도록 한다.

(6) 귀속에 면봉이 들어가서 안빠지는 경우는 모스키토로 뺀다.

4. Otitis media (중이염)

Hx : 3세 남아, 새벽 2시경 갑자기 귀가 아프다고 내원하였다.

CC : Rt ear pain (otalgia, 이통), URI Sx (+) (감기 증상)

PE : TM (고막) → hyperemic (발적), bulging (팽창)

(1) 진통제 주사 (Tridole)

(2) 투약 : 항생제, 소염진통제, 감기약

5. TM perforation, traumatic (외상성 고막 천공) (TM : tympanic membrane)

Hx : 20대 남자, 귀를 주먹으로 맞음

CC : hearing loss (난청), 귀가 멍멍하다.

PE : TM (고막) → perforated (천공), bleeding (출혈)

6. Foreign body, nose (비강 이물)

CC : 4세 남아, 코속에 단추가 들어감.

Hx : 집에서 엄마가 빼려고 시도했으나 코피가 나서 내원하였다.

(1) 모스키토로 이물 (단추) 빼냈으나 코피가 나서 바셀린 거즈로 비강팩킹 (nasal packing)하였다. 내일 ENT 외래치료

(2) 비강 이물을 제거할 때 비점막 손상을 극소화 해야 한다. 비점막에 혈관 수축제와 국소마취제를 도포하여 비점막 수축후 겸자, 흡입도관, 양압술식을 이용하여 이물을 제거한다.

(3) 양압술식은 막히지 않은 외비공을 손가락으로 막은 상태에서 부모로 하여금 환아의 입에 공기를 훅 불어 넣도록 한다.

(4) 콩, 씨, 식물은 수분을 흡수하여 팽창함으로써 제거하기가 어렵다.

(5) 비내이물제거술 (자 97가, O 0971) : 간단한 것 (비내접근)
simple removal of nasal cavity foreign body

08 안과

1. Corneal erosion (각막미란)
contact lens induced problem (콘텍트렌즈에 의한 외상)

Hx : 콘텍트렌즈 뺀 후 심한 통증이 있어서 ER에 내원하였다.

CC : eye pain, injection (충혈), 유루, 안검부종

(OS : 좌안, OD : 우안, OU : 양안)

(1) Dressing : 거즈로 눈을 가린다. (tobra 안약, TM 안연고)

(2) 소염진통제 주사

(3) 투약 : 항생제, 소염진통제, tobra 안약

(4) 각막염 (keratitis)이 동반하는 경우도 있다.

2. Foreign body, conjunctiva (결막 이물)

CC : 눈에 티가 들어갔다. injection (충혈)

(1) saline irrigation (식염수 세척) c̄ N/S 0.5L

(2) Dressing : 눈꺼풀을 뒤집어서 티를 보릭으로 닦아냄

(3) 주사 : 소염진통제

(4) 투약 : 항생제, 소염진통제, tobra 안약

(5) 결막 이물제거술 (자 493, S 4930)

3. UV keratitis (자외선 각막염) (UV : ultraviolet)

Hx : 낮에 용접하는 것을 옆에서 지켜봄 (용접공 아님)
새벽 2시경 양눈이 아프며 머들거리고 눈을 못뜸

CC : both eye severe pain, swelling (종창)
(1) Dressing : tobra 안약, TM 안연고, 거즈로 눈을 가림
(2) 주사 : 소염진통제
(3) 투약 : 소염진통제, 항생제, tobra 안약

4. Hordeolum (맥립종) : 다래끼

(1) Dressing : TM 안연고
(2) 투약 : 소염진통제, 항생제, TM 안연고, tobra 안약

5. EKC (유행성 각결막염) (EKC : epidemic keratoconjunctivitis)

CC : eye pain, 이물감, 유루, 결막충혈 (injection)
(1) 주사 : 소염진통제
(2) 투약 : 소염진통제, 항생제, tobra안약
(3) Dressing만 하고 눈은 거즈로 가리지 않는다.

09 성형외과

1. Ear deep laceration c̄ cartilage rupture (이부 심부열상 및 연골파열)

(1) 연골봉합 : 5-0 polysorb, 피부 : 6-0 nylon

(연골봉합시 세게 tie 하면 연골이 찢어진다.)

(2) 귓속에 소독약이 안 들어가도록 보릭으로 막는다.

(3) auricle (이개, 귀바퀴), ear lobule (이수, 귀볼), helix (이륜)

(4) 연골 봉합을 따로 안하고 피부와 연골을 한꺼번에 6-0 나이론으로 봉합하는 경우도 있다.

2. Face laceration (안면부 열상)

(1) 피하봉합사 : 5-0 polysorb (5-0 vicryl)

피하봉합은 0.7cm 당 1개씩 봉합한다. (1.5cm : 2개)

(2) foreign body (이물)가 있는지 확인한다. (forcep 또는 손으로)

열상이 심할 때 손으로 Fx (골절)가 있는지 확인한다.

(3) 출혈이 심할 때는 피하 봉합사로 vessel tie (혈관결찰)하거나 혈관을 포함해서 피하봉합을 한다.

(4) 피부가 벌어져 있으면 피하 봉합을 해서 피부를 approximation (근접) 시킨 후 피부를 봉합한다.

(5) 성형적으로 봉합을 원하면 드레싱하고 항생제 주사 맞은 후 내일 아침에 성형외과로 가도록 한다. 24시간 내에 봉합하면 된다고 설명한다.

(6) 피부 봉합시 bleeding이 있더라도 tension (긴장) 없이 봉합한다.

(세게 tie 하지 않는다. 봉합한 후에 누르고 있으면 지혈됨).

(7) 피부 봉합은 3mm 간격으로 촘촘하게 봉합한다 (6-0 nylon)

(8) eyebrow laceration (눈썹부위 열상) 시 shaving (면도)은 안하지만 가위로 상처부위만 눈썹을 자르고 봉합해야 실이 잘 보여서 봉합을 잘 할 수 있다.

(9) 다친 후 24시간이 지나서 온 경우는 지연 (delayed) 봉합한다.

(10) forehead laceration (전두부열상)시 피하봉합은 4-0 덱손, 피부봉합은 6-0 나일론으로 한다. 전두부 열상 시 4-0 덱손으로 피하 봉합을 한 후 결찰하지 말고 모스키토로 잡아 놓은 후, 2~3곳 피하봉합을 한 후 한꺼번에 결찰한다. 조직이 딱딱하기 때문에 한 곳을 결찰하면 그 옆을 바늘로 뜨기 힘들다.

(11) 안면골 골절이 있고 흙오염이 심하면 골수염이 생길 수 있기 때문에, 드레싱 (염증성 처치)만 하고 안면골 CT를 찍는다.

3. Lower lip deep laceration (안면하순 심부열상, 관통상, 구강내 열상)

(1) 피하 봉합을 해서 dead space (사강)를 없앤다.

(2) 봉합하면서 식염수로 여러 번 소독한다.

(3) 구강내 점막 봉합시 물이 살 속으로 안들어 가도록 (water tight) 촘촘히 suture 한다.

(4) 피부 쪽 : 피하봉합 (5-0 덱손) & 피부봉합 (6-0 나일론)
점막 쪽 : 피하봉합 & 점막봉합 (5-0 덱손)

(5) 24시간 동안 음식물이 안 닿도록 주의한다.
24시간 동안 죽 (soft diet)을 먹고 tantum gargle 한다.

(6) 입술 부위 열상 시 겉부분에는 6-0 나일론으로 봉합하고, 안쪽 점막부위에는 6-0 덱손으로 봉합한다.

4. Frenulum laceration (상순소대 열상)

(1) 상순소대 끊어진 부분 (중간부분)을 먼저 suture 한 후, 양 사이드를 봉합한다. (polysorb 5-0)

(2) 어린애가 상순소대를 다쳤을 때 suture 안하고 그냥 놔두는 경우도 있다. suture 하려면 전신 마취하에 하는 것이 좋다.

5. Scalp deep laceration (두피부 심부열상)

(1) shaving (면도)을 하고 머리카락은 면 테이프로 떼어낸다.

(2) 마취하고 소독한 후 Fx (골절)가 있는지 관찰한다.

(3) bleeding이 심할 때 vessel을 포함해서 봉합한다. bleeding 되는 곳을 먼저 봉합한다. 폭 (bite)을 넓게 떠서 봉합한다.

(4) 두피 열상이 심하나 뇌출혈이 의심되면, 봉합을 하지 않고 드레싱만 한 후 먼저 뇌 CT를 찍는다.

(5) 나이론 3-0로 봉합하고 탄력붕대로 감는다.

(6) 피부 봉합시 보호자는 밖에 나가서 앉아 있도록 부탁한다. 만일 옆에 계속 보고 있겠다고 하면, 보고 있다가 정신을 잃고 쓰러져서 머리를 바닥에 부딪히는 경우가 있다는 것을 경고한다. 옆에서 보고 간섭하면 봉합이 잘 안 된다고 설명한다.

(7) 그러나 환자가 술에 취해서 심하게 움직일 때는 보호자가 옆에서 잡고 있으면서 봉합을 한다.

(8) 스테플러 (피부봉합기)로 두피 봉합하는 경우, 머리카락을 쉐이빙 한 후 두피가 벌어진 것을 땡겨서 두피를 근접시킨 후, 촘촘히 5mm 간격으로 스테플러로 찍는다. 열상이 깊거나, 출혈이 심하거나, 오염창인 경우에는 사용하지 않는다.

(9) 국소마취는 26G 바늘로 두피에 직접 주사한다. 바늘을 약간 (0.3cm) 찔러서 두피의 겉부분이 마취되도록 한다.

6. Child : face laceration (소아의 안면부 열상)

(1) 시트로 몸을 싼 후, 보호자가 머리를 잡고 봉합한다.

(2) 얼굴이 깊게 찢어진 경우, 근육, 혈관, 신경이 다쳤을 가능성도 있기 때문에 드레싱만하고 다음날 성형외과에서 봉합을 권유한다. 24시간 내에 봉합하면 된다고 설명하고, 흉터가 남을 수 있고 봉합 후 상처가 벌어질 수 있다고 설명한다.

(3) 국소 마취한 후 흙, 모래 등 이물이 들어 있는지 확인하고 여러 번 닦아 낸 후 봉합한다.

(4) 상처가 깊으면 피하봉합을 한 후 피부봉합을 한다.

(5) 심하게 울고 control이 안될 때 포크랄 시럽 관장한다.

15kg → pocral syr 10cc PR (관장)

12kg → pocral syr 8cc PR

7. Child : scalp laceration (소아의 두피부 열상)

(1) 구멍포 (hole towel)를 반으로 접어서 얼굴을 가리지 않고 두피부만 가리고 봉합한다.

(2) 보호자가 옆에서 잡게 하고 국소마취는 피하조직에 주사한다.

피부봉합은 출혈이 심하지 않으면 깊게 뜨지 않는다.

(3) 나이론 4-0으로 봉합하고 붕대로 감는다.

(4) 스테플러 (피부 봉합기)로 두피를 봉합하는 경우, 머리카락을 면도 (shaving)한 후 두피를 근접시킨 후, 촘촘히 5mm 간격으로 스테플러로 찍는다. 열상이 심하거나, 오염창인 경우에는 사용하지 않는다. 보호자에게 상의 후 국소마취를 안하고 할 수 있다.

8. 창상 봉합술 (Suture of the wound)

(1) 안면 또는 경부 창상봉합술

① 변연절제 포함, 제1 범위 :

길이 1.5cm 미만

길이 1.5cm 이상 - 3cm 미만

길이 3cm 이상 또는 근육에 달하는 것

② 변연절제 포함, 제2 범위부터 1범위당 :

길이 1.5cm 미만

길이 1.5cm 이상 - 3cm 미만

길이 3cm 이상 또는 근육에 달하는 것

③ 구강내 열상봉합술 :

치은, 구강전정, 협부 : 2.5cm 이하, 2.5cm 초과

혀, 구강저, 구개부 : 2.5cm 이하, 2.5cm 초과

(2) 안면과 경부이외 창상봉합술

① 변연절제 포함, 제1 범위 :

길이 2.5cm 미만

길이 2.5cm 이상 - 5cm 미만

길이 5cm 이상 또는 근육에 달하는 것

② 변연절제 포함, 제2 범위부터 1범위당 :

길이 2.5cm 미만

길이 2.5cm 이상 - 5cm 미만

길이 5cm 이상 또는 근육에 달하는 것

(3) 제1 범위 - 창상봉합 부위가 둘 이상 일 때 여러 창상 부위가 4×4 거즈 범위 내에 포함되는 경우에는 제1 범위로 산정한다.

제2 범위 - 4×4 거즈 한 장 부위를 초과하는 경우에는 두장째 범위부터 제2 범위로 산정한다.

9. 치과

(1) 악관절 탈구 (TMJ D/L)

① 60세 남자, 하품하다가 턱이 빠져서 내원함. (2번째)
말을 못하고 심하게 아프다.

② 악관절탈구 정복술 : 조수가 뒤에서 머리를 잡는다. 거즈를 어금니에 대고 턱을 아래로 잡아 당긴후 뒤로 민다. 붕대를 안감으면 또 빠질 수 있다.

(2) 발치후 출혈

① 50대 여자, 오늘 오후에 치과에서 이를 뺀 후 이뺀 자리에서 피가 계속 나고 멎지 않아서 응급실에 내원함.

② 보스민을 거즈에 묻혀서 압박하였으나, 계속 피가 나서 잇몸을 국소마취후 바이크릴 4-0로 봉합하였다. 항생제주사, 내일 치과 외래진료 권유

(3) 치아가 빠짐

① 20대 남자, 넘어져서 이가 빠져서 응급실에 내원하였다.이를 들고 옴.

② 이를 심어주기 위해서 3차병원으로 전원함.

10 소아과

1. URI (15kg)

(1) 투약 : 리나치올시럽 3cc tid, 클렌부테롤시럽 4cc bid

액티피드시럽 3cc tid (또는 자디텐시럽 4cc bid)

타이레놀시럽 6cc tid (prn) (또는 부루펜시럽 5cc tid)

세파클러시럽 4cc tid

(2) 리나치올시럽 (5%) : 기침감기약, 진해거담제 (0.5cc/kg #3)

15kg : 3cc tid, 20kg : 4cc tid, 30kg : 5cc tid

클렌부테롤시럽 : 기관지천식, 호흡곤란 (0.5cc/kg #2)

15kg : 4cc bid, 20kg : 5cc bid, 30kg : 7cc bid

타이레놀시럽 : 해열제 (1.2cc/kg #3)

부루펜시럽 : 해열제 (1cc/kg #3) 1세 이하는 사용하지 않는다.

써스펜좌약 : 해열제 PR (항문에 넣는다)

10~20kg : 1T PR, 20kg 이상 : 2T PR

세파클러시럽 : 항생제 (0.8cc/kg #3) 편도선염이나 발열 시 사용한다.

액티피드시럽 : 항히스타민제 (0.5cc/kg #3)

15kg : 3cc tid, 20kg : 4cc tid, 30kg : 5cc tid

자디텐시럽 : 알러지성비염 치료제 (0.5cc/kg #2)

15kg : 4cc bid, 20kg : 5cc bid

(3) 열이 심하면 써스펜좌약 1T PR 또는 타이레놀시럽 6cc를 먹이고 미온수 마사지를 한다. 아이가 잘 안 먹는다든지 탈수증이 있으면 수액을 권유한다. 탈수증의 증상은 아기가 놀지 않고 쳐지거나 많이 보채고, 소변량이 줄어든다.

(4) 입원하는 경우는 세팔로스포린계 항생제

(제티암 80mg/kg #4 IV, 세포탁심 100mg/kg #4 IV)

(5) 15kg 감기, 장염 처방 : 1일 용량 (#3 PO)

코푸시럽 : 15cc 타이레놀시럽 : 15cc 후로스판액 : 15cc

세파클러시럽 : 15cc 펜세타 : 2T 페니라민 : 1.5T

도프리움 : 2.4T 스멕타 : 24cc 메디락에스산 : 3T

2. URI (20kg)

(1) 주사 : TRD $\frac{1}{2}$ Ⓐ IM, LM $\frac{1}{2}$ Ⓐ IM,

(2) augmentin syr 21cc | # 3 po

murodin syr 21cc |

tylenol syr 21cc # 3po (prn)

(3) AAP 2T seronase $1\frac{1}{2}$ T formoterol $1\frac{1}{2}$ T | # 3 po

actifed $1\frac{1}{2}$ T BSV $1\frac{1}{2}$ T bioflor산 $1\frac{1}{2}$ Ⓟ |

(4) Fluid Tx (1:4 sol 500cc) : 40 gtt/min (160cc/hr)

ucillin 500mg IV (AST), AMK $\frac{1}{3}$Ⓐ IV

(5) if high fever (39℃) (20kg)

① tylenol syr 8cc po

② tepid massage (미온수마사지)

(38℃ 이하로 떨어질 때까지)

tepid water (미온수)

(6) if 기침이 심할 때 (20kg)

① ventolin nebulizer (ventolin 0.5cc, saline 3cc)

② codenal $1\frac{1}{2}$ T, c-syr 21cc # 3po

(7) 투약 : 리나치올시럽 4cc tid, 클레부테롤시럽 5cc bid

액티피드시럽 4cc tid (또는 자디텐시럽 5cc bid)

타이레놀시럽 8cc tid (prn) 세파클러시럽 6cc tid

(8) 20kg 감기, 장염 처방 : 1일 용량 (#3 PO)

코푸시럽 : 21cc 타이레놀시럽 : 21cc 후로스판액 : 21cc

세파클러시럽 : 21cc 페니라민 : 1.5T 펜세타 : 2.4T

도프리움 : 3T 스멕타 : 30cc 메디락에스산 : 3T

3. URI (30kg)

(1) 주사 : LM $\frac{3}{5}$ Ⓐ IM, TRD $\frac{3}{5}$ Ⓐ IM

(2) augmentin syr 30cc # 3 po

murodin syr 30cc # 3 po

tylenol syr 30cc # 3 po (prn)

(3) AAP 3T actifed $1\frac{1}{2}$ T BSV 2T | # 3 po

formoterol 2T bioflor산 3Ⓟ

(4) Fluid Tx (1:4 sol 500cc) : 50gtt/min (200cc/hr)

ucillin 750mg IV (AST), AMK $\frac{1}{2}$ Ⓐ IV

(5) if fever (+) 기침 (−) :

① augmentin syr 30cc # 3 po

tylenol syr 30cc # 3 po (prn)

② AAP 3T seronase $1\frac{1}{2}$ T bioflor산 3Ⓟ # 3po

(6) 투약 : 리나치올시럽 5cc tid, 클레부테롤시럽 7cc bid

액티피드시럽 5cc tid, 세파클러시럽 9cc tid

타이레놀시럽 12cc (prn) 또는 아세트아미노펜 1T (prn)

(7) 30kg 감기, 장염 처방 : 1일 용량 (#3 PO)

코푸시럽 : 30cc 타이레놀시럽 : 30cc 후로스판액 : 30cc

세파클러시럽 : 30cc 페니라민 : 3T 펜세타 : 2T

도프리움 : 3T 스멕타 : 45cc 메디락에스산 : 3T

4. AGE (15kg)

(1) 복통과 변비 : 분변 매복 (fecal impaction)

복부 X-Ray E/S (기립위/앙와위) : 대변이 차 있으면 관장을 한다.

글리세린관장 : 25cc (1.5cc/kg) (네라톤 카테터로 관장한다.)

투약 : ① 돔페리돈 현탁액 (장운동촉진제) 3cc tid (0.5cc/kg)

또는 마라돈 0.5T tid

② 산화마그네슘 (MgO) 0.5T tid, 락테올 0.5T tid

③ 듀파락시럽을 주는 경우도 있다. (5cc tid)

(2) 설사 : ①스멕타 현탁액 (지사제) 7cc tid 또는 스멕타산 0.5포 tid

② 락테올 0.5T tid

③ 페디라산 (전해질제제) 5포

또는 페디라액 1L (경구용수액제)

스멕타 현탁액 : 15kg : 7cc tid, 20kg : 10cc tid, 30kg : 15cc tid

스멕타산 : 15kg : 0.5포 tid, 20~30kg : 1포 tid

수액요법 : 탈수증상이 있거나, 구토증상이 심해서 경구용 수액제를 먹을 수 없는 경우는 수액요법을 시행한다.

급속 수액요법은 1:4 sol 500+스파몬 (진경제) 0.4 앰플 IV (200cc/시간, 50gtt/분) 입원하는 경우는 50cc/시간

(3) 구토 : ① 트리메부틴시럽 5cc tid + 돔페리돈 0.5T tid + 락테올 0.5T tid

② 또는 마라돈 (돔페리돈, 장운동촉진제) 0.5T tid

마라돈 : 15kg : 0.5T tid, 20~30kg : 1T tid

주사 : 맥페란 0.4 앰플 IM 또는 수액에 믹스한다.

(4) 장중첩증 (장겹침증)은 창자가 창자 속으로 망원경같이 말려 들어가서 생긴다. 6~18개월의 건강하던 소아가 갑자기 심한 복통이 있고 구토 증상이 나타나고 시간이 지나면 대변에서 점액이 섞인 피 (혈성 점액성 대변)가 나온다. 단순 복부 X-Ray 상 장폐쇄증이 나타나며 대변이나 방귀가 안나오고, 신체검사상 소시지 모양의 덩이 (종괴)가 만져진다.

5. AGE (20kg)

(1) algiron $\frac{1}{2}$ Ⓐ IM

(2) smecta 30cc # 3po

(3) tiram 1$\frac{1}{2}$ T, bioflor산 1$\frac{1}{2}$ Ⓟ # 3 po

(4) if fever 〉 38℃ (20kg)

1:4 sol 500cc + Algiron $\frac{1}{2}$ Ⓐ IV : 40gtt/min

augmentin syr 21cc # 3 po

tylenol syr 21cc # 3 po (prn)

AAP 1$\frac{1}{2}$ T, tiram 1$\frac{1}{2}$ T, bioflor산 1$\frac{1}{2}$ Ⓟ # 3 po

suspen 좌약 : 1T PR (prn) × 3

(5) 복통과 변비 : 분변 매복 (fecal impaction)

복부 X-Ray : 대변이 차 있으면 관장을 한다.

글리세린관장 : 30cc (1.5cc/kg)

투약 : ① 돔페리돈 현탁액 4cc tid 또는 마라돈 0.5T tid

② 산화마그네슘 (MgO) 1T tid, 락테올 0.5T tid

(6) 설사 : ① 스멕타 현탁액 10cc tid 또는 스멕타산 1포 tid

② 락테올 0.5T tid

③ 페디라산 5포 또는 페디라액 1L

수액요법 : 1:4 sol 500+스파몬 0.5 앰플 IV (200cc/시간)

입원하는 경우는 60cc/시간

(7) 구토 : ① 트리메부틴시럽 6cc tid + 돔페리돈 0.5T tid

\+ 락테올 0.5T tid

② 또는 마라돈 1T tid

주사 : 맥페란 0.5 앰플 IM 또는 수액에 믹스한다.

6. AGE (30kg)

(1) 주사 : algiron $\frac{3}{5}$ Ⓐ IM

(2) tiram 2T, dicetel 2T, bioflor산 3Ⓟ # 3 po

(3) smecta 45cc # 3 po

(4) if fever 〉 38℃ (30kg)

1:4 sol 500cc + algiron $\frac{3}{5}$ Ⓐ IV : 50gtt/min

TRD $\frac{3}{5}$ Ⓐ IM

ucillin 750mg IV (AST), AMK $\frac{1}{2}$ Ⓐ IV

augmentin syr 30cc # 3 po

tylenol syr 30cc # 3 po (prn)

AAP 3T, tiram 3T, bioflor산 3 Ⓟ # 3 po

(5) 복통과 변비 : 분변 매복 (fecal impaction)

복부 X-Ray : 대변이 차 있으면 관장을 한다.

글리세린관장 : 45cc (1.5cc/kg)

투약 : ① 돔페리돈 1T tid 또는 마라돈 1T tid

② 산화마그네슘 (MgO) 2T tid, 락테올 1T tid

(6) 설사 : ① 스멕타 현탁액 15 cc tid 또는 스멕타산 1포 tid

② 락테올 1T tid

③ 페디라산 5포 또는 페디라액 1L

수액요법 : 1:4 sol 500+스파몬 0.6 앰플 IV (240cc/시간)

입원하는 경우는 80cc/시간

(7) 구토 : ① 트리메부틴시럽 10cc tid + 돔페리돈 1T tid + 락테올 1T tid

② 또는 마라돈 1T tid

주사 : 맥페란 0.6 앰플 IM 또는 수액에 믹스한다.

7. Bronchial asthma (기관지 천식)

Hx : 5세 남아가 기침이 심하고 숨이 차고 (호흡곤란) 숨소리가 쌕쌕거려서 (천명음) 내원하였다. 산소포화도는 96%, 호흡수 30회 (빈호흡), 흉벽함몰은 없었다.

CC : dyspnea, cough (20kg)

PE : wheezing (+)

(1) dexa $\frac{1}{2}$ Ⓐ IM

(2) ventolin nebulizer (ventolin 0.5cc, saline 3cc)

(3) augmentin syr 21cc, murodin syr 21cc # 3 po

(4) prs $1\frac{1}{2}$ T AAP $1\frac{1}{2}$ T formoterol $1\frac{1}{2}$ T
BSV $1\frac{1}{2}$ T actifed $1\frac{1}{2}$ T bioflor $1\frac{1}{2}$ Ⓟ | # 3 po

(5) bambec $\frac{1}{2}$ T qd hs

(6) 투약 : 리나치올시럽 4cc tid, 클렌부테롤시럽 5cc bid

8. Chicken pox (varicella) : 수두

Hx : 7세 여아가 가슴, 배, 등 (몸통)에 발진 (수포)이 생기고 열이 나고 가려운 증상 (소양증)이 있어서 내원하였다. 친한 친구가 얼마 전에 수두를 앓았다고 한다.

CC : skin eruption (vesicle), itching (20kg)

(1) 주사 : peniramin $\frac{1}{2}$ Ⓐ IM, TRD $\frac{1}{2}$ Ⓐ IM

(2) augmentin syr 21cc, tylenol syr 21cc # 3 po

(3) peniramin $1\frac{1}{2}$ T seronase $1\frac{1}{2}$ T bioflor산 $1\frac{1}{2}$ Ⓟ # 3 po

(4) calamin lotion 30cc

(5) if 발열 (+), 기침 (+) :

augmentin syr 21cc, murodin syr 21cc # 3 po

AAP 2T	peniramin $1\frac{1}{2}$T	# 3 po
seronase $1\frac{1}{2}$ T	bioflor산 $1\frac{1}{2}$ Ⓟ	

tylenol syr 21cc # 3 po (prn)

(6) 전염력이 강하다. 타액에 의한 감염으로 유행성으로 퍼진다.

(7) Aspirin 사용 금지 : Reye 증후군이 생길 수 있다.

(8) 투약 : 세파클러시럽 6cc tid, 타이레놀시럽 7cc tid (prn), 유시락스시럽 4cc tid, 항바이러스제 (아시클로버, 2T tid)를 사용하는 경우도 있다.

(9) 수포 부위에 염증이 생기면 흉터가 생길 수 있기 때문에 밤에 수포 부위를 긁지 못하게 하고 칼라민로션을 바른다. 이 전염병의 격리 기간은 모든 병소에 가피 (딱지)가 앉을 때 까지이며 1주~10일이다.

(10) 6세 여아가 실신을 주소로 응급실에 내원하였다. 3일전부터 수두로 개인 소아과에서 치료 받았으며 오늘 거실에서 TV 보면서 앉아서 놀다가 갑자기 힘이 빠지면서 정신을 잃고 쓰러졌다고 함. 〈뇌염〉 추정진단하에 수액요법, 산소흡입하고 3차병원으로 전원하였다. 수두의 합병증으로 발생하는 뇌염은 발진후 3~6일 경에 나타난다.

9. Mumps (볼거리, 유행성 이하선염)

Hx : 5세 남아가 갑자기 귀밑이 붓고 귀가 아프고 열이 나서 내원하였다.

CC : parotid swelling (이하선 종창) (20kg) sudden onset

S/R : headache (+), ear pain (+)

(1) 주사 : TRD $\frac{1}{2}$ Ⓐ IM, LM $\frac{1}{2}$ Ⓐ IM

(2)

augmentin syr 21cc	# 3 po
tylenol syr 21cc	

(3) seronase $1\frac{1}{2}$ T, bioflor산 $1\frac{1}{2}$ Ⓟ # 3po

(4) soft diet

(5) swelling : 1주 후에 가라앉는다.

(6) 침 속에 있는 바이러스에 의해서 전염되며 호흡기로 전염된다. (비말감염) 격리기간은 종창이 가라앉을 때까지이며 1주이다.

(7) Cx : 뇌수막염, 고환염, 부고환염, 난소염, 췌장염

(8) Aspirin 사용 금지 : Reye 증후군이 생길 수 있다. (Reye 증후군 : 급성 뇌증, 간기능 장애)

(9) 입원하는 경우 : 수액요법, 항생제, 소염진통제를 투여했으며, 혈액검사는 아밀라제, mumps virus Ab IgG/ IgM를 하고 전염병이므로 격리시켜야 한다.

10. Hand, foot & mouth dis (수족구병)

Hx : 5세 남아가 손, 발에 물집이 생기면서 입안에 궤양이 생겨 아파서 먹지 못해 내원하였다.

CC : ① oral ulcer (먹지 못함), URI Sx (+) (20kg)

② multiple vesicle (손, 발)

(1) 주사 : TRD $\frac{1}{2}$ Ⓐ IM , LM $\frac{1}{2}$ Ⓐ IM

(2) augmentin syr 21cc
murodin syr 21cc | # 3 po

(3) AAP $1\frac{1}{2}$ T BSV $1\frac{1}{2}$ T actifed $1\frac{1}{2}$ T
Formoterol $1\frac{1}{2}$ T bioflor산 $1\frac{1}{2}$ Ⓟ | # 3 po

(4) 투약 : 타이레놀시럽 8cc tid (prn)
리나치올시럽 4cc tid
클렌부테롤시럽 5cc bid
액티피드시럽 4cc tid

(5) 아이가 쳐지고 탈수증상이 있으면 수액을 권유한다. 장바이러스에 의해 발생하며 전염성이 강해서 격리시킨다. 물집 속에 있는 바이러스에 의해 전염되며 아기의 침, 대변, 물집에서 나온 액체에 의해서 전염된다.

11. Croup (크루우프) R/O laryngitis (후두염)

Hx : 5세 남아가 기침을 계속하면서 컹컹거리는 개 짖는 기침을 하고, 열이나고 숨소리가 거칠고 (천명음), 호흡곤란이 있어서 내원하였다. 산소포화도 92%, 흉벽함몰 (가슴 가운데가 들쑥날쑥함)이 있었다.

CC : barking cough (개 짖는 것 같은 기침) (20kg)
dyspnea (호흡곤란), 목소리의 변화 (목이쉼)

S/R : 흡기시 소리가 난다, 흡기시 호흡곤란이 심해짐

(1) 주사 : dexa $\frac{1}{2}$ Ⓐ IM

(2) nebulizer : ventolin 0.5cc + saline 3cc
pulmicot 1cc + saline 3cc

(3) O_2 inhalation (2L/min)

(4) Fluid Tx (1:4 sol 500cc)

(5) 항생제 : ucillin 750mg IV (AST), AMK $\frac{1}{3}$ Ⓐ IV

(6) augmentin syr 21cc
murodin syr 21cc | # 3 po
tylenol syr 21cc # 3 po (prn)

(7) formoterol $1\frac{1}{2}$ T berotec $1\frac{1}{2}$ T solondo $1\frac{1}{2}$ T
actifed $1\frac{1}{2}$ T BSV $1\frac{1}{2}$ T bioflor산 $1\frac{1}{2}$ Ⓟ | # 3 po

(8) 투약 : 타이레놀시럽 8cc po, 리나치올시럽 4cc tid,
클렌부테롤시럽 5cc bid

(9) 벤토린 네뷸라이저, 에피네프린 네뷸라이저를 하고 경부의 전후면 (AP) 및 측면사진 (lateral neck film)과 흉부 X-Ray를 찍고 입원하였다.

12. 기타

(1) 스멕타 현탁액 (1.5cc/kg) : 15kg : 7cc tid
20kg : 10cc tid
30kg : 15cc tid

(약설명서 : 6개월~5세 : 10cc tid, 5세 이상 : 20cc bid)

(2) 스멕타산 : 15kg : 0.5포 tid

20~30kg : 1포 tid

(약설명서 : 1~2세 : 0.5포 tid, 2세 이상 : 0.66포 tid)

(3) bioflor산 (비오플산) : 20kg 이하 $\frac{1}{2}$ Ⓟ tid

20kg 이상 1Ⓟ tid

(4) 써스펜좌약 : 10~20kg : 1T PR

20kg 이상 : 2T PR

(약설명서 : 3~12개월 : 1T, 1~2세 : 1~2T, 3~6세 : 2T)

(5) 네뷸라이저 : 벤토린 0.5cc + 생리식염수 3cc (0.5 : 3)

풀미코트 1cc + 생리식염수 3cc (1 : 3)

(6) valium IV (0.2mg/kg) : 10kg : 2mg

15kg : 3mg

20kg : 4mg

(7) ucillin IV gid (100~150mg/kg) : 20kg : 500mg

30kg : 750mg

40kg : 1.0g

(8) LM, TRD (tridol) IM

15kg : $\frac{2}{5}$ Ⓐ, 20kg : $\frac{1}{2}$ Ⓐ, 30kg : $\frac{3}{5}$ Ⓐ

GM : 2mg/kg

tobramycin : 3mg/kg

(9) 1:4 sol 500cc IV at ER

15kg : 240cc 30 gtt/min (120cc/hr)

20kg : 320cc 40 gtt/min (160cc/hr)

30kg : 400cc 50 gtt/min (200cc/hr)

(10) 약 용량 : 20kg : $1\frac{1}{2}$ T # 3 po (2T # 4 po)

30kg : 2T # 3 po ($1\frac{1}{2}$ T # 3, 3T # 3)

40kg : 3T # 3 po

(11) syrup : 기침 : c-syrup (cotamin L syr), murodin syr

해열제 : tylenol syr, brufen syr

(12) 투약 :

기침 : BSV (비졸본), formoterol, berotec, atock, codenal, romilar, solondo

항히스타민제 : actifed, peniramin, cobian, clarityn

소염진통제 : AAP, seronase, mucolase, tylenolER

소화제 : bioflor산, lacteol

진경제 : tiram, tiropa, spamon, dicetel

장운동촉진제 : ganaton, motilium-M

(13) HTT (hypertet) : 4unit/kg

(14) 프레드니솔론 : 15kg : 0.66T tid

20kg : 1T tid

(15) 아시클로버 : 15kg : 1.5T tid

20kg : 2T tid

(16) 산화마그네슘 (MgO) : 15kg : 0.5T tid

20kg : 1T tid

30kg : 2T tid

(17) 마라돈 (1~2mg/kg #3) : 15kg : 0.5T tid

(1T : 10mg) 20~30kg : 1T tid

(18) 아티반 IV : 0.05~0.1mg/kg (1앰플 : 4mg)

(19) 페니라민 IM : 0.1mg/kg (1앰플 : 4mg)

(20) 듀파락시럽 : 15kg : 5cc tid

20kg : 6cc tid

(약설명서 : 1~6세 : 6~9cc/일 6~14세 : 15cc/일)

(21) 유시락스시럽 (0.5cc/kg #3) : 15kg : 3cc tid,

20kg : 4cc tid

(22) 액티피드시럽 (0.5cc/kg #3) : 15kg : 3cc tid

20kg : 4cc tid

30kg : 5cc tid

(약설명서 : 2~5세 : 2~3cc tid, 6~12세 : 5cc tid)

(23) 자디텐시럽 (0.5cc/kg #2) : 15kg : 4cc bid

20kg : 5cc bid

(약설명서 : 3세 이하 : 2.5cc bid, 3세 이상 : 5cc bid)

(24) 리나치올시럽 (5%) (0.5cc/kg #3) : 15kg : 3cc tid

20kg : 4cc tid

30kg : 5cc tid

(약설명서 : 2~5세 : 5~10cc #3, 6~12세 : 15cc #3)

(25) 클렌부테롤시럽 (0.5cc/kg #2) : 15kg : 4cc bid

20kg : 5cc bid

30kg : 7cc bid

(약설명서 : 2~3세 : 7.5cc bid, 4~5세 : 10cc bid, 6~12세 : 15cc bid)

※ 우리말로 제정된 신의학용어 및 구의학용어

- vesicle : 잔물집 (소수포), 직경이 5mm 이하
- bulla : 물집 (수포), 직경이 5mm 이상
- abscess : 고름집 (농양)
- croup : 상기도 막힘증 (크루우프)
- mumps : 귀밑샘염 (이하선염)
- wheezing : 쌕쌕거림(천명음)
- fecal impaction : 대변메막힘(분변매복)

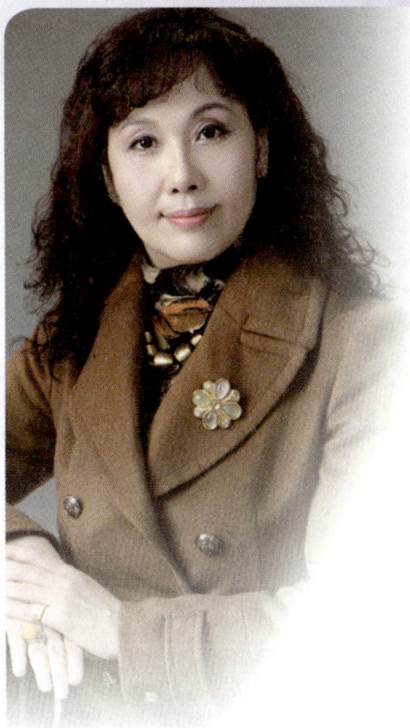

신경외과 II

01 뇌혈관질환

1. Cbr infarction (뇌경색) (cbr : cerebral)

Hx : 60대 여자, 어제 저녁에 쓰러진 적이 있으며 2일 전부터 두통과 현기증이 있었다. 우측 손에 힘이 없어서 물건을 떨어뜨리고 오늘도 노래방에서 노래를 평소와 같이 부르지 못하고, 노래 가사를 기억하지 못하고 평소와 다른 행동에 친구들이 ER로 데리고 옴

CC : ① headache (두통), dizziness (현기증)

② 말이 어눌해졌다. → (언어장애, dysarthria)

③ 기억이 안 난다. → (기억력장애, memory disorder)

④ 우측 손에 힘이 없다. (Rt U/E weakness, 우 상지 쇠약)

S/R : LOC (+) (의식소실) → TIA (일과성 뇌허혈 발작)

PH : 2년 전부터 심장이 안 좋다는 얘기를 들었으며 몇 개월 전부터 혈압약을 복용 중임. HTN (+), DM (−), heart dis (+)

EKG : AF (+) (AF : atrial fibrillation, 심방세동)

N/E : BP : 170/100 P : 80

Mental (정신상태) : alert (청명), cooperation (+)

OT (사/장/시) : (+/+/+) (OT : orientation, 지남력)

OT (P /P /T) : 사람, 장소, 시간 (person, place, time)

Pupil reflex : OD : 4mm
(동공 반사) OS : 4mm
| brisk → LR (+/+)

(OD : 우안, OS : 좌안)

Rt U/E weakness (+) : 우측 상지 쇠약 (근력약화)

Rt hemiparesis (우측 편마비), facial palsy (안면마비)

(1) Fluid Tx c̄ M/C 18G

(2) Brain CT c̄ enhance (조영제주입 뇌 CT, ER에서 찍음)

→ low density (저흡수영역, 저음영) on Lt. T-P area

(3) 뇌경색 발병 후 24시간이 지나야 CT상 저흡수영역이 나타난다.

(4) Notify to NS Dept :

제산제 (ranitidine, 라니티딘), 혈전용해제 (urokinase, 유로키나제), 항응고제 (clexan, heparin, 크렉산, 헤파린), 이뇨제 (15% mannitol), 고삼투압용액 (Frucenyl 500cc, 후루세닐 → 글리세린), 스테로이드제 (dexa, solumedrol), 뇌혈류증가제 (NLX, 나록손)

(5) Brain MRI c̄ MRA : Lt MCA infarction (중대뇌동맥 뇌경색)

(입원해서 찍음) (MCA : middle cerebral artery)

MRA (MR angiography) : 자기공명 혈관조영술

(6) 뇌혈관이 막혔더라도 3시간 이내에 혈전용해제를 쓴다면 막힌 혈관이 뚫어지는 경우가 있으며 3시간이 지났더라도 약물치료를 하여 뇌압을 낮추고 뇌부종을 치료한다. 충분한 산소공급을 하고 수액요법으로 뇌혈류를 증가시킨다.

(7) Brain CT : ① 초기에는 국소적 부종소견만 나타난다 :

sulci (뇌고랑)의 소실, cistern (수조)의 소실

② 24 hr경과 후 : low density (저흡수영역) 이 나타남

(8) TIA (transient ischemic attack, 일과성 뇌허혈 발작) :

갑자기 쓰러짐, 마비증상, 실어증 등이 생겼다가 대부분 30분 이내에 완전히 회복된다. TIA의 20%가 뇌경색으로 진행된다.

(9) 뇌압 (ICP)을 낮추는 약물 :

① 스테로이드제 (steroid)

② 고장액 (고삼투압용액) → mannitol, glycerin (후루세닐)

고장액 : 뇌혈관내의 삼투압을 증가시킨다.

→ 삼투현상에 의해서 뇌조직에 존재하고 있는 수분을 혈관내로 이동시킨다.

(10) 60대 남자가 5일 전부터 두통과 구토증상이 있고 왼쪽 팔, 다리에 마비가 되어서 (좌측 편마비) 내원하였다. 뇌 CT상 우측 뇌에 저음영이 있고, 중심선이 왼쪽으로 치우쳐 있었고, 뇌실은 압박되어 있었다. 진단명은 우측 뇌경색 (5일 경과)이며 치료는 수액요법 (N/S 2L, 20gtt/분), 산소흡입 (2L/분), 제산제 (라니티딘), 스테로이드제 (덱사메타손), 이뇨제 (15% 만니톨), 고삼투압용액 (세롤 500cc), 항응고제 (키산본 IV bid), 구토억제제 (맥페란), 뇌기능개선제 (글리아티린 수액에 믹스)를 투여하고 입원하여 다음날 뇌 MRI를 찍었다.

(11) 60대 여자가 갑자기 쓰러지면서 정신을 잃었으며 (실신), 내원 당시 의식이 없었다. 심전도상 심방세동 (심방 잔떨림)이 있었고, 뇌 CT는 정상이었다. 뇌 CT를 찍고난 후 의식이 돌아왔는데 오른쪽 팔, 다리가 마비상태였고 (우측 편마비) 말을 못했다. 진단명은 좌측 뇌경색 (3시간 경과)이며 좌측 대뇌에 언어중추가 있기 때문에 좌측 뇌경색에서는 언어장애 (실어증)와 함께 우측 편마비가 나타난다. 치료는 산소흡입, 수액요법, 헤파린 (항응고제) 2천 단위를 주사하고 N/S 1 L + 헤파린 2만 단위 IV, N/S 100 + 키산본 (항응고제) 4바이알 IV (10gtt/분), 입원하여 다음날 뇌 MRI를 찍었다.

(12) 40대 남자가 술을 마시고 나서 왼쪽 다리에 감각이 없고, 왼쪽 발에 힘이 안 들어가고 절뚝거려서 (파행), 중풍이 의심된다고 내원하였다. 조영제주입 뇌 CT는 정상이있다. 진단명은 열공경색증 (소경색 : 작은 혈관이 막힌 뇌경색)이며 입원하여 다음날 뇌 MRI를 찍기로 하였다. 투약은 경구용 항응고제 (아스트릭스 1T qd, 플라빅스 1T qd), 뇌기능개선제 (글리아티린 1T bid), 제산제를 투여하였다.

(13) 40대 남자가 2시간 전부터 어지러워서 비틀거리고 (비회전성), 구역질과 구토증상이 있으며 눈이 잘 안보이고 (시력장애), 입술과 혀에 감각이 이상해지고 둔해져서 내원하였다. 혈압은 190/120, 신경학적 검사상 안구운동의 장애가 있고, 물체가 똑똑히 보이지 않고 두 개로 겹쳐 보이며 (복시), 동공은 한쪽으로 통통튀는 안진 (눈동자떨림)이 있었

다. 뇌 CT는 정상이었으나 뇌 MRI상 뇌간경색 (교뇌경색)으로 진단되었다. 치료는 산소흡입, 수액요법, 혈압강하제 (라베신 IV), 구토억제제 (맥페란 IV), 헤파린 2천 단위 IV하고, N/S 1L+헤파린 2만 단위 IV, N/S 100+키산본 4바이알 IV, 혼수상태가 되거나 사망 가능성을 설명하고 중환자실에 입원하였다.

(14) 50대 여자, 1시간 전에 밭에서 일하다가 우측 팔, 다리가 마비되어 응급실에 내원하였다. 뇌 CT는 정상이며, '뇌경색' 추정 진단되었다. 뇌경색이 생긴 후 3시간 이내에는 〈tPA〉가 가능하기 때문에 급하게 3차병원 신경과로 전원하였다.

(15) 〈정맥내 r-tPA 혈전용해술〉 : 재조합 조직플라스미노겐 활성제 : (r-tPA : recombinant tissue plasminogen activator)

① 증상 발생 이후 3시간 이내에 치료가 시작되는 것이 바람직하다. 그러나 증상 발생 이후 4.5시간까지는 유효할 것으로 예측되었다.

② 혈전용해술을 하여도 모든 환자에서 재개통되지는 않으며, 혈전용해술 후 출혈 합병증이 발생 위험이 있다. (6%)

③ 〈tPA〉만이 임상적으로 유일하게 미 FTA에서 인정한 치료법이다. 유로키나제 (urokinase)는 뇌출혈의 위험이 매우 높아 더 이상 사용되지 않는다.

(16) 〈tPA 혈전용해술〉의 적응중 (국내 뇌졸중 진료지침) :

① 과거 3개월 이내에 심근경색, 뇌줄중이 없어야 한다.

② 과거 3주 이내에 위장관 출혈이나 요로의 출혈이 없어야 한다.

③ 과거 2주 이내에 주요 수술을 하지 않았어야 한다.

④ 과거에 두개내 출혈이 없어야 한다.

⑤ 신경계 장애가 저절로 호전되지 않아야 한다.

⑥ 신경계 장애는 경미하거나 단독적이지 않아야 한다.

⑦ 신경계 장애를 동반한 발작이 없어야 한다.

⑧ CT에서 저음영 병터가 뇌반구의 1/3이상을 차지하는 경색이 없어야 한다.

⑨ 혈소판 수치가 10만 이상이어야 한다.

⑩ 골절을 포함한 외상이나 활동 출혈이 발견되지 않아야 한다.

⑪ 수축기 혈압이 185 이내, 확장기 혈압이 110 이내로 조절되어야 한다.

⑫ 경구 항응고제를 복용하더라도 INR 1.7 이하여야 한다.

⑬ 과거 48시간 이내에 헤파린을 사용했다면, aPTT가 정상범위 이내여야 한다.

⑭ 혈당 수치는 50이상이어야 한다.

⑮ 과거 1주 이내에 압박이 불가능한 위치의 동맥 천자를 하지 않았어야 한다.

2. S-SAH (자발성 지주막하출혈) R/O Aneurysm rupture (동맥류파열) (S-SAH : spontaneous subarachnoid hemorrhage)

Hx : 40대 남자, 음주 상태로 노래방에서 노래부르다 갑자기 심한 두통과 구토를 주소로 내원함 (갑자기 터질 듯한 두통)

CC : severe HA c̄ vomiting (sudden onset)

S/R : dizziness (현기증), seizure (발작), LOC (의식소실)

PE : BP : 190/110 neck stiffness (경부경직, 뒷목이 뻐근하다.)

PH : HTN (고혈압) Hx (−)

N/E : Mental state : alert, well cooperated (협조가 잘됨)

Pupil reflex : OD : 4mm
OS : 4mm | brisk → LR (+/+)

OT (사/장/시) : (+/+/+) (지남력, orientation)

Motor, sensory (운동, 지각검사) : symmetric (대칭적)

(1) adalat 1 C SL Fluid Tx c̄ M/C 18G

(2) Brain CT : high density (고밀도음영) on Rt. sylvian fissure

(실비우스 열에 가늘게 bleeding 이 high density 로 보임

→ 이는 중대뇌동맥에 위치한 동맥류 파열을 시사한다.)

(3) 지주막하 출혈의 CT소견은 정상처럼 보이는 경우가 많다.

(4) 주사 : 스테로이드제 (dexa), 이뇨제 (15% MNT, mannitol)
제산제 (ranitidine)

(5) Foley insert c̄ urine bag

(6) Transfer (3차 병원으로 전원) : 소견서, CT copy
angiography (뇌혈관조영술) → operation (clipping, 결찰)

(7) SAH의 원인 : Aneurysm rupture (동맥류파열)

(8) 뇌동맥류 파열 시 급사할 수 있으며 병원도착 이전에 사망하는 경우도 있으며 (15%), 갑자기 심한 두통을 호소하다가 혼수상태가 되어 ER에 내원하는 경우도 있다.

(9) 30대 남자가 어제 술을 많이 마신 후 심한 두통이 있고, 토하고 열이 나고 (38℃) 몸살기운이 있었으나 술 마신 후에 머리가 아픈 것이라며 뇌 CT를 안 찍겠다고 하였다. 수액요법, 구토억제제 (맥페란), 진통제를 주사하고 1시간이 지났으나 계속 머리가 아파서 뇌CT를 찍었다. 뇌 CT 상 지주막하출혈, 뇌실내출혈이 있어서 3차 병원으로 전원하였다.

(10) 40대 남자가 갑자기 말을 못하고 바지에 오줌을 싸고 매우 불안한 상태로 응급실에 내원하였다. 두통이나 구토증상은 없었으며, 뇌 CT상 지주막하출혈 및 뇌실내출혈이 있어서 3차 병원으로 전원하였다.
전교통동맥류 파열 (A-com aneurysm rupture)이고 두통이 없었던 이유는 뇌실내로 출혈이 있어서 뇌부종이 심하지 않았기 때문이다.

3. H-ICH (고혈압성 뇌내출혈) (H-ICH : hypertensive intracerebral hemorrhage) → spontaneous ICH (자발성 뇌내출혈)

Hx : 60대 여자, 방에서 일어나다가 갑자기 쓰러져서 의식을 잃고 입에 거품이 남 → seizure (+) 현재 혈압약 복용 중이며 2시간 전부터 두통과 어지러운 증상이 있었다.

CC : ① decreased mentality (의식저하)

② vomiting, dizziness, headache (두통), seizure (발작)

PH : HTN (고혈압) Hx (+) → 혈압약 복용 중

N/E : BP : 180/110

Mental (정신상태) : drowsy, well cooperated

OT (사/장/시) : (+/+/+) (지남력, orientation)

Pupil reflex : OD : 4mm fix (고정됨) → L/R (−)

OS : 2mm sluggish (느림) → L/R (↓)

anisocoria (동공부동증) (Rt 〉 Lt) (우안 〉 좌안)

Motor : Lt hemiparesis (좌측 편마비)

→ 좌측 상 · 하지 weakness (쇠약, 근력약화)

Lt. facial paralysis (좌측 안면마비)

(1) Fluid Tx c̄ M/C 18 G adalat 1C SL (설하)

(2) CT소견 → 혈종이 high density (고밀도음영)로 나타난다.

(3) Brain CT : 3~7째 cut에서 Rt basal ganglia (우측 기저핵)에 hematoma (혈종)가 있다. 혈종 크기 (size)는 3~4cm이고 lateral ventricle, 4th ventricle (측뇌실, 제4뇌실)에 피가 있다. (뇌실내출혈, IVH) midline shift (중심선변위)는 없다.

(4) Notify to NS Dept :

스테로이드제 (solumedrol), 고삼투압용액 (Frucenyl, 후루세닐), 이뇨제 (15% MNT), 제산제 (ranitidine), 지혈제 (transamin), 뇌혈류증가제 (NLX, Naloxone, 나록손), 항경련제 (epilam)

(5) 후루세닐 (고장액, hypertonic solution) → 주성분 (글리세린)

(6) 고장액 (고삼투압용액)의 종류 : 15% MNT, 후루세닐

(7) ICH (뇌내출혈)의 원인 : 고혈압성 뇌출혈이 가장 많다.

(8) IVH (뇌실내출혈) : intraventricular hemorrhage

뇌내출혈이 뇌실로 퍼져 뇌실내출혈을 동반하는 경우도 있다.

(9) 80대 할머니가, 저녁에 딸이 집에 와보니 할머니가 엎드려 있고 토한

흔적이 있으며 숨을 잘 안쉬고 의식이 없어서 내원하였다. 의식은 혼수 상태이고, 호흡이 안 좋아서 기관내삽관을 한 후 뇌 CT를 찍었다.

뇌 CT상 교뇌 (다리뇌) 출혈이며 사망 가능성은 99%라고 설명하였다.

치료는 수액요법 (N/S 2L, 20gtt), 산소흡입, 스테로이드제 (덱사메타손), 제산제 (라니티딘),이뇨제 (15% 만니톨 100cc IV qid), 지혈제 (보트로파제), 항경련제 (오르필 IV tid), 혈압강하제 (라베신 IV), 고삼투압용액 (세롤)을 투여하였다.

(10) 70대 할머니가 화장실에서 쓰러져서 내원하였다. 혈압은 170/100, 의식은 가면상태 (drowsy)로 의식이 떨어져 있었다. 뇌 CT상 좌측 시상 (thalamus)에 혈종이 있고, 좌측 측뇌실, 제3뇌실, 제4뇌실에도 출혈이 있었다. 진단명은 뇌실질내 뇌출혈, 뇌실내출혈이며, 혈종이 커지면 수술할 수 있다는 것을 설명하였다.

4. Dizziness (현기증), Vertigo (현훈)

Hx : 60대 여자, 저녁식사 후 갑자기 현기증이 생기고 구토를 하여 ER에 내원하였다, 평소 혈압약 복용하였음

CC : ① dizziness (현기증), vomiting (구토)

② surrounding rotation (주위가 빙빙돈다) : 회전성 (+)

S/R : HA (두통), tinnitus (이명), URI Sx (감기증상)

PH : HTN (고혈압) Hx (+)

N/E : BP : 180/110

Mental state (M/S) : alert, well cooperated

Pupil reflex (+/+) c̄ isocoric pupil (같은 크기의 동공)

Motor, sensory (운동, 지각검사) : symmetric (대칭적)

(1) Fluid Tx c̄ M/C 18 G

(2) Brain CT c̄ enhance (조영제주입 뇌 CT)

(3) X-Ray : chest AP adalat 1 C SL (설하)

(4) 주사 : MXL (maxolon, 진토제), valium 5mg (신경안정제)

ranitidine (제산제), tanamin (타나민, 뇌혈류개선제)

(5) Admission recommend → Brain MRI c̄ MRA

(6) 투약 : 항현훈약 (dramamine), 신경안정제 (valium, rize),

소염진통제 (tylenol, mydrin), 뇌혈류개선제 (ebamin)

(7) Meniere's disease (메니에르병)

① dizziness (현기증), vomiting (구토)

② tinnitus (이명) → 귀울림 (귀에서 소리가 난다.)

③ 편측성 청력장애 (deafness) → 난청

④ ear fullness (귀안이 꽉 찬 느낌)

(8) Vestibular neuritis (전정신경염)

Hx : 30대 여자, 자고 일어나서 갑자기 어지럽고 구토가 남

CC : dizziness (현기증), vomiting (구토), URI Sx (+)

S/R : tinnitus (−), 청력장애 (−), HTN Hx (−).

회전성 현기증 (주위가 빙빙돈다) : surrounding rotation

→ 회전성이 심할수록 말초성 현기증을 시사한다.

(9) 말초성 어지럼증 (peripheral)

① 전정신경염

② 메니에르병

③ 양성 발작성 체위성 현훈 (BPPV)

중추성 어지럼증 (central)

① 추골기저동맥 부전 (VBI)

② 뇌간경색, 소뇌경색

③ 일과성 허혈성 발작 (TIA)

(10) VBI (추골기저동맥 부전) (vertebrobasilar insufficiency)

뇌간허혈 (뇌간 혈액순환장애) → 중추성 현기증 (central)

Hx : 50대 남자, 당뇨와 고혈압이 있으며 전날 과음하고, TV 보던 중

갑자기 쓰러질 것 같이 어지럽다고 ER에 내원하였다.

CC : dizziness (현기증) (sudden onset)

PH : known DM c̄ HTN BST (혈당검사) : 306

BP : 170/100 EKG : AF (심방세동, atrial fibrillation)

뇌간허혈 (VBI)을 방치하면 뇌간경색으로 진행되는 경우도 있다.

(11) 현기증 : 환자가 주관적으로 어지러움을 느끼는 상태

현훈 : 빙글빙글 도는 것 같은 회전성이 있을 때만 사용

(12) 양성 발작성 체위성 현훈 (BPPV, benign paroxysmal positional vertigo) : 70대 할아버지가 새벽에 운동장에서 배드민턴를 친 후 어지럽고 천장이 돌고 구역질이 나서 내원하였다. 치료는 수액요법, 항불안제 (디아제팜), 구토억제제 (맥페란), 제산제 (라니티딘)를 수액에 믹스하였다. 투약은 항현훈약 (보나링A), 구토억제제 (마라돈), 항불안제 (디아제팜), 말초혈관확장제 (타나민)를 투여하였다. 양성 돌발성 체위성 어지럼증이라고도 하며 노인 어지럼증의 50%를 차지한다. 갑자기 머리나 몸의 위치를 바꿀 때 증상이 생기며 위를 쳐다보기 위하여 머리를 뒤로 젖히면서 생기는 경우가 많다.

(13) 말초성 어지럼증은 회전성이며, 말초신경의 이상으로 나타난다.

① 양성 발작성 체위성 현훈(BPPV)은 귀속의 세반고리관내의 작은 돌조각으로 인해서 생긴다.

③ 전정신경염은 전정신경에 바이러스가 침투해서 염증을 일으켜서 생긴다.

② 메니에르병은 전정기관의 림프액 압력이 갑자기 높아져서 생긴다.

(14) 50대 남자가 어제 저녁부터 어지러워서 걷지 못하고 (비회전성), 계속 토하고, 식사를 못해서 보호자가 부축해서 내원하였다. 혈압약 복용중이며 혈압은 150/100, 신경학적 검사상 말이 어눌하고 (언어장애), 동공은 한쪽으로 통통튀는 안진 (눈동자떨림)이 있고, 손가락-코 검사 (핑거-노우즈 테스트)가 제대로 되지 않았다. 조영제주입 뇌 CT상 뇌간에 다발성 저음영이 있었다. 진단명은 뇌간경색이며, 항응고제 (키산본) 주사 후 뇌간경색은 사이즈가 작아도 위험할 수 있으며 사망

가능성을 설명하고 중환자실로 입원하였다.

(15) 중추성 어지럼증은 비회전성이며 고혈압이나 당뇨를 동반하고 언어 장애나 의식장애 등 신경학적 이상이 있을 수 있다. 중추성 어지럼증은 뇌혈관장애, 뇌졸중이 원인이며, 뇌간경색, 소뇌경색, 추골기저동맥 부전, 일과성 뇌허혈발작 등이 있으며, 뇌졸중 발병 시 40%에서 어지럼증을 호소한다.

5. Tension headache (긴장성 두통) R/O migraine (편두통)

Hx : 40대 여자가 몇 시간 전에 술을 마신 후 두통이 심하고 구토증상이 있어서 내원하였다.

CC : 뒷골이 땡긴다. (occipital headache)

S/R : tinnitus (이명), dizziness (현기증), vomiting (구토)

PE : BP : 170/110

PH : HTN (고혈압) Hx (+)

(1) Adalat 1C SL (설하), 진토제 (MXL), 소염진통제

(2) Fluid Tx Brain CT recommend

(3) 투약 : 진통제 (tylenol, mydrin), 장운동촉진제 (ganaton)
혈액순환개선제 (ebamin), 신경안정제 (valium, rize, alpram)

(4) 편두통 (혈관성 두통) : 혈관이 뛰는 것에 따라 두통이 생김
한쪽 머리가 심하게 쑤시며 대개 구토증상을 동반한다.

(5) 편두통, 고혈압의 과거력이 있으며 내원 전 편두통약 (이미그란), 항불안제 (알프람)를 복용했으나 계속 두통이 있다. 치료는 수액요법, 항불안제 (디아제팜), 구토억제제 (맥페란)를 수액에 믹스하고, 진통제 IM, 혈압강하제 (라베신 0.5 앰플)를 주사하였다.

(6) 편두통은 반복적으로 재발되는 발작성 두통이고, 두통발작 사이에는 증상이 없고 몇 시간-며칠 지속된다. 긴장성 두통은 만성 지속성 두통

이며, 스트레스에 의해서 유발되고 뒷목이 뻣뻣하고 당기며 수주 이상 증상이 지속되는 경우가 많다.

6. 기타

1) 뇌종양 (brain tumor)

(1) 40대 남자가 20일 전부터 오르쪽을 보면 물체가 둘로 보이고 (복시), 오른쪽을 볼 때 안구운동이 안되며 눈의 초점이 안맞아서 내원하였다.

(2) 안구의 외측운동이 안되기 때문에 제6뇌신경의 마비소견을 보이고 있으며 갑자기 생겼다면 뇌경색을 생각할 수 있으나 20일 전부터 서서히 증상이 나타났기 때문에 뇌종양 진단하에 조영제주입 뇌 CT를 찍었으며 뇌간부위에 뇌종양을 확인하였다. 다음날 뇌 MRI를 찍은 후 3차 병원으로 전원하였다.

2) 파킨슨병 (Parkinson's disease)

(1) 70대 할머니가 손이 떨리고 (진전) 팔, 다리가 뻣뻣하게 느껴져서 (경직) 내원하였다. 행동이 느려지고 (서동증) 걸음걸이도 불편하였다 (보행장애).

(2) 항파킨슨용제 (마도파), 항불안제 (알프람)를 투여하고 수액요법을 하였다. 파킨슨병은 뇌에서 도파민이 부족해서 생기는 질환이며, 마도파는 도파민을 보충해주는 약물이다.

(3) 파킨슨병의 증상은 손, 발이 떨리고, 관절의 경직이 나타나서 관절이 굳은 것처럼 뻣뻣하게 느껴지며, 움직임이 느려져서 느린동작을 하며, 보행장애가 있어서 걸음걸이는 짧은 보폭의 종종걸음으로 급하게 걸으며, 꾸부정한 자세로 균형 유지의 장애가 있고 얼굴의 표정이 무표정하다.

3) 저칼륨혈성 마비 (hypokalemic paralysis)

(1) 30대 남자가 보름 전부터 양쪽 다리에 힘이 없다가 오늘 갑자기 다리를 전혀 움직이지 못하고 걷지 못하며 양쪽 다리가 마비되어서 내원하였다. 양발에 감각은 있으며 양발 끝에 저린감을 호소하였다. 심전도, 뇌 CT는 정상이고 전해질검사상 Na 139, K 2.4, 저칼륨혈증이 있었다.

(2) 치료는 N/S 1L+KCl 1 앰플 IV, 폴리 (도뇨관)삽입, 케이콘틴 (KCl) 1T tid로 투여하고 입원하였으며 오렌지를 많이 먹게 하였다. 다음날 혈중 칼륨치는 정상으로 회복되었고 다리힘도 정상으로 되었다.

※ 우리말로 제정된 신의학용어 및 구의학용어

- frontal lobe : 이마엽 (전두엽)
- parietal lobe : 마루엽 (두정엽)
- occipital lobe : 뒤통수엽 (후두엽)
- temporal lobe : 관자엽 (측두엽)
- subdural : 경질막밑 (경막하)
- subarachnoid : 거미막밑 (지주막하)
- epidural : 경질막바깥 (경막외)

02 두부손상

1. Skull Fx (두개골 골절)

(1) FCD (depressed comminuted Fx) : 함몰분쇄골절

(2) basal skull Fx (두개저골절)

(3) pneumocephalus (기뇌증)

(4) cbr contusion (뇌좌상)

Hx : incar TA (승용차를 운전하고 가다가 벽을 들이 받음)

N/E : Mental (정신상태) : alert, well cooperated

OT (사/장/시) : (+/+/+), OT : 지남력 (orientation)

Pupil reflex : OD : 3mm brisk (빠르다) → LR (+)

OS : 6mm sluggish (느리다) → LR (↓)

anisocoria (동공부동증) (Rt 〈 Lt)

motor, sensory (운동, 지각검사) : symmetric

(1) Brain CT : air density (공기음영) on skull base (두개저)

Lt temporal bone (측두골) → depressed Fx (함몰골절)

(2) Notify to NS Dept

항생제, 소염진통제, 제산제, 지혈제, 스테로이드제 (steroid)

뇌혈류증가제 (NLX, naloxone), 항경련제 (epilam, phenytoin)

(3) Basal skull Fx의 증상

① pneumocephalus (기뇌증)

② Racoon's eye : periorbital ecchymosis

③ ear bleeding

(4) pneumocephalus (기뇌증) : Brain CT상 air density가 있다.

외상으로 부비동 골절 (paranasal sinus Fx)이 있으면서 공기가 두개강 내로 유입되어 발생한다.

(5) 20대 남자가 교통사고로 좌측 측두부에 종창이 있고, 좌측 눈 안검부에 점상출혈 (ecchymosis)이 있고, 좌측 귀에서 출혈이 있었다.
뇌 CT상 좌측 측두부에 경막외혈종이 있고, 공기음영 (기뇌증)이 나타났다. 진단명은 경막외혈종, 두개저골절, 기뇌증이며, 머리를 왼쪽으로 돌려서 귀에서 피가 흘러나오도록 했으며, 혈종의 두께는 두개골 두께의 2배 정도되어서 응급수술을 시행하였다.

2. EDH (경막외혈종) (EDH : epidural hematoma) Skull Fx (두개골 골절) 동반 (+)

Hx : 40대 남자, 사다리에서 fall down (추락)되어 수상당함

CC : ① scalp swelling (두피부 종창)
② severe headache (심한두통)

S/R : 의식소실 (LOC)이나 구토증상 (vomiting)은 없다고 함

N/E : Mental (정신상태) : alert, well cooperated
OT (사/장/시) : (+/+/+) OT (사람/장소/시간)
Pupil reflex : OD : 3mm / OS : 3mm | fix (고정됨) → LR (−)
Motor, sensory (운동, 지각검사) : symmetric

(1) Fluid Tx c̄ M/C 18G, 소염진통제주사
(2) X-Ray : skull series → skull Fx (두개골 골절)
(3) Brain CT (뇌전산화 단층촬영) → EDH (경막외혈종)
lentiform high density (볼록렌즈 모양의 고밀도음영)
(4) Notify to NS Dept → 응급수술 시행함
craniotomy c̄ hematoma removal (개두술 및 혈종제거)
(5) EDH의 대부분은 skull Fx 가 있다.

두개골 골절로 혈관 파열을 일으켜 뇌경막 외측에 혈종을 형성한다. (경막외혈종)

(6) 처음에는 별다른 이상소견이 보이지 않다가 (무증상기) 시간이 경과되면 악화되는 경우가 있다. (lucid interval, 의식 명료기)

● EDH c̄ skull Fx (경막외혈종 및 두개골 골절)

Hx : 60대 남자, 음주 상태에서 뒤로 넘어짐 (쿵 소리가 남)

CC : ① scalp abrasion (두피부 찰과상)

② 음주상태 (+)

PE : 두피부에 swelling (종창)은 없고 찰과상만 있었다.

S/R : 의식소실 (LOC)이나 구토 증상은 없다고 함.

Tx : X-Ray refuse 하며 보호자, 환자 모두 치료 거부하고 귀가하였다.

Hx : 그러나 2일 후 두통이 심해져서 다시 ER에 내원하였다.

CC : dizziness (현기증), headahe (두통), vomiting (구토)

N/E : free (정상)

BP : 160/90

Mental (정신상태) : alert (청명)

(1) Brain CT : lentiform high density (+) → EDH (볼록렌즈 모양의 고밀도음영)

(2) Skull series → skull Fx (두개골 골절)

(3) Tx : 응급수술 시행함

(4) 술 마신 상태에서 넘어져서 두개골 골절이 되었을 때, 두통이 심하지 않고 정확한 진찰을 할 수 없기 때문에 치료 거부하고 가버리는 경우가 종종있다.

(5) 음주 상태에서 다친 후 Brain CT 안 찍고 그냥 가는 환자는 반드시 자퇴서를 받고 뇌출혈 가능성을 설명한다.

3. Acute SDH (급성 경막하혈종) (SDH : subdural hematoma)

Hx : 어제 높은 곳에서 fall down 되면서 모서리에 부딪쳐 수상당함당시 5분간 의식을 잃고 (의식 소실) 구토를 했다고 함.

CC : ① HA (두통) c̄ dizziness (현기증)

② scalp swelling (occipital area) (후두부 두피부 종창)

S/R : LOC (의식소실), N/V (오심, 구토)

N/E : free (정상)

Mental (정신상태) : alert, well cooperated (협조가 잘됨)

(1) X-Ray : skull series → skull Fx (−)

(2) Brain CT : crescent form high density → SDH

(초승달 모양의 고밀도음영)

(3) Fluid Tx c̄ M/C 18 G

(4) Notify to NS Dept :

이뇨제 (15% MNT), 제산제, 소염진통제, 항경련제 (epilam), 고삼투압 용액 (Frucenyl), 뇌혈류증가제 (NLX, naloxone), 지혈제 (transamin), 스테로이드제 (solumedrol)

(5) Admission : Brain CT F/U 12시간 후 → Op. 가능성 (+)

(6) 증상이 심할 때 skull series는 생략할 수 있다.

(7) 40대 남자, 오토바이 교통사고로 두피부 좌상을 주소로 응급실에 내원하였다. 뇌 CT상 대뇌 표면을 따라서 초승달 모양의 고밀도 음영이 두께가 1cm로 나타났다. 뇌부종이 없고 뇌실의 압박이 없어서 중환자실에 입원하여 관찰하였다. 치료 : 보트로파제 3앰플, 나록손 4앰플 수액에 믹스, 바로인, 에치투, 20% 만니톨, 맥페란, 진통제 히드랄라진을 주사하고 산소흡입하였다. 그러나 6시간후 구토가 심하고 혈압이 올라가고 의식이 떨어져서 다시 뇌 CT를 찍었다. 6시간 후에 다시 찍은 뇌CT상 혈종의 두께가 2cm로 증가하고 뇌부종이 있고 뇌실이

압박되어 있어서 응급수술을 시행하였다.

- **Chronic SDH (만성 경막하혈종)**

정의 : 두부 외상 후 3주 이상 경과되어 진단이 됨

CC : 두통, 현기증, 의식장애 (drowsy), 마비증상 (weakness)

Hx : 70세 남자, 1개월 전에 넘어져서 다친적이 있으나 치료안 함

(1) 뇌 CT : 저밀도음영 (+)

(2) 고유 증상이 없어서 치매 (dementia)로 오진되기 쉽다.

4. Traumatic ICH (외상성 뇌내혈종) (ICH : intracerebral hematoma) Acute SDH 동반 (급성 경막하혈종) cbr contusion (뇌좌상) (cbr : cerebral) alcoholism (알코올중독)

Hx : 50대 남자, alcoholism 환자로서 거의 매일 소주를 마시며 2일 전부터 행동이 이상해지고 기억력이 떨어져서 ER에 내원하였다.

Trauma Hx (?) : 술 취해서 다쳤는데 기억을 못함.

CC : ① HA (두통), dizziness (현기증)

② amnesia (건망증, 기억상실), memory (기억력) 장애

PE : scalp swelling (−)

N/E : Mental : alert (청명), cooperation (+)

disorientation (+) (지남력장애)

말이 어눌해짐 → (dysarthria, 언어장애)

short-term memory (최근기억) : good

long-term memory (과거기억) : disturbance (장애)

Motor (운동검사) : symmetric (대칭적)

(1) Fluid Tx $\bar{c}$ M/C 18 G

(2) Brain CT → 1CH (뇌내혈종)SDH (경막하혈종)

(3) Notify to NS Dept

(4) Admission : Brain CT F/U → Op. 가능성 (+)

5. T-SAH (외상성 지주막하출혈) (T-SAH : traumatic subarachnoid hemorrhage)

Hx : 60세 남자, 내원 전 어지러워 넘어져서 (slip down) 수상당함

CC : ① scalp deep laceration (두피부 심부열상)

② dizziness (현기증), headache (두통)

S/R : 의식소실 (LOC)이나 구토증상 (vomiting)은 없다고 함

PH : HTN (고혈압) Hx (−)

N/E : BP : 160/90

Mental : alert, well cooperated (협조가 잘됨)

pupil reflex (+/+) c̄ isocoric pupil (같은 크기의 동공)

(1) Fluid Tx c̄ M/C 18G

(2) Brain CT : high density on Lt sylvian fissure

& Lt quadrigeminal cistern

(좌측 실비우스열과 좌측 사구조에 고밀도 음영) → SAH (지주막하출혈)

(3) skull series → skull Fx (−)

(4) Notify to NS Dept :

scalp suture (두피부 봉합)

지혈제 (transamin), 항생제, 소염진통제

(5) Admission : 입원해서 관찰한다.

Brain CT F/U

(6) 외상이 없이 지주막하출혈이 생긴 경우는 3차 병원으로 전원한다.

→ 자발성 지주막하출혈 (spontaneous SAH)

(7) 뒤로 넘어져서 뒤통수를 바닥에 부딪쳐서 두통이 심하고 신체검사상 후두부에 종창이 있었다. X-Ray상 두개골 골절이 있고, 뇌CT상 우측

실비우스열과 전대뇌겸 (전대뇌낫)에 출혈이 있었다.
진단명은 외상성 지주막하출혈, 좌상성 출혈, 두개골 골절

6. Nasal bone Fx (안면 비골 골절)

Hx : 코를 구타 당한 후 코피가 나고 심하게 부어서 ER 내원함

CC : nose swelling (비부종창), nasal bleeding (비출혈)

(1) X-Ray : nasal bone both Lat, water's view

(2) PNS CT (PNS : paranasal sinus, 부비동)

(3) 주사 : 소염진통제, 항생제, 지혈제

(4) Admission : closed reduction (도수정복)

7. Diffuse axonal injury (DAI, 미만성 축삭 손상)

정의 : Brain CT상 혼수의 원인이 되는 병소가 없음에도 장기간 혼수상태에 있는 경우

※ 우리말로 제정된 신의학용어 및 구의학용어

- brain stem : 뇌줄기 (뇌간)
- pons : 다리뇌 (교뇌)
- medulla : 숨뇌 (연수)
- aneurysm : 동맥자루 (동맥류)
- sulci : 대뇌고랑 (대뇌구)
- nasal bone : 코뼈(비골)
- skull : 머리뼈(두개골)
- scalp : 머리덮개(두피)

8. Contusional hemorrhage (좌상성 출혈)

Hx : 20대 남자가 밤에 술을 많이 마시고 계단에서 굴러 떨어지면서 뒤통수를 바닥에 부딪쳤으며 '쿵' 소리가 났고 의식소실 (LOC)이 있었다.

CC : 후두부 종창, 음주상태 (만취), 구토증상 (+)

뇌CT : (1) 다친 곳인 후두부에는 좌상성 출혈이 소뇌 피질을 따라 5mm 정도의 출혈이 선상으로 희미하게 희게 나타났으며 대뇌겸을 따라서 출혈이 고밀도음영으로 나타났다. 대뇌겸 (대뇌낫)은 대뇌를 2개의 반구로 나누는 경막의 낫모양의 주름이다.

(2) 전두엽에는 반충손상으로 좌상성 출혈이 전두엽에 다발성으로 희미하게 희게 나타났고 뇌부종 소견이 나타났다.

(3) 전두엽의 뇌부종 소견은 실비우스열이 안 보이고, 전두엽에 뇌고랑 (대뇌고랑)이 안 보이며, 뇌실과 뇌조 (수조)가 압박되어 있다.

X-Ray : 두개골 골절은 없었다.

PE : 비출혈이 있고, 후두부에 두피부 종창이 있었다. 혈압 110/80, 맥박 60회/분이며, 만취상태로 의식이 떨어져 있었으나 사지의 마비증상은 없었다.

(1) 치료는 수액요법, 산소흡입, 이뇨제 (15% 만니톨), 제산제 (큐란), 고삼투액용액 (세롤), 지혈제 (보트로파제), 항전간제 (오르필), 진토제 (맥페란), 뇌기능개선제 (나록손), 소염진통제

(2) 혈종은 진하게 희게 나타나지만 좌상성 출혈은 피멍이 들어 있어서 희미하게 희게 나타나고 뇌부종 소견을 보인다.

(3) 반충손상은 직접적인 충격을 받은 반대편에, 충격에 의한 손상이 생기는 것이며 직접적인 충격을 받은 곳은 후두부이나, 반충손상에 의해서 전두엽에도 충격에 의한 손상이 나타났다.

(4) 중환자실에 입원하였으며 출혈이 심해지거나 마비증상이 생기면 수술 가능성을 설명하였다.

03 척추질환

1. C_5 body Fx c̄ quadriplegia (제5경추체 골절 및 사지마비)

Hx : incar TA (승용차 운전 중 졸아서 벽을 받음)

CC : ① Neck painful LOM (운동제한)

② both L/E weakness (양하지쇠약, paraplegia)

PE : 양다리가 안 움직여짐

발가락은 움직임. pain sens (+)

both hand power ↓ (양손 : 잡는 힘이 약하다.)

(1) X-Ray : ① C-spine AP/Lat/OM (open mouth view)

② C-spine lateral 'P' (portable) → C5 body Fx

(양팔을 밑으로 잡아 당겨서 찍음)

(2) Philadelphia collar (경부 환형보조기)

(3) Foley insert c̄ urine bag

(4) Notify to NS Dept → 척수 손상 (spinal cord injury)

스테로이드제 (dexa, solumedrol), 제산제 (ranitidine)

Transfer (3차 병원으로 전원) : X-Ray copy, 소견서

(5) C_5 spine Fx가 있고 척수손상이 심할 때 응급수술을 시행하여야 함. CT 찍지 말고 빠른 시간 내에 응급처치 후 transfer 한다.

(6) 경추 손상이 의심되는 환자에서 진단에 가장 중요한 사진은 제1 경추에서 제1흉추까지 볼 수 있는 측면사진이다.

(C_1~T_1 lateral film)

2. L_1 compression Fx (제1요추 압박골절)

Hx : 60대 여자, 계단 내려오다가 slip down 되면서 수상당함
(주저 앉음 → 엉덩방아 찧음)

CC : LBP (low back pain, 요통), 움직이지 못함

PE : tender (+) on L_1 area (제1요추부위에 압통)
M/S (운동, 지각검사) : intact
(1) 진통제 주사
(2) X-Ray : T-spine AP/Lat, Pelvis AP
L-spine AP/Lat, Chest AP
(3) Admission : ABR (absolute bed rest, 절대침상안정)
BMD (골밀도측정) → 골다공증 : severe
L-spine CT or MRI (자기공명영상)
Op. : percutaneous vertebroplasty (경피적 추체골성형술)

3. L-sprain (요추부 염좌) R/O HNP (추간판 탈출증) (HNP : herniated nucleus pulposus) (L : lumbar)

Hx : 40대 남자, box (박스) 들다가 삐끗함

CC : ① LBP (low back pain, 요통) : 허리가 아프다.
② Radiating pain to Lt L/E (좌 하지 방사통)

S/R : coughing effect (+) (기침할 때 심해짐)
walking difficulty (보행장애), limping (파행)
Fw bending limitation (허리를 앞으로 구부리기 힘듬)
(Fw : forward)

PE : SLR (straight leg raising) test :
(30°/60°) : 하지 직거상검사
Tender (+) Rt PVM (paravertebral muscle)

Motor : Rt BTDF ↓

(big toe dorsiflexion) : 신전근력 쇠약

Sensory (지각검사) : Rt S_1 paresthesia (감각이상)

(1) X-Ray : L-spine series

(2) Tx : 소염진통제, PT (물리치료)

골격근이완제 (spalaxin, 스파락신)

(3) L-spine CT (전산화 단층촬영)

4. C-sprain (경추부 염좌) R/O HNP (추간판 탈출증) (HNP : herniated nucleus pulposus) (C : cervical)

Hx : incar TA (승용차 타고가다 급정차하면서 목이 재껴짐)

CC : ① Neck pain (경부 통증)

② Radiating pain to Rt hand (우 수부 방사통)

(1) X-Ray : C-spine AP/Lat/OM

(OM : open mouth view, 개구전후방상)

(2) Thomas collar (경부 환형보조기)

(3) C-spine CT

(4) Tx : 소염진통제, PT (물리치료)

골격근이완제 (spalaxin, 스파락신)

5. C-sprain (경추부 염좌) (C : cervical)

Hx : 자고 일어나서 목이 오른쪽으로 돌아가고 목을 오른쪽으로 기울인 채로 ER에 내원하였으며 심한 통증을 호소하였다.

CC : ① neck painful LOM (운동제한)

② torticollis (사경)

S/R : trauma Hx (−)

→ 경추부 근육의 경직에 의해서 생김

(1) X-Ray : C-spine AP/Lat/OM

(2) Tx : 소염진통제 주사, PT (물리치료)

Valium 5mg 1V, Admission

6. L_2 T-process Fx. (제2요추 횡돌기골절) (T : transverse)

Hx : 30대 여자가 내원 전 발로 옆구리를 세게 맞고 경찰에 신고하여 경찰차로 내원하였다.

CC : ① Lt.flank pain (좌측 측복부 동통)

② 걷기가 힘들다. (보행장애)

(1) X-Ray : L- spine series, KUB

(2) X-Ray상 제2요추 횡돌기 골절이 의심되었다. 입원하여 다음날 요추 CT를 찍었으며 횡돌기 골절을 확인하였다.

(3) 신장 손상 가능성도 있으므로 요검사를 해서 혈뇨가 있는지 확인한다. 근육이 횡돌기에 붙어 있기 때문에 보행장애가 생길 수 있다.

(4) 20대 남자가 농구하다가 공중에 떠서 왼쪽 옆구리로 떨어진 후 통증이 심하고 걷지 못해서 내원하였다. X-Ray상 제2, 3요추 횡돌기 골절이 있었다.

04 간질 및 기타

1. Epilepsy (간질)

Hx : 20대 남자, 길 걸어가다 갑자기 의식 잃고 쓰러져 seizure (발작)하여 119로 ER 내원함. (3rd attack) 내원 당시 의식은 있었으나 혼미한 상태임. 간질에 의한 외상은 없었다. (tongue bite)

CC : generalized seizure (Sz) (전신형 발작)
→ tonic-clonic Sz (긴장-간대성 발작)

Sx : eyeball deviation (눈이 돌아감)
LOC (의식소실), cyanosis (청색증)
headache (두통), orientation (지남력)
의식이 돌아온 후 confusion state (착란상태)

PH : 열성경련 (febrile convulsion) Hx (+)

(1) Fluid Tx, O_2 inhalation (산소흡입)

(2) Midazolam 3mg IV (미다졸람, 도미컴) : 수면제

(3) Admission : 항경련제 (epilam), 제산제
Brain MRI (뇌 자기공명영상)
EEG (뇌파검사)

(4) 입원하는 이유 : Sz (발작)의 재발을 관찰하고 뇌에 이상이 있는지 MRI, EEG 등 검사를 하고 항경련제 주사 (phenytoin)를 투여한다.

(5) 저혈당증 (hypoglycemia)에서도 발작 (Sz)이 생길 수 있다.

(6) 20대 남자가 10년 전부터 간질약을 복용 중이고 정신지체 3급이며, 오늘 오후부터 전신발작 (GTC Sz, generalized tonic-clonic Sz)을 15분 간격으로 9번하였다. (발작시간 : 1분) 간질중첩증은 간질이 5분 이상

멈추지 않고 지속되거나, 간격이 30분 미만으로 연속적으로 일어나는 현상이다. 치료는 산소흡입 (2L/분), 수액요법, 아티반 1 앰플 IV, N/S 300 +페니토인 12 앰플 IV (3시간동안 주입하고 심전도 모니터링), 제산제(라니티딘)를 주사하고 중환자실로 입원하였다. 의식이 안 돌아오면서 계속 발작을 하면 간질중첩증으로써 사망하는 경우도 있다. 페니토인 (항전간제) 주입시 부정맥이 나타날 수 있기 때문에 심전도 모니터링을 한다.

(7) 40대 여자가 10년 전에 교통사고로 뇌출혈이 있었는데 그 후 2개월에 한번씩 간질발작이 있어서 항전간제 (오르필) 복용 중이며 마지막 발작은 2년 전에 있었다. 오늘 직장에서 옷입다가 전신발작이 있었으며, 왼팔을 들지 못하고 (좌측 편마비), 말을 잘 못하는 상태 (발음장애, 구음장애)였다. 발음장애는 언어장애와 달리 말을 할 수 있으나 정확한 발음이 안된다. 뇌 CT상 뇌출혈은 없었고 혈액검사로 오르필 혈중농도를 측정하였다. 치료는 산소흡입 (2L), 수액요법, 수면제 (아티반 1 앰플 IV), 항전간제 (N/S 500+오르필 600mg)를 주사하였다. 진단명은 간질 후 마비 (Todd's paralysis)이며, 발작 후 일시적으로 마비증상이 나타나는 것이며 대부분 48시간 내에 회복된다.

(8) 20대 남자, 식사하다가 갑자기 의식을 잃고 발작을 하여 응급실에 내원하였다. 입에서 거품이 나고 눈이 돌아가고, 몸을 떨었다고 하며, 머리가 아프며 기억이 안 난다고 하였다. 10년 전에 발작이 있었으며 6년간 간질약을 먹다가 끊었다고 하며, 뇌 CT는 정상이었다. 치료는 산소흡입, 디아제팜2앰플 수액에 믹스, N/S 100+페니토인 1앰플 IV tid prn) 디아제팜 1앰플 IV (발작하면)

2. Febrile convulsion (열성경련)

CC : ① generalized seizure (tonic-clonic type)

② high fever (고열, 39℃)

Sx : LOC (의식소실), cyanosis (청색증), URI Sx (감기증상)

Duration : 2분 정도

Tx : O_2 inhalation (산소흡입)

tongue pressor (oral airway)

Fluid Tx (1:4 sol 500cc), 해열제 (써스펜 좌약)

tepid massage (미온수마사지), 항생제

(1) 입원이 필요한 이유 : 집에 가면 또 경련을 할 수 있고, 계속해서 경련을 하면 뇌손상 가능성이 있다. 고열, 염증이 있어서 항생제 치료를 해야 하며, 한번 경련이 발생되면 50% 정도에서 재발된다.

(2) valium 주사는 주지 않는다. valium을 주면 호흡이 안 좋아지고 cyanosis (청색증)가 올 수 있다.

(3) tepid water : 미온수 (미지근한 물) → 혈액온도 정도

(4) 2세 (15kg), 산소흡입 (2L/분)하고 써스펜 좌약 1T를 항문에 넣고 미온수 마사지를 하였다. 수액요법 (1 : 4sol 500cc IV)을 한 후 타이레놀 시럽 6cc를 먹이고 항생제를 주사하고 입원을 권유하였다.

(5) 응급실에서 또 경련을 하면 산소흡입을 하고 설압자를 물리고 아티반 1mg (0.25 앰플)을 주사한다.

(6) 2세 여아 (12kg), 경련을 한 후 응급실에 내원하였다. 체온 39도. 해열제 주사하고 (디클로페낙 0.4 앰플), 미온수 마시지를 하였다. 정신이 든 뒤에 해열제 4cc 먹이고, 열이 떨어진 후 귀가하였으며, 내일 소아과 병원 진료하여 입원을 권유하였다.

(7) 소아열성경련 예방처치 (자 594 나, M 5942) [관장료 포함] :
38.5도 이상의 고열이 있는 환자가 열성 경련을 일으키지 않도록 미지근한 물로 마사지를 시행하여 빠른 시간 내에 해열을 시키기 위한 조치를 한 경우에 산정한다.

(8) 소아열성경련 응급처치 (자 594 가, M 5941) [관장, 산소흡입료 포함] :
38.5도 이상의 고열이 있다가 경련을 일으킨 소아 환자에게 혀깨뭄, 질식, 산소공급부족 방지와 경련 시간이 장기화되지 않도록 약물처치를

할 정맥확보, 의료진의관찰 (활력징후 체크, 의식상태평가) 등을 한 경우에 산정한다

3. Child : epilepsy (소아의 간질)

CC : generalized Sz (전신발작), fever (−)

PH : cerebral palsy (뇌성마비) Hx (+)

Tx : 8세 (26kg), 수액요법, 아티반 0.5 앰플 IV,
1:4 sol 500+페니토인 3 앰플 IV, 심전도 모니터링을 한다.
오르필 시럽 4cc bid로 투여하며, 3차 병원으로 전원 갈 경우에는 아티반만 주사하고 페니토인은 안준다.

(1) 열성경련은 5세에 끝나며, 5세 이상에서는 열성경련이 아니다.
5세 이상에서 경련을 하면 간질 가능성이 있으므로 뇌파검사, MRI 등 정밀검사를 하기 위하여 3차 병원으로 전원한다.

(2) 아티반 용량 : 0.05~0.1mg/kg IV
(아티반 1 앰플 : 4mg)
오르필 시럽 : 20mg/kg (0.3cc/kg)
(오르필 시럽 1cc : 60mg)
페니토인 용량 : 20mg/kg IV
(페니토인 1 앰플 : 100mg)

4. Viral meningitis (바이러스성 뇌수막염)

Hx : 14세 남자, 5일 전부터 감기 치료를 했으며, 3일 전부터 두통과 구토증상이 있어서 식사를 못함

CC : headache (두통), vomiting (구토), myalgia (근육통)

N/E : neck stiffness (경부경직), fever (발열)

(1) Brain CT (뇌 전산화단층촬영) : 정상

(2) spinal tapping (요추천자) :

→ 백혈구 : 47/mm^3 (poly 20%, lympho 80%)

CSF study (뇌척수액검사) : cell count (세포수)

→ ① 정상 : 0~5 ② 뇌수막염 : 5개 이상 (대부분 림프구)

(3) Tx : 이뇨제 (15% MNT), 항생제, 제산제, 소염진통제

(4) meningeal irritation sign (수막자극징후) :

→ 두통, 구토, 경부경직 (neck stiffness)

(5) aspirin 사용 금지 : Reye (라이) 증후군이 생길 수 있다.

(6) 4세 남아가 (20kg) 입술이 새파래지고 손발이 꼬이면서 전신발작 (GTC Sz)을 해서 내원하였다. 3일 전부터 미열이 있었고 말도 잘 안하고 밥도 잘 안먹고 주로 평소와 다르게 대화가 잘되지 않았다.

신체검사상 목의 경직이 있고 뇌수막염이 의심되어 수액요법, 산소흡입, 아티반 1mg (0.25 앰플) 주사 후 대학병원으로 전원하였다.

바이러스성 뇌수막염은 1~9세 사이의 소아에 많이 발생한다.

5. Facial nerve paralysis (안면신경 마비)

Hx : 50대 여자, 갑자기 좌측 안면마비증상이 있어 내원하였다.

CC : Lt facial weakness (안면 쇠약)

(1) Brain CT c̄ enhance (조영제주입 뇌CT) : 정상

(2) Tx : 스테로이드제 (solumedrol, dexa)

소염진통제, tobra 안약

(3) 원인질환 : 혈관성 질환, 종양, 바이러스 감염 (herpes)

6. Neurologic examination (N/E, 신경학적 검사)

(1) Mental state (정신상태) :

alert (청명), drowsy (가면), deep drowsy, stupor (혼미)

semicoma (반혼수), coma (혼수), confusion state (착란상태)

LOC state (의식소실상태), alcohol drunken state (음주상태)

(2) Pupil reflex (동공반사) : 정상 동공크기 : 2~4mm

OD (우안) : 5mm brisk → LR (+) (대광반사)

OS (좌안) : 2mm sluggish~fix → LR (↓) ~ (−)

anisocoria (동공부동증) : 1mm 이상 차이가 날 때

brisk : 빠르다. sluggish : 느리다. fix : 고정됨

(3) OT (사람/장소/시간) : (+/+/+)

orientation (지남력) : (person, place, time)

(4) cooperation (+) (협조적), cooperated

(5) Memory disorder (기억력 장애) :

short−term memory (최근기억)

long−term memory (과거기억)

(6) Speech disorder (언어장애) :

dysarthria (구음장애) : 발음상 장애가 있다.

→ slurred speech : 말이 어눌하다.

(7) Motor, sensory (운동, 지각검사) :

Motor : Rt hemiplegia (우측 편마비)

Rt facial palsy (우측 안면마비)

Sensory : pain sensation (통각)

(8) Mood (기분장애) : irritable mood, agitation (초조)

(9) 근육 운동력의 등급 (weakness의 정도를 평가한다.)

grade 5 : 100% (최대의 저항)

grade 4 : 75% (어느 정도의 저항)

grade 3 : 50% (중력을 이길 수 있다.)

grade 2 : 25% (중력을 이길 수 없다.)

grade 1 : 10% (관절운동이 안됨)

grade 0 : 0% (완전마비)

7. GCS (글라스고우 혼수계수) (Glasgow coma scale)

(1) Eye opening (개안반응) : E_1~E_4

E_1 : 전혀 눈을 뜨지 않는다.

E_2 : 통증자극에 의해서 눈을 뜬다.

E_3 : 불러서 눈을 뜬다.

E_4 : 자발적으로 눈을 뜬다.

(2) Verbal response (언어반응) : V_1~V_5

V_1 : 전혀 없음

V_2 : 이해불명의 음성 (신음소리만 낸다.)

V_3 : 혼란된 말 (몇 마디 단어만을 얘기한다.)

V_4 : 혼돈된 회화 (얘기는 하나 시간, 장소 등을 알지 못한다.)

V_5 : 지남력 있음

(3) Motor response (운동반응) : M_1~M_6

M_1 : 전혀 없음

M_2 : 이상 신전반응 (통각에 대해 팔꿈치를 신전시킨다.)

M_3 : 이상 굴절반응 (통각에 대해 팔꿈치를 구부린다.)

M_4 : 자극에 움츠린다. (통각에 대해 회피성 굴곡반응을 한다.)

M_5 : 동통에 국재적 반응이 있다. (통각을 지적한다.)

M_6 : 명령에 따른다.

① 운동 반응은 팔의 운동반응으로 평가한다.

② GCS 7점 이하는 혼수에 속한다.
GCS 9점 이상은 혼수의 범주에서 제외된다.

8. 용어

speech disorder : 언어장애

dysarthria : 구음장애 → 말하는 내용에는 이상이 없고 발음상 장애

slurred speech : 말이 선명하지 않다. (언어장애)

amnesia : 건망증, 기억상실

memory disorder : 기억력장애

short-term memory distrubance : 최근기억장애

long-term memory distrubance : 과거기억장애

hemiparesis : 편측 부전마비

hemiplegia : 편마비 (편측성 상하지마비)

paraplegia : 대마비 (양측 하지마비)

quadriplegia : 사지마비

monoplegia : 단마비

facial palsy : 안면마비 (경증인 것)

facial paralysis : 안면마비 (완전한 마비)

U/E weakness : 상지 쇠약 (근력약화)

L/E weakness : 하지 쇠약

pupil reflex : 동공반사

(brisk : 빠르다 sluggish : 느리다 fix : 고정됨)

MFPS (myofascial pain syndrome) : 근막통증후군

Racoon's eye : periorbital ecchymosis (안와주위 정상출혈)

→ basa skull Fx (두개골골절)시 나타남

pedestrian TA : 보행자 교통사고

TA (traffic accident) : 교통사고

9. Transfer (전원)

CC : decreased mentality (의식저하)

Onset : 오후 11시경

PI : 오토바이 타고 가다 TA, 내원 당시 LOC state

PE : BP : 180/110 P : 76

Mental : semicoma, cooperation (−)

GCS : $E_1V_1M_4 = 6$

(7점 이하는 혼수에 속한다.)

E_1 : 눈을 못 뜬다. (no eye opening) → 1 점

V_1 : 말을 못한다. (no sound) → 1점

M_4 : 자극에 움츠린다. (withdraw to pain) → 4점

pupil : anisocoria (Rt 〉 Lt)

LR : sluggish (느리다.)

pain stimuli → withdraw to pain

(1) H/S 1L IV c̄ M/C 18 G

(2) Brain (뇌) CT

(3) 15% MNT 250cc IV (full dropping)

(4) 스테로이드제 (dexa, solumedrol)

(5) Ranitidine 1Ⓐ IV, Frucenyl 500cc IV

(6) O_2 inhalation, EKG monitoring (심전도감시장치)

(7) Foley insert c̄ urine bag

(8) Intubation (기관내삽관), Ambu bagging

(9) Transfer (소견서, Brain CT copy, Lab copy)

(10) 왼쪽 측두부가 많이 부어 있고 구토가 심하고 의식이 떨어져 있었다. 뇌 CT상 경막외혈종 (EDH)이 심하고 혈종에 의해 측뇌실이 눌려 있고 중심선 변위가 있었다. 응급처치는 산소흡입, 제산제, 지혈제 (보트로파제), 항전간제 (오르필), 이뇨제 (15% 만니톨), 혈압강하제

(라베신), 구토억제제 (맥페란)를 주사하고 사망 가능성을 설명하고 3차 병원으로 전원하였다.

10. Brain CT (뇌 전산화 단층촬영)

(1) Brain CT의 정상소견

1~3 cut : 4th ventricle (제4뇌실)의 앞쪽에 pons (뇌교)가 있고 뒤쪽에는 소뇌가 있다.

4~6 cut : 3rd ventricle (제3뇌실)의 측벽이 thalamus (시상)이다.
제3 뇌실의 뒤쪽에 guadrigeminal cistern (사구조)이 있고,
앞쪽에 lateral ventricle의 frontal horn (측뇌실의 전각)이 있다.
sylvian fissure (실비우스 열)는 전두엽과 측두엽을 갈라놓는 경계선이다.

7~9 cut : lateral ventricle (측뇌실)의 뒤쪽에 falx cerebri (대뇌겸)가 있다.

(2) Brain CT의 영상 해석

출혈이 있으면 high density (고밀도음영)로 난타난다.

부종 (edema)이 있으면 sulci (뇌고랑)가 안 보인다.

Sylvian fissure (실비우스 열)에 가늘게 bleeding이 high density로 보이면 SAH (지주막하출혈)가 의심된다.

Mass effect 소견 : ventricle compression (뇌실압박)
midline shift (중심선 변위)

low density (저흡수영역)는 뇌경색 (infarction) 때 나타난다.

(3) CT No → 급성출혈 : 60~90
뇌척수액 : 0

(4) 증상이 심하면 Brain CT가 normal 같이 보여도 NS에 notify.

예) seizure (발작), decerebrate regidity (제뇌경직)
scalp swelling 심할 때, vomiting이 심할 때

(5) Sedation for irritable state : (CT 찍을 때, 계속 움직임)

midazolam 3mg IV (도미컴) : X-Ray실에서 준다.

(6) child sedation : pocral syrup PR (포크랄시럽, 관장)

예) 12kg : 8cc PR 16kg : 10cc PR

(7) 응급실에서 뇌 CT를 찍는 경우는

① 두부손상 후 의식소실이 있을 때

② 교통사고로 두부손상이 있을 때

③ 의식의 변화가 있을 때

④ 신경학적 이상이 있을 때 (언어장애, 마비증상)

⑤ 두개골 골절이 있을 때

⑥ 갑자기 발생한 심한 두통

⑦ 환자나 보호자가 원할 때

11. Admission order

(1) Check V/S 2 hr c̄ C/L, P/S, L/R

(2) BR c̄ head elevation 30°

(3) prn) if Sz attack → midazolam 5mg IV

(4) prn) if C/L ↓ P/S ↑ L/R (−) → 15% MNT 250cc IV

(5) C/L (conscious level) : 의식수준

P/S (pupil size) : 동공크기

L/R (light reflex) : 대광반사

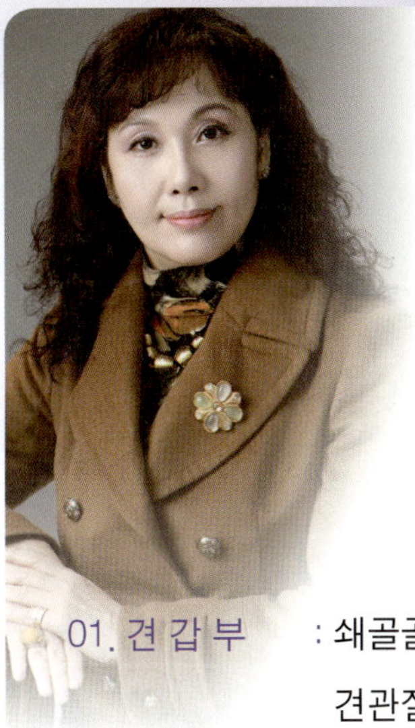

정형외과 III

01 견갑부

1. Clavice Fx (쇄골 골절)

Hx : 2m 높이에서 떨어지면서 땅에 어깨를 부딪힘.

CC : Rt clavicle pain (쇄골부위에 동통)

PE : Rt clavicle swelling (쇄골부위에 종창)

(1) X-ray : both clavicle AP/Lordotic, Rt shoulder AP/lat, chest PA
양쪽 쇄골을 같이 찍어서 비교하여야 한다.
견갑골 골절이나 늑골 골절을 동반할 수 있다.

(2) 쇄골골절고정술 (자 52, N 0521) : 외측 골편은 후상방 및 외측으로 당기고 내측 골편을 눌러서 골절을 정복한다.

(3) 8자붕대 (8자형 붕대), 팔걸이 (arm sling)

(4) 8자붕대 주의사항 : 어깨를 뒤로 재껴서 8자 붕대를 해준다. 견갑골 사이를 무릎으로 누르고 shoulder를 뒤로 잡아당김. axilla (액와부)에 솜을 넣고, 테이프로 고정한다. ER에서 너무 세게 하지 않는다. (손이 저릴 수 있다.)

(5) 분류 : 중간부위 (80%), 외측부위 (15%), 내측부위 (5%)
원위 쇄골골절의 분류 (외측부위에 발생한 쇄골골절) :
제1형 : 인대손상이 없고, 골절의 전위가 없다. (안정성 골절)
제2형 : 오구쇄골 인대의 파열이 있으며 전위가 있다. (불안정성 골절)
제3형 : 견봉쇄골 관절 (AC joint)의 관절면 골절

(6) 쇄골 골절 (빗장뼈 골절), 오구쇄골인대 (부리빗장인대)
견봉쇄골관절 (봉우리빗장관절, AC joint)

2. Child : clavicle Fx (소아의 쇄골 골절)

Hx : 2세 남아, 책상에서 떨어져 어깨를 바닥에 부딪힘

CC : 오른팔을 못쓴다.

PE : tenderness (+) on Rt clavicle (쇄골부위에 압통)

(1) X-ray : both clavicle AP/Lordotic

(2) 8자붕대 (8자형 붕대) : 4~6주

(3) X-Ray : clavicle (쇄골)이 꺾어짐 (중간 $\frac{1}{3}$ 부위)

torus Fx (융기골절), greenstick Fx (녹색줄기골절)

소아 골절은 불완전 골절로 나타나는 경우가 많다.

(4) 소아에서는 대부분 성장판 손상이며 안정성이 있고 재형성이 잘 이루어지며 수술하는 경우는 드물다.

(5) 소아의 쇄골 골절 (아동의 빗장뼈 골절)

3. Humerus neck Fx (상완골 경부 골절) (surgical neck Fx : 외과적 경부 골절)

Hx : 70세 여자, 방에서 slip down 되어 수상당함. 어깨에 심한 동통을 호소하고 전혀 움직이지 못함. 골다공증 동반됨

CC : Rt shoulder (견관절) painful LOM (운동제한)

(1) X-ray : Rt shoulder AP, Rt humerus AP, Chest AP

Rt shoulder CT (3D) : 상세하게 골절의 양상을 볼 수 있다.

(2) 진통제주사, A-S 한 후 X-Ray check

(3) 상완골 골절 도수정복술 (자 64 나, N 0642) : 앉아서 팔걸이를 손목에 건 상태에서 전완부를 아래로 잡아당겨서 상완을 견인후, 내전, 내회전 시켜서 도수정복한다. 상완골 간부는 대흉근에 의해 전내측 (앞, 안쪽으로)으로 전위되어 있다.

(4) 접합 석고부목 (coaptation splint, U형 석고부목, 설탕집게 부목) :

팔걸이를 먼저 한 후 설탕집게부목 (3인치)을 액와부에서 시작해서 주관절을 감싸고 돌아 어깨까지 감싼 후 가슴을 포함해서 고정한다.

(5) old age에서는 벨포 걸이 (Velpeau sling) 하는 경우도 있다.

(6) 도수정복이 불가능한 경우 수술을 한다.

(7) 합병증 : 혈관손상, 신경손상, 흉곽손상 (늑골골절, 혈흉, 기흉)

(8) 상완골 외과적 경부골절 (위팔뼈 외과적목 골절), old age : 노인
coaptation : 접합, 접골, 부러진 뼈를 이어맞춤
slip down : 미끄러져 넘어지다. 대흉근 (큰가슴근)

4. Humerus greater tuberosity Fx (상완골 대결절 골절)

Hx : 40대 여자, 이불을 꺼내다가 팔이 재껴짐, 팔을 들지 못함.
(어깨가 비틀려서 수상당함)

CC : shoulder painful LOM (limitation of motion)

(1) X-ray : Rt shoulder AP/Lat/axial
Rt shoulder CT (3D) : 대결절 골절의 전위정도를 알 수 있다.

(2) 벨포 걸이 (Velpeau sling)

(3) 5mm 이상 전위가 있으면 수술하는 것이 좋다.

(4) X-Ray : Rt shoulder trauma series (견관절 외상 촬영법)는 견관절의 전후면 (AP)과 측면 (Lat)과 함께 액와면 (axillary view)을 찍는 것이며 모든 견관절 외상에서 찍어야 한다.

(5) 상완골 대결절에는 회전근개 (극상근, 극하근, 소원형근)가 붙어 있으며 과도한 회전근개의 작용에 의하여 이 근육들이 뼈를 물고 떨어져서 대결절이 견열골절이 되고 전위된다.

(6) 견관절 전방탈구시 상완골 대결절 골절이 동반될 수 있다. 전방탈구를 도수정복하면 대결절의 골편도 제위치로 정복된다. 대결절이 양호하게 유합된 경우에는 견관절 재발성 탈구가 발생하지 않는다.

(7) 상완골 대결절 골절 (위팔뼈 큰결절 골절), 회전근개 (돌림근띠),

극상근 (가시위근), 극하근 (가시아래근), 소원형근 (작은 원근)

5. Shoulder dislocation (anterior) (견관절 전방 탈구)

Hx : 40대 남자, 어깨가 빠졌다고 내원함 (2번째)
팔을 전혀 움직이지 못함. (반대팔로 잡고 있음)

CC : shoulder (견관절) painful LOM (운동제한)

PE : 견봉 밑부분 함몰 (+) → 어깨 부분이 함몰되어 있다.
상완골두가 있던 부위가 함몰되어 있고 견봉이 만져진다.

(1) X-Ray : Rt shoulder AP 견관절 탈구는 상완골두와 견갑골의 관절와의 접촉이 완전히 분리된 것을 말한다. 탈구된 상완골두의 위치는 오구돌기하 탈구가 가장 많고 그 다음이 관절와하 탈구이다.

(2) 진통제 (pain killer) 주사 맞은 후 X-Ray 찍는다.

(3) 견관절탈구 도수정복술 (자 76 나, N 0762) : 탈구되면서 관절 전방부 손상과 관절 후방부 인대손상이 반드시 동반되며 관절막의 손상도 동반된다.탈구된 상지는 외전, 외회전 상태로 고정되어 있기 때문에 도수정복은 처음에 외회전 시켰다가 내전, 내회전시킨다.

(4) 히포라테스 법 (Hippocrates method) : 술자의 발을 환자의 액와부에 대고 대향견인 하면서, 환자의 팔을 잡아당겨서 (견인하여) 정복한다. 발 전체가 액와부에 위치하여, 발의 중간부위가 액와부를 지나도록 해야한다. 조수는 한손으로 환자의 어깨를 잡고 다른 손으로 환자의 상완부를 외측으로 잡아 당긴다.

(5) 스팀슨 법 (Stimson method) : 침상가에 가슴에 벼개를 대고 엎드려서 (복와위) 침상 밖으로 탈구된 팔을 늘어뜨린다. 늘어뜨린 손목에 3kg 추를 매달고 20분 정도 기다리면, 추의 무게에 의해 견인되면서 정복된다. 환자가 긴장을 풀고 힘을 빼도록 하며 추를 잡아당기고 있지 않아야 한다.

(6) 코허 법 (Kocher method) : 주관절을 90도 굴곡시킨 상태에서 1분간

견인후, 상지를 외회전 시키고 가슴의 중앙까지 내전시킨다. 탈구된 손이 반대측 어깨에 닿도록 내회전 시킨후 팔꿈치를 밀어서 정복한다. 관절와의 전연을 받침점으로 상완골두를 지레처럼 움직여서 정복하는 방법이다.

(7) 견인 및 대향견인 방법 (traction-counter traction mehtod) : 조수가 시트를 접어서 가슴을 반대쪽으로 땡겨서 대향견인하고, 술자가 팔을 견인하면서 외회전, 내회전 시키면서 정복한다.

(8) X-ray (PR) : Rt shoulder AP/Lat

(9) 벨포걸이 (Velpeau sling) : 3주간 고정한다. 6주간 외회전을 금지하고 90도 이상 팔을 들면 안 되며 스포츠 활동은 3개월간 금지한다.

(10) 시간이 경과 될수록 근육 경련이 심해져서 주사가 필요하다.
디클로페낙 1앰플 IM, 심하면 디아제팜1앰플 IM 추가한다.
계속 도수정복이 안 되면 수액 달고 디아제팜 1앰플 IVS 한 후 정복한다.

(11) 합병증 : 상완골 대곁절골절, 관절와의 전연골절, 관절막파열, 회전근개의 파열, 액화동맥 손상, 액와신경 손상, 재발성 탈구
탈구 정복하기 전에 혈관, 신경손상 여부를 check 해야한다.

(12) 견관절 탈구가 되면서 상완골 대결절 골절이 동반된 경우는 도수정복 후 X-ray, CT를 찍는다.

(13) 재발성 탈구 (recurrent D/L) : 20세 이전에 탈구가 발생하면 재발 빈도가 높다. (33~90%) 그러나 40세 이후에 탈구가 발생하면 재발 빈도가 낮다. (10~15%) 최초 탈구후 고정 기간과 재발율에는 뚜렷한 관련이 없다. 재발성 탈구시에는 외래에서 MRI 찍고 수술 가능성을 설명한다.

(14) 20대 건정한 남자가 스노보드 타다가 넘어져서 어깨가 빠졌다고 내원하였다. 처음이라고함. (원발성) 히포크라테스 법으로 시도했으나 fail하였으며, 디아제팜 IM후 스팀슨 법으로 엎드려서 3kg 추를 달고 20분간 시도했으나 fail하였다. 수액 달고 디아제팜 1앰플 IVS후 히포크라테스 법으로 쉽게 도수정복되었다.

(15) 견관절 전방탈구 (어깨관절 앞쪽탈구), 오구돌기하 탈구 (부리돌기밑 탈구), 관절와하탈구 (접시오목밑 탈구), 관절와 (접시오목), 견봉 (봉우리), 상완골두 (위팔뼈머리), 액와동맥 (겨드랑동맥, axillary artery), 외전 (벌림), 내전 (모음), 내회전 (안쪽돌림), 외회전 (가쪽돌림)

6. A-C joint dislocation (견봉쇄골 관절 탈구) (A-C : Acromioclavicular)

Hx : 넘어지면서 어깨를 땅에 부딪힘.

CC : Rt A-C joint pain (견봉쇄골관절의 동통)

PE : 쇄골 외측단 (외측 끝부위)이 피부위로 돌출되어 있음

(1) X-ray : both clavicle AP & Lordotic, Rt shoulder AP/Lat, Chest PA

(2) 탈구, 아탈구의 경우 (Grade 2,3)는 벨포걸이 (Velpeau sling)하고, 탈구의 경우 (Grade 3)는 수술 가능성을 설명한다. 염좌의 경우 (Grade 1)는 팔걸이 (arm sling)만 한다.

(3) 양측 견관절 부하촬영 (Both shoulder stress view) :
A-C joint 스트레스 촬영은 쇄골 외측단이 피부 위로 돌출이 경미하고 A-C joint 손상이 의심될 때 촬영한다. Grade 1,2 손상에서는 양측 부하촬영에서 차이가 없다.

(4) X-ray상 오구-쇄골 간격이 정상보다 5mm이상 벌어져 있으면 오구쇄골 인대의 파열로 판정하고 견봉쇄골 관절의 탈구를 암시한다.
(오구-쇄골 간격 : 정상 간격은 1cm이다.)

(5) 오구쇄골 인대는 견봉쇄골 관절의 수직 안정성에 관여한다.
(오구돌기 : 까마귀 부리와 비슷하게 생김.)

(6) 견봉쇄골 관절 손상 (A-C joint injury)의 분류 :
A-C인대와 C-C인대의 손상정도에 따라 3등급으로 분류된다.
A-C인대 (견봉쇄골 인대), C-C인대 (오구쇄골 인대)
Grade 1 (염좌) : A-C인대의 부분손상만 있다. (A-C인대의 이완)

견봉쇄골 관절의 경미한 종창과 압통이 있다.

Grade 2 (아탈구) : A-C인대의 파열과 C-C인대의 부분 손상이 있다.

쇄골 외측단이 경미하게 돌출된다.

Grade 3 (탈구) : A-C인대와 C-C인대까지 모두 파열된다.

쇄골 외측단이 뚜렷하게 돌출된다.

(7) 견봉쇄골 관절탈구 (봉우리빗장 관절탈구), 오구돌기 (부리돌기), 오구-쇄골 간격 (부리-빗장간 거리), 견봉쇄골 인대 (봉우리빗장 인대), 오구쇄골 인대 (부리빗장인대), Grade 1 (제1급), 염좌 (sprain), 아탈구 (subluxation)

7. S-C joint dislocation (흉쇄 관절 탈구) (S-C : sternoclavicular) (전방 탈구)

Hx : 50대 남자, 뒤로 넘어져서 수상당함

CC : protrusion, S-C joint (흉쇄 관절이 전방으로 돌출됨)

PE : 쇄골 내측단 (내측 끝부위)이 흉골의 앞으로 돌출되고 반서진다.

(1) X-ray : both clavicle AP & Lordotic

상방 경사촬영 : 쇄골의 내측단이 상방으로 전위된다.

CT (3D) : 흉쇄관절 탈구를 진단하는데 가장 좋은 방법이다.

(2) 흉쇄관절 전방탈구 도수정복술 : 양측 견갑골 사이에 모래주머니를 넣고, 팔을 90도로 벌려서 외측으로 견인하면서, 쇄골의 내측단을 후방으로 압박한다. 정복은 용이하지만 누르던 힘을 빼면 다시 탈구되는 경우가 많다.

(3) 8자붕대, 팔걸이 : 6주간 고정

(4) 전방탈구는 정복이 유지되지 않는 경우에도 변형은 있지만, 일상 생활에 지장을 초래하는 일은 드물며, 수술이 위험하고 수술 결과도 안 좋기 때문에 수술하는경우는 드물다.

(5) 그러나 흉쇄관절 후방탈구는 합병증이 많고 심하면 생명을 잃을 수도

있기 때문에 자세히 관찰하여야 하며 전신마취하여 도수정복한다.

(6) 흉쇄관절 전방탈구 (복장빗장관절 앞쪽탈구)

상방 경사촬영 (cephalic tilt view)

8. 기타

1) Scapula Fx (견갑골 골절)

(1) X-ray : shoulder AP/Lat/axial rib series

Shoulder CT (3D) : 입체영상으로 골절 양상과 전위 정도를 알 수 있다.

(2) 동반 손상 : 늑골 골절, 기흉, 혈흉, 폐좌상 등이 흔히 동반되며, 그외 상완신경총 손상, 혈관손상, 경추 골절, 두개골 골절, 뇌좌상, 복부손상 등이 동반될 수 있다. 기흉의 발생빈도는 10~50%

(3) 벨포걸이 (Velpeau sling)로 고정하고 수술하는경우도 있다.

(4) 견갑골 골절의 부위에 따른 분류 :

① 견갑골 체부 (몸통, body) : 49~89%

② 견갑골 경부 (목, neck) : 10~60%

③ 견갑골극 (어깨뼈가시, spine)

④ 견갑골 관절와 (어깨뼈 접시오목, glenoid)

⑤ 견봉 (어깨뼈 봉우리, acromion)

⑥ 오구돌기 (부리돌기, coracoid process)

(5) 견갑골 골절 (어깨뼈 골절), 늑골 (갈비뼈), 상완신경총 (팔신경얼기)

※ 우리말로 제정된 신의학용어 및 구의학용어

- shoulder joint : 어깨관절 (견관절)
- supraspinatus muscle : 가시위근 (극상근)
- supraspinatus tendinitis : 가시위근 힘줄염 (극상근 건염)
- infraspinatus muscle : 가시아래근 (극하근)

2) Frozen shoulder (동결견, 오십견)
(Adhesive capsulitis : 유착성 관절낭염)

CC : shoulder (견관절) LOM (운동제한)

원인 : 대부분 지속적인 고정의 기왕력이 있다.

퇴행성 변화와 관계가 있다.

(1) 50대에 많이 발생하며 어깨관절에 통증과 운동제한이 있다. 특별한 외상이 없거나 경미한 외상이 있는 경우가 많다.

(2) X-Ray상 골다공증 이외에는 특별한 이상이 없다.

(3) 다른 질환을 모두 감별하고도 특별한 원인을 찾지 못하는 경우의 잠정 진단이다. 회전근개 부분파열, 극상근 건염, 상완이두근 건염 등 감별 진단이 필요하다.

(4) 동결견 (굳은 어깨), 상완이두근 건염 (위팔두갈래근 힘줄염), 극상근 건염 (가시위근 힘줄염), 회전근개 (돌림근띠)

3) Shoulder sprain (견관절염좌)

CC : shoulder (견관절) pain (동통)

DDx : ① shoulder bursitis (견관절 점액낭염)

② supraspinatus tendinitis (극상근 건염)

③ supraspinatus tendon rupture (극상건파열)

(1) 무리한 어깨 사용후 견관절 동증, 운동제한 (LOM)이 있다.

(2) 견봉하 증후군 : 견봉하 공간에 있는 점액낭, 회전근개, 상완이두건의 염증, 파열, 유착에 의해 나타나는 여러가지 증상

(3) 견관절 염좌 (어깨관절 삠), 견봉하 증후군 (봉우리밑 증후군), 견관절 점액낭염 (어깨관절 윤활낭염), 극상건 파열 (가시위근 힘줄파열)

※ 우리말로 제정된 신의학용어 및 구의학용어

- teres minor muscle : 작은원근 (소형원근)
- ratator cuff : 돌림근띠 (회전근개)
- coracoid process : 부리돌기 (오구돌기)
- subcoracoid dislocation : 부리돌기밑 탈구 (오구돌기하 탈구)
- coracoclavicular ligament : 부리빗장 인대 (오구쇄골인대)
- coraco-clavicular distance : 부리-빗장간 거리 (오구-쇄골 간격)
- acromioclavicular joint (AC joint) : 봉우리빗장 관절 (견봉쇄골관절)
- acromioclavicular ligament : 봉우리밑 증후군 (견봉하 증후군)
- scapular spine : 어깨뼈가시 (견갑골극)
- scapular acromion : 어깨뼈 봉우리 (견봉)
- scapular glenoid : 어깨뼈 접시오목 (견갑골 관절와)
- subglenoid dislocation : 관절오목밑 탈구 (관절와하 탈구)
- ulna : 자뼈 (척골)
- ulnar deviation : 자뼈측 편위 (척측편위, 척측변위)
- ulnar nerve : 자신경 (척골신경)
- ulnar coronoid process : 자뼈 갈고리 돌리 (척골 구상돌기)
- ulnar styoid process : 자뼈 붓골기 (척골 경상돌기)
- distal radioulnar joint : 먼쪽 노자관절 (원위 요척 관절)

02 상완부, 주관절부

1. Humerus shaft Fx (상완골 간부 골절)

Hx : 20대 여자, 스노보드 타다가 넘어져서 수상당함.

CC : arm deformity (상완부 변형) c̄ swelling

(1) 진통제주사 (demerol)

(2) A-S 하고 wire splint (강선부목) 댄 후 X-Ray찍는다.

(3) X-ray : Rt humerus AP/Lat, Rt shoulder AP/Lat, Rt elbow AP/Lat

Chest PA, 견관절, 주관절에 동반 손상이 있을 수 있다.

Rt humerus CT (3D) : 별로 도움이 되지 않는다.

(4) 상완골골절 도수정복술 (자 64 나, N 0642) : 앉아서 팔걸이를 손목에 건 상태에서 전완부를 아래쪽으로 잡이 당기면서 splint를 댄다.

(5) 접합 석고부목 (coaptation splint, U형 석고부목, 설탕집게 부목) : 팔걸이를 먼저한 후 3인치 설탕집게 부목을 액와부에서 시작해서 주관절을 감싸고 돌아 어깨까지 감싼후 탄력붕대로 가슴을 포함해서 고정시킨다.

(6) Hanging cast (현수석고) : old age 에서는 수술하지 않고 보존적 치료로 하는 경우도 있다.

(7) 홀스타인-루이스 증후군 (Holstein-Lewis syndrome) :
상완골 원위부에 나선상 골절이 있으면서 요골신경이 도수정복 후에 골절편 사이에 끼어 요골신경 마비가 나타난다.

(8) X-Ray를 찍기 전에 요골신경 손상 여부를 확인한다. 요골신경이 손상되면 수근 낙하 (wrist drop)가 있어서 손목의 신전이 안 된다. 요골신경이 상완골에 인접해서 주행하기 때문에 요골신경 손상이 동반될 수 있다.

(9) 상완골 간부골절 (위팔뼈 줄기골절), 간부 (줄기, 몸통)
요골신경 (노신경), 골절편 (뼈조각)

2. Olecranon Fx (척골 주두 골절)

Hx : 자전거 타고 가다가 넘어지면서 팔꿈치를 바닥에 부딪힘.

CC : elbow pain (주관절부 후면)

PE : 팔꿈치에 종창이 심하고 운동제한 (LOM)이 있다.

(1) X-ray : elbow AP/Lat/Both oblique, chest PA
정확한 측면 사진을 찍어야 전위 정도를 알 수 있다.

(2) LA splint : 거의 팔을 편 상태로 고정한다.
(45도 굴곡 상태에서 고정한다.)

(3) 3mm 이상 전위가 있으면 Op. 한다.

(4) 주두 골절은 관절내 골절이므로 주관절의 혈관절증 (hemarhtrosis)이 발생한다. 척골 신경 손상이 동반될 수 있다.

(5) 주두는 상완골의 활차와 관절을 이루기 때문에 정확한 정복을 안하면 관절의 운동장애가 생길 수 있다.

(6) 척골 주두 골절 (자뼈 팔꿈치머리 골절), 주두 (팔꿈치머리),
상완골의 활차 (위팔뼈의 도르래)

3. Radius head Fx (요골두 골절)

Hx : 넘어져서 수상당함

CC : elbow painful LOM (LOM : limitation of motion, 운동제한)

PE : ① supination (회외운동)시 pain이 있다.
② 혈관절증이 있다. (hemarthrosis)

X-Ray : elbow AP/Lat/both oblique, wrist AP/Lat
(wrist sprain 동반 가능성이 있다.)

(1) elbow CT (3D) : X-Ray상 잘 보이지 않는 골절이나 골편을 확인한다.

(2) 지방패드징후 (fat pad sign) : 상완골 원위부에 지방패드 (방사선 투과성 지역)가 나타난다. 관절내 종창이나 혈관절증이 있는 경우에 지방패드가 나타나며, 지방패드징후가 보이면 주관절내에 숨은 골절 (잠재골절)을 의심해야 한다.

(3) 장상지 석고부목 (LA splint) : 3mm 이상 전위가 있거나 요골두 관절면의 1/3 이상을 침범한 골절은 수술한다.

(4) 요골두가 소두와 충돌하여 골절이 발생하며 동반손상이 발생할 수 있다. 동반손상 : 소두 골절, 주두 골절, 구상돌기 골절, 주관절 인대손상, 손목 인대손상, 주관절 탈구, 에섹스-로프레스티 골절

(5) 에섹스-로프레스티 골절 (Essex-Lopresti Fx) : 요골두 골절이 있으면서 원위 요척골 관절의 탈구, 골간막의 손상이 동반된다.

(6) 요골두 골절 (노뼈머리 골절), 손목관절 (수근관절), 전완부 (아래팔), 회외 (뒤침), 혈관절증 (hemarthrosis), 소두 (작은머리)
골간막 (뼈사이막), 원위 요척 관절 (먼쪽 노자 관절)

● Radial neck Fx (요골경부 골절, 노뼈목 골절)

Fx가 AP/Lat에서 안 나타나고 oblique에서 나타날 수 있다.

X-Ray → fat pad sign (지방패드징후)

4. Elbow dislocation (posterior) (주관절 후방탈구)

Hx : 20대 남자, 축구하다가 넘어지면서 팔을 짚음 (팔을 편 상태로 내원함)

CC : Rt elbow deformity (변형) c̄ painful swelling

(1) 진통제주사 (demerol)

(2) X-ray : Rt elbow AP/Lat/both oblique

elbow CT (3D) : 주두의 입체적인 탈구영상과 골절 여부를 확인한다.

(3) 주관절탈구 도수정복술 (자 76 다, N 0763) : 주두가 주두와에서 후방으로 탈구되고, 구상돌기가 주두와에 위치한다. 조수가 상완부를 위로 당기고, 술자가 전완부를 하방견인하여 구상돌기가 주두와에서 빠지도록 한 후, 하방견인하면서 전완부를 주관절에서 굴곡시킨다. 정복 과정에서 약간 회외전력을 가하면 정복이 좀더 용이하다.

(4) 한킨 법 (Hankin method) : 환자의 전완부를 회외 시킨후 술자의 전완부를 환자의 전완부에 댄 후 악수하듯이 손을 잡고, 술자의 팔꿈치를 환자의 상완 이두근 원위부에 대고 팔을 잡아당기면서 굴곡시킨다.

(5) X-ray (PR) : 도수정복후 elbow Lat만 찍는다. (PR : postreduction)
주관절의 연부조직이 파열되어 X-ray 찍으면서 또 빠질 수 있다.

(6) 장상지 석고부목 (LA splint) : 주관절을 90도 굴곡 상태에서 고정한다.

(7) 삼주징 (terrible triad of elbow) : 주관절의 〈최악의 3가지 조합〉으로 예후가 나쁘다. 골절이 동반된 복합 탈구는 치료하기 어려우며 부작용이 발생할 가능성도 높다.
① 주관절 탈구 (팔꿉관절 탈구, elbow joint D/L)
② 요골두 골절 (노뼈머리골절, radius head Fx)
③ 척골 구상돌기 골절 (자뼈 갈고리돌기 골절, coronoid process Fx)

(8) 동반손상 : 혈관손상, 신경손상, 측부인대파열, 구획 증후군
Check finger circulation & motor function (운동기능)

(9) 주관절 후방탈구 (팔꿉관절 뒤쪽탈구), 주두 (팔꿈치머리)
주두와 (팔꿈치오목), 복합 탈구 (complex dislocation)
구획 증후군 (comparment syndrome)

5. 기타

1) Lateral epicondylitis, elbow (상완골 외상과염)
→ tennis elbow (테니스주관절)

PE : 손목을 저항성 신전을 시키면 동통이 유발한다.

(1) 상완골 외상과부 (주관절 외측부)에 압통 (tenderness)이 있다.

(2) 외상과부에 총신근이 붙어 있으며 이근육의 염증이 원인이 된다.

(3) X-ray : 건의 석회화가 나타나는 경우도 있다.

(4) 상완골 외상과염 (위팔뼈 가쪽 위관절융기염), 총신근 (공통 폄근육), 테니스 주관절 (테니스 팔꿉증, 정구 주관절)
외상과 (가쪽 위관절융기), 신전 (폄, extension)

2) Olecranon bursitis (주두 점액낭염)

(1) 원인 : 외상, 염증, 반복적인 마찰

(2) 주두부에 종창 (sweling), 파동 (fluctuation)이 있다.

(3) 흡인술 (aspiration)을 시행하고 압박 드레싱을 한다.

(4) 주두 점액낭염 (팔꿈치머리 윤활낭염)

3) Ruptuer of Biceps muscle (상완 이두근 파열)

(1) 무거운 돌을 들다가 상완부에 '우두둑' 소리 (탄발음)가 남.

(2) 상완 이두근의 근육 덩어리가 국소적으로 볼록하게 돌출되며, 주관절을 구부리면 잘 나타난다. 상완이두근의 장두건이 파열된다.

(3) 장상지 석고부목 (LA splint)

(4) 상완 이두근 파열 (위팔 두갈래근 파열), 장두건 (긴갈래 힘줄)

※ 우리말로 제정된 신의학용어 및 구의학용어

- elbow joint : 팔꿉관절 (주관절)
- upper arm : 위팔 (상완)
- humerus : 위팔뼈 (상완골)
- humerus trochlea : 위팔뼈 도르래 (상완골 활차)
- humerus capitulum : 위팔뼈 작은 머리 (상완골 소두)
- humerus lateral epicondyle : 위팔뼈 가쪽 위관절융기 (상완골 외상과)
- olecranon : 팔꿈치머리 (주두)
- olecranon fossa : 팔꿈치 오목 (주두와)
- supination : 뒤침 (회외)
- supine position : 바로누운 자세 (앙와위)
- pronation : 엎침 (회내)
- prone position : 엎드린 자세 (복와위)
- interosseous membrane : 뼈사이막 (골간막)
- pectoralis major muscle : 큰가슴근 (대흉근)
- biceps muscle : 위팔두갈래근 (상완이두근)
- biceps muscle long head : 두갈래근 긴갈래 힘줄 (이두근 장두건)
- common extensor : 공통 폄근육 (총신근)

03 전완부

1. Radius-ulnar shaft Fx (요골, 척골 간부 골절) = both forearm bone Fx (전완골 동시 골절)

Hx : 3m 높이에서 fall down (추락)되어 수상당함

CC : Rt forearm deformity (전완부변형) $\bar{c}$ swelling

(1) 진통제주사 (demerol)

(2) wire splint (강선부목) 한 후 X-Ray 찍는다.

(3) X-Ray : Rt forearm AP/Lat, Rt elbow AP/Lat, Rt wrist AP/Lat, chest PA

(4) 전완골 골절 도수정복술 (자 64 나, N 0643) :
주관절을 90도 굴곡시킨 상태에서 견인한 후, 원위 골편을 적절히 회전하여 근위 골편에 맞춘다.

(5) 장상지 석고부목 (LA splint) : 주관절을 90도로 굴곡하고전완부를 중립 위치로 고정한다.

(6) 전완부 골절시 주관절이나 수근관절 탈구가 동반될 수 있으므로 elbow, wrist X-Ray를 같이 찍는다.

(7) 요골, 척골 간부골절 (노뼈 및 자뼈 줄기골절)
전완골 동시골절 (아래팔뼈 동시골절), 전완 (아래팔)

2. Proximal ulnar Fx $\bar{c}$ radial head dislocation (척골 근위부 골절 + 요골두 탈구) → Monteggia Fx (몬테지아 골절)

Hx : 16세 남자, 뛰어가다 넘어져서 수상당함

CC : elbow (주관절) painful swelling (종창)

(1) 진통제주사 (demerol)

(2) X-Ray : elbow AP/Lat/both oblique, forearm AP/Lat, wrist AP/Lat,
수근관절을 포함해서 촬영한다.

(3) 주관절탈구 도수정복술 (자 76 다, N 0763) : 소아의 경우만 시행한다.
→ 전완부를 외회전하여 요골두를 정복한다.

(4) 장상지 석고부목 (LA splint) : 팔을 거의 펴서 고정한다. 성인의 경우는 도수정복하지 않고 입원해서 수술한다.

(5) 소아에서는 도수정복과 석고 고정으로 보존적 치료를 한다.

(6) 요골두 탈구의 진단 : 정상에서는 요골 경부와 요골두의 중심을 연결한 선이 상완골 소두의 중심을 지난다는 것을 확인하여야 요골두 탈구의 오진을 피할 수 있다.

(7) 척골 근위부골절 (자뼈 몸쪽 골절), 요골두 탈구 (노뼈머리 탈구), 요골 경부 (노뼈목), 상완골 (위팔뼈), 소두 (작은머리), 외회전 (가쪽돌림)

3. Distal radius Fx c̄ distal radioulnar joint dislocation (요골 원위부 골절 + 하요척 관절 탈구) → Galeazzi Fx (갈레아찌 골절)

Hx : 20세 남자, 계단에서 미끌어져 구름

CC : wrist (수근관절) painful swelling

(1) 진통제주사 (demerol)

(2) X-Ray : wrist AP/Lat/both oblique, forearm AP/Lat, elbow AP/Lat,
주관절을포함해서 촬영한다.

(3) 설탕집게부목 (Sugar tong splint) : 도수정복 하지 않고 splint 댄 후 입원해서 수술한다.

(4) 소아에서는 도수정복과 석고 고정으로 보존적 치료를 한다.

(5) 동의어 : ① 역 몬테지아골절 (reverse Monteggia Fx)

② 필요 골절 (Fx of necessity) : 꼭 수술이 필요하다는 의미

(6) 요골 원위부골절 (노뼈 먼쪽골절)

하요척관절 (먼쪽 노자관절, 원위 요척관절)

4. Ulna shaft Fx (척골 간부 골절)

야경봉 골절 (nightstick Fx)

야경봉과 같은 물체에 맞아서 발생한다.

(1) X-Ray : forearm AP/Lat/both oblique

(2) 장상지 석고부목 (LA splint) : 비전위성 골절은 보존적 치료를 한다. 전위성 골절은 수술하며 주관절과 수근관절 부위의 손상을 동반할 수 있다.

(3) 요골의 골절을 동반하지 않은 척골만의 단독골절 (ulna Fx alone)을 일명 〈야경봉 골절〉이라고 한다.

(4) 척골 간부 골절 (자뼈 줄기 골절), 전위성 골절 (displaced Fx)

주관절 (팔꿉관절), 수근관절 (손목관절)

※ 우리말로 제정된 신의학용어 및 구의학용어

- forearm : 아래팔 (전완)
- forearm bone : 아래팔뼈 (전완골)
- radius : 노뼈 (요골)
- radial deviation : 노뼈측 편위 (요측 편위, 요측 변위)
- radius nerve : 노신경 (요골신경)
- radius head : 노뼈머리 (요골두)
- radial neck : 노뼈목 (요골 경부)
- radial styoid process : 노뼈 붓돌기 (요골 경상돌기)
- annular ligament : 노뼈 머리띠 인대 (윤상인대)

04 수근부

1. 요골 원위부 골절 (distal radius Fx) : Colles' Fx (콜레스 골절)

Hx : 60대 여자, 넘어지면서 손을 짚음 (slip down)

CC : Rt wrist (완관절) painful swelling c̄ deformity

PE : 포크 모양 변형 (dinner fork deformity)

→ 골절된 원위 골편은 후방으로 굴곡되거나 후방 전위된다.

(1) X-ray : Rt. Wrist AP/Lat/both oblique

wrist CT (3D) : 관절내 골절 (관절면 골절)을 명확하게 볼 수 있다.

손목 외상 환자는 X-Ray상 이상이 없어도 CT를 찍어서 골절 유무를 확인해야 오진을 피할 수 있다.

(2) 전완골 골절 도수정복술 (자 64 다, N 0640) : 3~5분간 traction 한 후 엄지손가락을 사용하여 원위 골절편을 앞으로 밀어서 정복한다.

손목을 척측 변위시킨다.

(3) 설탕집게부목 (sugar tong splint) : 손목을 20도 정도 전방 굴곡시키고 15도 척측 편위시키며, 전완부는 약간 pronation 위치에서 고정한다.

(4) X-Ray (PR) : Rt wrist AP/Lat

(PR : postreduction, 도수정복 후)

(5) ulnar styloid process Fx : 척골 경상돌기 골절이 동반 될 수 있다.

(6) 입원하여 수술하는 경우도 있다.

정복되었어도 재전위가 발생한다.

Op. : 경피성 핀 고정술 (percutaneous pinning)

(7) 콜레스 골절 (Colles Fx)은 원위 요골 골절 중에서 원위 골편이 후방으로 전위된 경우를 말하며 관절을 침범하지 않는 골절이다. (관절외 골절) 손목 관절면에서 2.5cm 이내에 발생하는 골간단 골절이다.

(8) 요골 원위부 골절 (먼쪽 노뼈골절), 골편 (뼈조각, bone fragment)
수근관절 (손목관절, 완관절), 회내 (엎침), 굴곡 (굽힘)
척측편위 (자뼈쪽편위), 골간단 (뼈몸통끝, metaphysis)

2. 요골 원위부 골절 (distal radius Fx) : Smith Fx (스미스 골절)

Hx : 넘어져서 팔을 짚음

CC : wrist (수근부) painful swelling c̄ deformity (변형)

PE : Garden spade derformity (정원삽 변형)

→ 골절된 원위 골편은 전방으로 굴곡되거나 전방 전위된다.

(1) 전완골 골절 도수정복술 (자 64 다, N 0640) : 3~5분간 견인한 후 엄지손가락을 사용하여 원위 골편을 뒤쪽으로 밀어서 정복한다.

(2) 설탕집게부목 (U형 석고부목) : 손목을 약간 후방 굴곡하고 전완부를 supination 위치에서고정한다.

(3) 척골의 경상돌기 골절이 동반될 수 있다.

(4) 스미스 골절 (Smith Fx)은 원위 요골 골절중에서 원위 골편이 전방으로 전위된 경우를 말하며, 관절을 침범하지 않는 골절이다. (관절외 골절) 역콜레스 골절 (reverse Colles Fx)라고도 하며, 콜레스 골절보다 빈도가 훨씬 드물다.

(5) 원위 요골골절 (먼쪽 노뼈골절), 회외 (뒤침, supination)
척골 경상돌기 (자뼈 붓돌기), 관절외 골절 (extraarticular Fx)

3. 요골 원위부 관절내 골절 : 전방 바르톤 골절 (Distal radius intraarticular Fx : volar Barton Fx)

원위 요골 관절면의 전연 부위가 관절내 골절되면서 수근골이 전방 탈구됨 → 전방 바르톤 골절 (volar Barton Fx)

(1) 원위 요골의 전방 관절면 골절이며, 수부가 전방으로 전위된다. 스미스 골절과 비슷해서 스미스 골절과 혼동되는 경우가 많다. 역바르톤 골절 (reverse Barton Fx) 이라고도 한다.

(2) 전완골 골절 도수정복술 (N 0640) : 스미스 골절과 비슷하게 수근부와 원위 골편을 후방으로 밀어서 정복한다.

(3) 설탕집게 부목 : 손목을 전방굴곡하고 고정해야 인대의 작용으로 정복이 유지된다. 전완부는 supination 위치에서 고정한다.

(4) 전방굴곡 (장측굴곡, 손바닥쪽 굽힘), 회외 (뒤침), 수근골 (손목뼈) 전연 (anterior border)

4. 요골 원위부 관절내 골절 : 후방 바르톤 골절 (Distal radius intraarticular Fx : dorsal Barton Fx)

원위 요골 관절면의 후연부위가 관절내 골절되면서 수근골이 후방 탈구됨 → 후방 바르톤 골절 (dorsal Barton Fx)

(1) 원위 요골의 후방 관절면 골절이며, 수부가 후방으로 전위된다. 그냥 〈바르톤 골절〉 이라고도 한다.

(2) 전완골 골절 도수정복술 (N 0640) : 콜레스 골절과 비슷하게 수근부와 원위 골편을 앞으로 밀어서 정복한다.

(3) 설탕집게 부목 : 손목을 후방굴곡하고 고정해야 인대의 작용으로 정복이 유지된다. 전완부는 pronation 위치에서 고정한다.

(4) 후방굴곡 (배측굴곡, 손등굽힘), 회내 (엎침, pronation)

5. 요골 경상돌기 골절 (radial styloid process Fx) Intraarticular Fx (관절내 골절)

요골 경상돌기를 포함한 요측 관절면이 떨어져나감

→ 요골 경상돌기를 포함한 원위요골의 요측 관절내 골절

(1) 운전기사 골절 (chauffeur's Fx) : 요골 경상돌기만 단독으로 골절된 경우를 말한다. 요골 경상돌기의 견열골절과 함께 수근골의 전위가 일어난다.

(2) 옛날 자동차는 엔진에 핸들을 걸어, 이 핸들을 손으로 돌려 시동을 하였다. 요골 경상돌기 골절이 옛날 자동차의 운전기사에게 발생하였기 때문에 〈운전기사 골절〉이라고 부른다. 요즈음에는 오토바이 사고나 낙상에 의해 발생하는 경우가 많다.

(3) 단상지 석고부목 (SA splint) : 손목을 요측 편위시키고 전완부를 supination 위치에서 고정한다.

(4) 네가지 기본적은 요골 원위부 관절내 골절 :

① 전방 바르톤 골절 (또는 역바르톤 골절)

② 후방 바르톤 골절 (또는 바르톤 골절)

③ 요골 경상돌기 골절 (운전기사 골절)

④ 요골 척측 관절면 골절 (역운전기사 골절)

(5) 요골 경상돌기 골절 (노뼈 붓돌기 골절), 요측 편위 (노뼈측 편위)

수근골 (손목뼈, carpal bone)

6. 요골, 척골 원위부 골절 (distal radius & ulnar Fx) 녹색줄기 골절 (greenstick Fx)

Hx : 12세 남자, 넘어지면서 팔을 짚음

CC : Rt wrist (수근관절) painful swelling

포크모양변형 (dinner fork deformity)

X-Ray : 성장판에서 약 2cm 근위부에 주로 발생한다. (metaphysis , 골간단)

(1) 불완전 골절의 종류 :

① 녹색줄기 골절 (greenstick Fx) : 불완전 굴곡 골절로서 골막이 붙어 있는 상태로 뼈가 휘어져서 각형성이 발생한다.

② 융기 골절 (torus Fx) : 압박력이 작용하여 골피질이 파괴되면서 뼈가 솟아 오르거나 팽창되는 양상을 보인다.

(2) 장상지 석고부목 (LA splint) : 불완전 굴곡 골절은 입원하여 도수정복하여 불완전 골절과 각형성을 없애 주어야 한다.

(3) 융기 골절은 단상지 석고부목 (SA splint)으로도 가능하다.

(4) 요골, 척골 원위부 골절 (노뼈 및 자뼈 먼쪽부위 골절)
골간단 (뼈몸통끝, mehaphysis), 각형성 (angulation)

7. 주상골 골절 (scaphoid Fx)

Hx : 20대 남자, 펀치볼 치다 다침.

CC : wrist (완관절) painful swelling : 주상골 부위

PE : tenderness (+) on anatomical snuffbox
(해부학적 취약함에 압통이 있다.)

(1) X-Ray : scaphoid view (주상골 촬영), wrist AP/Lat/both oblique

(2) thumb spica splint (무지수상 석고부목), A-S (+)

(3) 주상골 골절은 펀치볼을 칠 때 골절이 생길 수 있다. (puncher's Fx) X-Ray상 골절이 발견되지 않는 경우가 많으며 증상이 경미하기 때문에 진단이 어렵고 손목의 염좌 (sprain)로 오진하기 쉽다.

(4) wrist CT (3D) : 진찰상 의심이 되면 X-Ray에 이상이 없더라도 골절 가능성을 설명하고 CT를 찍어서 골절 유무를 확인해야 오진을 피할 수 있다.

(5) 주상골 골절 (손배뼈 골절), snuffbox (코담배갑, 코담배를 담는 작은갑)
CT (3D) : 3차원 컴퓨터 단층촬영 (3 dimensional CT)

8. de Quervain's disease (드꾀르벵병) 완관절 협착성 건막염 (stenosing tenosynovitis) (장무지 외전건, 단무지 신건)

Hx : 30대 여자, 손목을 무리하게 힘을 쓰고 사용함

CC : wrist (완관절) pain, radial side (요측)
(요골 경상돌기 부위)

PE : ① 휭켈스타인 검사 (Finkelstein test) : 환자의 무지를 굴곡한 후에 수근부를 척측으로 내전시키면 동통이 유발된다.

② tenderness (+) : 요골의 경상돌기 부위

(1) X-Ray : wrist AP/Lat

(2) 무지수상 석고부목 (thumb spica splint)

(3) 스테로이드제 건막내 주사

(4) 손목의 요측에서제1 구획을 통과하는 장무지 외전건과 단무지 신건의 협착성 건막염이며 손목을 과도하게 사용하여 발생한다.

(5) 완관절 협착성 건막염 (손목관절 협착성 힘줄윤활막염), 장무지 외전건 (긴엄지 벌림근힘줄), 단무지 신건 (짧은엄지 폄근힘줄)
요골 경상돌기 (노뼈 붓돌기), 굴곡 (굽힘), 척측으로 (자뼈쪽으로)
내전 (모음), 요측 (노뼈쪽)

9. Carpal tunnel syndrome (수근관 증후군)

CC : 50대 여자, Rt finger pain (손가락이 저리다.)

PE : ① 제1, 2, 3, 4수지 요측부분에 감각저하, 소실 (신경마비)

② 팔렌 검사 (Phalen's test) : 수근관절 굴곡검사 (wrist flexion test)이며, 양측 손목을 1분간 굴곡시키면 정중신경 분포 부위에 저린 감각과 감각이상이 나타난다.

③ 틴넬 징후 (Tinel's sign) : 신경타진 검사 (nerve percussion test)이며,

손목 부위에서 정중신경을 타진하면 통증이 나타난다.

(1) EMG (근전도 검사)

(2) 단상지 석고부목 (SA splint) : 손목을 중립 위치로 고정한다.

(3) 수근관 내에서 정중신경의 압박으로 인한 신경마비 증상이며, 제 1, 2, 3, 4 수지의 요측부의 무감각과, 무지구의 통증을 호소한다. 장기간 압박이 심한 경우에는 무지구근의 위축이 나타난다.

(4) 부목 고정, 스테로이드 국소 주사로 호전이 안 되는 경우는 수술하는경우도 있다. (surgical release, 수술적 감압술)

(5) 수근관 증후군 (손목굴 증후군), 정중신경 (median nerve)
무지구 (엄지두덩), 무지구근 (엄지두덩 근육), 위축 (atrophy)

10. Radial nerve palsy (요골신경마비)

CC : ① wrist drop (수근낙하)

② MPJ (중수수지관절) 신전장애 (+)

(1) X-Ray : hand AP/oblique, wrist AP/Lat

(2) SA splint (신전시킨다. 마비된 근육을 보호한다.)
→ wrist extension splint (수근신전부목)

(3) 스테로이드제 주사 (dexa), 소염진통제

(4) PT (물리치료), EMG (근전도)

(5) 요골신경의 외부압박에 의해서 신경마비 증상이 발생한다.

① 토요일밤 마비 (Saturday night palsy)는 환자의 팔을 베고 자서 발생한다.

② 목발마비 (crutch palsy)는 겨드랑이에 장시간 목발을 걸쳐서 발생한다.

(6) 많은 경우에서 자연회복된다.
3개월간 기다려보고 회복이 안되면 수술한다.

(7) 요골신경 마비 (노신경 마비), 수근낙하 (손목떨굼, 손목처짐)
중수수지관절 (손허리손가락관절), 외부 압박 (external compression)

※ 우리말로 제정된 신의학용어 및 구의학용어

- wrist : 손목관절 (수근관절, 완관절)
- wrist drop : 손목떨굼 (수근낙하)
- flexion : 굽힘 (굴곡)
- flexor tendon :굽힘힘줄 (굴곡건, 굴건)
- extensor tendon : 폄힘줄 (신전건)
- dorsal flexion : 손등 굽힘 (배측굴곡, 후방굴곡)
- volar flexion : 손바닥쪽 굽힘 (장측굴곡, 전방굴곡)
- external rotation : 가쪽돌림 (외회전)
- internal rotation : 안쪽돌림 (내회전)
- abduction : 벌림 (외전)
- adduction : 모음 (내전)
- abductor pollicis longus m. (APL) : 긴엄지 벌림근 (장무지 외전근)
- extensor pollicis brevis m. (EPB) : 짧은엄지 폄근 (단무지 선근)
- thenar eminence : 엄지두덩 (무지구)
- thenar muscle : 엄지두덩 근육 (무지구근)

05 수부

1. 5th metacarpal neck Fx (제5중수골 경부골절) Boxer's Fx (복서 골절) 권투선수골절 (투사골절)

Hx : 20대 남자, 펀치치다가 수상당함

CC : hand painful swelling (제5중수골 부위)

(1) X-Ray : hand AP/oblique/Lat → 후방 각형성 (+)

(2) 척측 구형성 부목 (홈통형 부목, ulnar gutter splint) : 손목을 20도 후방 굴곡하고 중수수지 관절 (MPJ)을 70도 전방 굴곡해서 고정한다.

(3) Operation : 경피성 핀 고정술 (percutaneous pinning)

(4) Closed reduction은 안하고 splint 한다.
다음날 OPD 내원하여 수술 여부 결정함
입원하여 수술하는 것이 정확하게 정복되고 조기운동을 할 수 있다.

(5) 펀치를 치다가 일어나는제5 중수골 골절의 부위 :
① 두부골절 (머리, head)
② 경부골절 (목, neck) : 복서 골절, 권투선수 골절
③ 간부골절 (몸통, 골간, shaft)
④ 기저부골절 (바닥부, base) : 역벤네트골절

(6) ① 경부 골절은 중수골두로 다른 물체를 가격할 때 발생하므로 '권투선수 골절' 또는 '투사 골절'이라고 부른다.
② 제5 중수골 기저부에 관절내 골절이 있으면서 후내측으로 아탈구 되는 것을 역벤네트 골절 (reverse Bennett Fx) 이라고 부른다.

(7) 제5중수골 경부골절 (제5 손허리뼈 목골절), 투사 골절 (street fighter's Fx), 중수수지 관절 (손허리손가락 관절, MPJ)

- 5th metacarpal base Fx (제5중수골 기저부 골절)
- 5th metacarpal shaft Fx (제5중수골 간부 골절)

2. 4th, 5th metacarpal base Fx & dislocation (제4, 5중수골 기저부 골절 및 탈구)

Hx : 20세 남자, 펀치치다가 손이 심하게 부어서 내원함

CC : Rt hand deformity c̄ swelling

(제4, 5중수골 기저부)

PE : bone protrusion (후방으로 뼈가 튀어나옴)

→ 제4, 5 수근중수 관절 탈구 (CMC joint D/L)

CMC joint D/L (carpo-metacarpal joint dislocation)

(1) X-Ray : Rt hand AP/Lat/both dblique

→ lateral film (측면 사진)에서 후방 탈구가 나타난다.

Hand CT (3D) : 중수골의 후방 탈구를 확인할 수 있다.

(2) 완관절 탈구 도수정복술 (자 76 라, N 0764) :

가제를 데고 4, 5째 중수골을 traction하면서 뼈를 밀어 넣는다.

→ 들어가는 소리가 난다.

(3) 단상지 석고부목 (SA splint) : 손목을 20도 후방 굴곡하고 중수수지 관절을 70도 전방 굴곡시켜서 고정한다.

(4) X-Ray (PR) : Rt hand AP/Lat

(5) Admission & Op.

→ O/R & I/F c̄ K-wire (K-강선고정)

(6) X-Ray상 눈에 잘 띄지 않기 때문에 진단을 놓치는 것이 가장 큰 문제점이다. 주먹 가격후 척측 손등이 부어 있으면 철저하게 X-Ray를 확인하는 것이 중요하다. 매우 불안정한 골절이며 인대파열이 있기 때문에 수술 안하면 탈구가 재발될 수 있다.

(7) 제1 수근중수 관절 (CMC)은 운동 범위가 아주 넓은 관절이지만, 제4, 5 수근중수 관절 (CMC)은 의미 있는 관절 운동이 일어나지 않으며 인대에 의해 단단히 붙어 있다. 제4, 5 중수골은 하나의 골편으로 같이 배척측으로 골절 탈구된다. (전위)

(8) 제4, 5 중수골 기저부 골절 (제4, 5 손허리뼈 바닥부 골절)
수근중수 관절 (손목손허리 관절, CMC)

3. middle phalanx base avulsion Fx (중위지골 기저부 견열 골절)

Hx : 20대 남자, 농구공에 부딪힘

CC : finger (PIP joint) painful swelling (종창)

PIP joint (proximal interphalangeal joint)

(1) X-Ray : finger AP/Lat/both oblique

(2) 수지 부목 (finger splint, 알루미늄 부목) : 인접한 수지와 테이프로 고정 후 (동반 테이프) 30도 굴곡시켜 고정한다.

(3) 중위지골 기저부 관절내 골절이며 수장판의 견인에 의해 견열 골절이 발생한다. 견열 골절이 2mm 이상 전위가 있으면 Op. 한다.

(4) 중위지골 기저부 견열골절 (중간마디뼈 바닥부 견열골절)
근위지간 관절 (몸쪽 손가락뼈사이 관절, PIP joint), 견인 (traction)
수장판 (손바닥판)

4. Middle phalanx shaft Fx (중위지골 간부 골절)

Hx : 넘어져서 돌에 부딪힘

CC : finger middle phalanx (중위지골) painful swelling

(1) 수지골 골절 도수정복술 (자 64 마, N 0764) : 인대의 견인에 의해서 골편이 전위되어 각형성, 회전 변형이 발생한다. 각변형에 대해 반대 방향으로 힘을 주어 정복한다.

(2) 수지 부목 (finger splint, 알루미늄 부목) : 인접한 수지와 테이프로 고정후 (동반 테이프) 지간관절은 10도 굴곡시키고 중수수지관절은 70~80도 굴곡해서 고정한다.

(3) 중위지골 간부골절 (중간마디뼈 몸통골절)
알루미늄 부목 (aluminum splint)

5. Distal phalanx open Fx c̄ deep laceration (원위지골 개방성 골절 및 심부 열상)

Hx : 일하다가 기계에 다침, crushing injury (압궤손상)

CC : finger tip painful swelling c̄ deep laceration

X-Ray : finger AP/Lat

(1) betadine wet dressing

(2) 수지 부목 (알루미늄 부목), Admission & Op.

(3) 골절부위에 의한 분류 : 소방 골절은 압궤 손상에 의해 발생하며 분쇄 골절의 형태로 손톱의 손상을 동반한다.
① 소방골절 (tuft, 뭉치, 토리)
② 간부골절 (shaft, 몸통, 골간)
③ 기저부골절 (base, 바닥부)

(4) 폐쇄성 골절일 경우 손톱 밑에 혈종 (조갑하 혈종)은 18G needle로 손톱에 구멍을 뚫어 혈종을 배출시켜 통증을 경감시킨다.
원위지골골절시 손톱이 매우 좋은 부목 역할을 하고 있으므로 손톱을 빼면 안 된다.

(5) 원위지골 개방성 골절 (끝마디뼈개방성 골절), 손톱 (조갑판)
압궤손상 (으깸손상, 좌멸손상)

6. Finger deep laceration c̄ tendon rupture (수지 심부열상 및 인대 파열)

Hx : 칼에 다침

CC : finger deep laceration (심부열상)

(1) lidocain 마취 후, tendon rupture 확인함 (고무줄 묶고), saline irrigation, betadine wet dressing c̄ EB compression

(2) 항생제, 소염진통제, 파상풍 예방주사 (HTT)

(3) Admission & Op. (수술방에서 다음날 Op.)

(4) 입원하지 않으면 NPO from M/N (다음날 오전에 수술 예정)

(5) 인대파열과 신경손상 여부를 확인한다. 감각이상 (sensory change)이 있다면 신경손상 가능성이 있다.

(6) 지혈하기위하여 고무줄 묶는 방법은 먼저 거즈를 손가락에 감은후 거즈 위에 고무줄을 2번 손가락에 감은후 묶는다.

(7) 살점이 떨어진 (피부 및 연부조직 결손) 환자는 지방 조직을 가위로 떼버리고 피부에 칼로 구멍을 낸 후 피부이식 (skin graft)하는 식으로 피부를 붙여주며, 염증, 피부괴사 가능성을 설명한다.

(8) 인대 파열 (힘줄 파열)

7. Bony mallet finger (골성 추지) (원위지골 기저부 견열골절, distal phalanx base avulsion Fx)

Hx : 공에 다침. → baseball finger (야구수지)

CC : 4th finger drop (수지낙하) at DIP joint (원위지간관절)
→ flexion deformity (굴곡변형) at DIP joint

PE : DIP joint 에서 extension 이 안됨, zone I에서 신전건 파열

(1) X-Ray : 4th finger AP/Lat → avulsion Fx
(원위지골 기저 배부의 견열골절)

(2) Aluminum splint : 신전부목 (extension splint)

(3) Operation : K-wire fixation (K-강선고정) (6주간 고정)

(4) 골성 추지는 신전건의 종말부가 원위지골에 부착하는 부위에서견열골절이 발생하는 원위지골의 후방 관절면 골절이다. DIP joint에서 신전기능이 소실되어 신전장애가 생기며, 굴곡건의 영향으로 굴곡변형이 생긴다.

(5) 야구 수지 : 야구공과 같은 강한 힘이 DIP joint에 작용하여 굴곡력을 받았을 때 발생한다. 제1 구역 (zone 1)은 DIP joint의 배측부이다.

(6) 골성 추지 (뼈 망치손가락), 굴곡변형 (굽힘변형), 굴곡건 (굽힘힘줄)
신전건 (폄힘줄) 신전장애 (폄장애), 원위지골 (끝마디뼈)
원위지간 관절 (먼쪽 손가락 뼈사이 관절, 원위지절, DIP joint)

- **Tendinous mallet finger (건성 추지) : mallet → 망치**

(1) 건성 추지는 골절 없이 신전건 (종말건)이 파열되어 DIP joint에서 신전장애가 생긴다. (굴곡변형) X-Ray상 견열골절이 없다.

(2) 6~8주의 신전 수지부목으로 좋은 결과를 기대할 수 있다.

(3) 건성 추지 (힘줄 망치손가락)

8. 4th finger PIP joint dislocation (제4수지 근위지간 관절 후방탈구) (PIP : proximal interphalangeal)

Hx : 공에 다침

CC : finger deformity (PIP joint) c̄ swelling

(1) X-Ray : finger AP/Lat → 후방탈구 (+)

(2) 수지 관절탈구 도수정복술 (자 76 라, N 0764) : 종적 견인만 시행하면서 쉽게 정복된다. 만약 정복이 안 되는 경우에는 탈구된 원위부를 과신전시켜서 관절면을 접촉하게 한 후, 견인을 시행하면서 근위부를 후방으로 밀고 원위부를 앞쪽으로 밀어서 정복한다.

(3) Aluminum splint (3주간) : 옆 손가락과 동반테이프를 붙인다.
30도 굴곡시킨 상태에서 고정한다.

(4) X-Ray (PR) : finger AP/Lat (PR : postreduction)

(5) 근위지간관절 (PIP)의 과신전 손상으로 수장판 손상과 측부인대 손상이 동반되면서 후방 탈구가 발생하게 된다.

(6) 4, 5th finger D/L의 경우 ulnar gutter splint도 가능하다.

(7) 전방 탈구의 경우에는 수술하는 것이 좋다.

(8) 근위지간 관절탈구 (몸쪽 손가락뼈사이 관절탈구)
수장판 (volar plate), 과신전 (hyperextension)

9. Nail injury (조갑부 손상) nail breakage (조갑 파열) nailbed laceration (조상 열상)

Hx : finger tip (손가락 끝)을 쇠에 다침

CC : Nail crushing injury (압궤손상), 조갑하 혈종

(1) X-Ray : finger AP/Lat

(2) Op. : nail extraction (자 20, N 0200) : 발조술 (손톱빼는 수술)
nailbed suture (Nylon 6-O) : 조상 봉합술

(3) 고무줄을 묶어서 지혈하고 손톱을 뺀 후, 손톱 바닥을 나이론 6-0로 섬세하게 봉합한다. 손톱의 양쪽을 약 1mm 정도 잘라 버리고 손톱을 제자리에 끼워 유지하는 것이 유용한 방법이다.

(4) 손톱 밑에 혈종 (조갑하 혈종)이 생긴 경우는 18G needle로 손톱에 구멍을 뚫어 혈종을 제거하고 수지 부목으로고정한다.

(5) 조갑부 손상 (손톱 손상), 조상 (손톱 바닥, nailbed)
조갑하 혈종 (손톱아래혈종), 압궤 손상 (으깸 손상)

10. Trigger finger (방아쇠 수지, 용수지) Trigger thumb (방아쇠 무지)

Hx : 50대 남자, 며칠간 삽질한 후 손가락을 구부렸다 펴면 “탁”하고 소리가 나면서 펴짐

CC : snapping sound (탄발음)을 느끼거나 들을 수 있다.

(1) Tx : 소염진통제
스테로이드 (steroid) 건막내 주사

(2) Op. 가능성 (A1 활차 절개) : 수지 굴건이 비후되어 A1활차 통과시 힘겹게 통과하기 때문에 발생하는 현상이다.

(3) 손가락을 펴면 (신전), 결절이 A1 활차를 통과하면서 걸리다가 어느 순간 갑자기 툭소리 (탄발음)가 나면서 풀리는 것이, 방아쇠를 당길 때와 같은 느낌이라 하여 〈방아쇠 수지〉라고 한다.

(4) 무지나 제3,4 수지 (중지, 환지) 굴건에 많이 발생하며, 수지 굴건에 결절이나 방추상 종창이 촉지되기도 한다. 결절은 중수골두의 전방 또는 중수수지관절 (MPJ) 전방에서 만져진다.

(5) 방아쇠 수지 (방아쇠 손가락), 방아쇠 무지 (방아쇠 엄지손가락)
활차 (도르래), 굴건 (굴곡건, 굽힘힘줄), 결절 (nodule)

11. 기타

1) Nail 주위 infection (손톱주위 감염)

(1) 손톱주위염 (Paronychia) : 손톱 주위에 농양이 생긴다. 농양이 생긴 손톱의 외측부분을 제거한다.

(2) 생인손 (Felon) : 수지단의 염증이며 I&D (절개 및 배액)
수지단 (손가락끝) 피하농양 (finger tip subcutaneous abscess)

2) Metacarpal head Fx (중수골두 골절)

Hx : 벽을 침

(1) 관절내 골절이며 압좌상에 의한 분쇄골절인 경우가 많다.

(2) 단상지 석고부목 (SA splint)

(3) 중수골두 골절 (손허리뼈머리 골절)

3) Thumb metacarpal base Fx (무지 중수골 기저부 골절)

벤네트 골절 (Bennett Fx) : 관절내 골절

(1) 무지 수상 석고부목 (thumb spica splint)

(2) 제1수근중수 관절 (CMC joint)은 운동범위가 매우 넓은 관절이다. 제1 중수골 기저부 관절내 골절이 있으면서 나머지 중수골이 외측 후방으로 탈구된다. (골절과 탈구가 동반된다.)

(3) 무지 중수골 기저부 골절 (엄지손가락 손허리뼈 바닥부 골절)

4) web space (물갈퀴 공간)

손가락 사이에 있는 지방으로 채워진 부분으로 한 손에 4개가 있다.

5) 수근골 (carpal bone)

(1) 근위열 : ① 주상골 (Scaphoid) : 손배뼈
② 월상골 (Lunate) : 반달뼈
③ 삼각골 (Triquetrum) : 세모뼈
④ 두상골 (Pisiform) : 콩알뼈

(2) 원위열 : ① 대다각골 (Trapezium) : 큰마름뼈
② 소다각골 (Trapezoid) : 작은마름뼈
③ 유두골 (Capitate) : 알머리뼈
④ 유구골 (Hamate) : 갈고리뼈

(3) 수근골은 8개의 뼈가 2줄로 배열되어 있다.

(4) 수근골 (손목뼈), 근위열 (몸쪽 줄), 원위열 (먼쪽 줄)

※ 우리말로 제정된 신의학용어 및 구의학용어

- hand : 손 (수부)
- carpal bone : 손목뼈 (수근골)
- carpo-metacarpal joint (CMC) : 손목손허리 관절 (수근중수 관절)
- metacarpal bone : 손허리뼈 (중수골)
- metacarpal head : 손허리뼈 머리 (중수골두)
- metacarpo-phalangeal joint (MPJ) : 손허리손가락 관절 (중수수지관절)
- proximal interphalangeal joint (PIP) : 몸쪽 손가락뼈사이 관절 (근위지간 관절)
- distal interphalageal joint (DIP) : 먼쪽 손가락뼈사이 관절 (원위지간 관절)
- proximal phalanx base : 첫마디뼈 바닥부 (근위지골기저부)
- middle phalanx : 중간마디뼈 (중위지골)
- distal phalanx : 끝마디뼈 (원위지골)
- crushing injury : 으깸손상 (압궤손상)
- nailbed : 손톱바닥 (조상, 조갑상)
- nail plate : 손톱 (조갑판)
- volar plate : 손바닥판 (수장판)
- mallet finger : 망치 손가락 (추지, 망치수지)
- trigger finger : 방아쇠 손가락 (방아쇠 수지)

06 골반

1. Pelvic bone Fx (골반 골절) : Iliac bone Fx (장골 골절) sup & inf pubic ramus Fx (치골 상하지 골절)

Hx : autoby TA (오토바이 타고 가다가 승용차와 추돌)

CC : Rt hip (고관절) painful LOM (운동제한)

(1) X-Ray : pelvis AP, Rt hip AP/Lat

inlet & outlet view (입구상, 출구상)

(2) Fluid Tx (1L는 빨리 준다), check V/S $\bar{q}$ 1 hr (ER에서)

CBC F/U $\bar{q}$ 4 hr, Foley insert $\bar{c}$ urin meter

(3) P/C 2 pints X-matching → transfusion (수혈) 가능성 (+)

(4) 골반 골절에 의한 사망의 60%가 출혈이 원인이다. 활력 징후를 자주 측정하여 초기 응급처치를 해야한다. 골반에 측방 압박손상이 가해지면, 충격부위의 치골지 골절과 장골익의 초승달 모양의 골절이 나타난다. (측방 압박손상 제2형)

(5) 다발성 외상이 있거나, 의식이 나쁜 경우 또는 하지에 중요한 골절이 있는 경우에는 항상 pelvis AP를 촬영하여 골반 골절 여부를 확인해야 한다. 골반 사진은 즉시 판독하여, 그 자리에서 추가 촬영을 지시하여, 필요 없는 환자의 이동을 막아야 한다.

(6) Pelvis CT는 골반내 장기 손상 여부를 알 수 있으며 골반골절에서는 필수적인 검사이다. 환자의 위치 변경 없이 골절의 정도를 정확하게 판정할 수 있고 천골과 비구 부위의 손상 여부, 후복막 혈종의 유무를 알 수 있다.

(7) 골반 골절이 있는 경우 그 골절면으로부터 대개 500cc 이상의 출혈이 있으며 골절자체만으로도 순환혈액량 감소에 의한 쇼크에 빠질 수 있다. (hypovolemic shock)

(8) 50%에서 동반 손상이 있다. 사망률 : 10~20%
(혈관 손상, 골반내 장기손상, 후복막 출혈)

(9) Admission order : ABR, P/C 2 pints transfusion
CBC & electrolyte $\bar{q}$ 4 hr × 2, check I/O
Fluid Tx (3 L), check V/S (활력 징후) $\bar{c}$ 2hr
지혈제주사 tid (transamin)

(10) pelvis AP/inlet/outlet, 세 가지 사진이 골반 골절의 기본적인 사진이다. 추가로 pelvis both oblique (골반 양사면)를 찍는 경우도 있다.

(11) 장골 골절 (엉덩뼈 골절), 치골 상하지 골절 (두덩뼈 위아래가지 골절), 후복막 출혈 (retroperitoneal hemorrhage), 활력 증후 (vital sign, V/S), 측방 압박손상 (가쪽 압박손상, lateral compression injury)

2. Coccyx Fx (미골 골절) (= Coccygeal Fx)

Hx : 엉덩방아 찧으면서 수상당함

CC : coccyx pain (미골부 동통)

X-Ray : coccyx AP/Lat

(1) 소염진통제 : 동통은 수 개월까지 지속될 수 있다.

(2) 미골이 다른 곳에 닿지 않도록 보호하는 것 이외에 특별한 치료를 요하지 않는다. 도너츠 같이 가운데 구멍이 뚫린 방석을 사용하여 바닥에 닿지 않도록 보호한다.

(3) 미골 골절 (꼬리뼈 골절)

3. Acetabular Fx c̄ femur Fx (비구 골절 및 대퇴골 골절)

Hx : incar TA (승용차 조수석에 타고 가다가 TA)

X-Ray : femur AP/Lat, pelvis AP

both hip lateral

(1) 고수상 석고부목 (hip spica splint)

(2) pelvis CT (3D) : X-Ray에서 확실치 않은 골절을 진단한다. 비구는 대퇴 골두와 함께 고관절을 이루며 대퇴골두가 비구에 충격을 가해 비구 골절이 발생한다.

(3) 비구 골절 (절구 골절), 대퇴골 골절 (넙다리뼈 골절)

대퇴골두 (넙다리뼈 머리)

4. Acetabular Fx c̄ inf pubic ramus Fx (비구 골절 및 치골하지 골절)

CC : Rt hip pain (고관절 통증), Rt inguinal area pain (서혜부 통증)

PE : Rt. hip painful LOM (+) 서거나 걷지 못함 (누워 있음)

X-Ray : pelvis AP, both hip lateral

inlet & outlet view (입구상, 출구상)

(1) 비구는 반구형의 구조물로서 전하방 1/5은 치골에 의해 이루어진다.

(2) pelvis CT (3D) : 관절면의 손상 여부를 좀 더 정확히 알 수 있다.

(3) 비구 골절 (절구 골절), 치골하지 골절 (두덩뼈 아래가지 골절)

고관절 (엉덩관절)

※ 우리말로 제정된 신의학용어 및 구의학용어

- pelvis : 골반 (볼기뼈+천골+미골)
- hip bone : 볼기뼈 (장골+좌골+치골)
- ilium : 엉덩뼈 (장골)
- iliac wing : 엉덩뼈날개 (장골익)
- iliopsoas muscle : 엉덩허리근 (장요근)
- anterior superior iliac spine : 위앞 엉덩뼈가시 (전상 장골극)
- ischium : 궁둥뼈 (좌골)
- pubis : 두덩뼈 (치골)
- pubic ramus : 두덩뼈가지 (치골지)
- sacrum : 엉치뼈 (천골)
- sacroiliac joint : 엉치엉덩관절 (천장관절)
- coccyx : 꼬리뼈 (미골)
- acetabulum : 볼기뼈절구 (비구)
- abduction : 벌림 (외전)
- abductor muscle : 벌림근 (외전근)
- adduction : 모음 (내전)
- adductor muscle : 모음근 (내전근)
- inguinal area : 샅고랑 부위 (서혜부)
- sciatic nerve : 궁둥 신경 (좌골 신경)

07 고관절부

1. Femur neck Fx (대퇴골 경부 골절)

Hx : 70대 여자. 육교에서 넘어져서 Rt hip를 땅바닥에 부딪힘.

CC : Rt hip (고관절) painful LOM (운동제한)

PE : 하지를 움직이지 못한다. 고관절을 움직이면 심한 통증을 호소한다.
하지의 외회전 변형 → 다리가 외측으로 돌아가 있다.

(1) X-Ray : pelvis AP, Rt hip AP/Lat, Rt femur AP/Lat, chest AP
hip joint CT (3D) : 대퇴골 경부 골절은 X-Ray상 정상으로 보일 수 있으며 오진하기가 쉽다. 반드시 CT를 찍어 정밀 진단이 필요하다.

(2) 진통제 주사, Foley insert c urine bag (유치카테터 설치)
Admission & Op. : 금속 내고정술 또는 인공관절 치환술을 시행한다.

(3) 합병증 : 대퇴골두의 혈액순환장애로 무혈성 괴사가 생길 수 있다.
(AVN : avascular necrosis, 무혈성괴사).

(4) 비전위 골절에서는 서혜부나 대퇴부에 동통을 호소할뿐 걷는 것도 가능하다.

(5) 금속 내고정술보다 인공관절 치환술을 하면 수술 후에 빨리 걸을 수 있고 회복이 빨리된다. 나이가 많아서 수술의 위험성이 있고, 모든 장기가 쇠약해져 있고 앞으로 살날이 1년 밖에 안된다고 하더라도 수술을 하는 것이 대부분이다. 수술을 안하면 하루 종일 누워 있기 때문에 욕창이 생기고, 심한 통증이 때문에 견딜 수 없으며, 산송장처럼 비참하게 될 수 있다는 것을 설명한다.

(6) 과거에는 부목과 피부 견인술을 시행하였으나 현재는 약간의 고관절 굴곡, 외회전 상태에서 무릎아래 베개를 넣어주어 편안한 위치를 유지

시킨다. 폐기능검사, 심장 초음파검사, 내과 협의진찰 (consult) 한 후 2~3일 후에 수술한다.

(7) 대퇴골 경부 골절 (넙다리뼈목 골절), 고관절 (엉덩관절), 외회전 (가쪽 돌림), 인공관절 치환술 (THR), THR (total hip replacement), THR → bipolar arthroplasty

2. Femur intertrochanteric Fx (대퇴골 전자간 골절) 분쇄 골절 (+) 전위성 (+)

Hx : 70대 여자, 방에서 slip down되어 수상당함

CC : Rt hip (고관절) painful LOM (운동제한)

PE : 하지의 rotation (외회전변형) → 다리가 돌아가 있다.

경부 골절에 비해 외회전 변형의 정도가 심하다.

(1) 대퇴골 경부 골절보다 발생 빈도가 4배 정도 많고, 더 고령에서 발생하며 골다공증이 심한 경우가 많고 사망률이 더 높다. 경부 골절에서는 대퇴골두 무혈성괴사가 흔한 합병증이나 (11~80%), 전자간 골절에서는 무혈성괴사가 드물다.

(2) Admission & Op. 〈금속 내고정술〉을 시행한다.

대퇴골 경부골절에서는 처음부터 인공관절 치환술 (THR)을 할 수 있는 중요한 치료인 반면, 전자간 골절에서 처음부터 인공관절 치환술을 하는 것은 확실하지 않다.

(3) 대퇴골 전자간 골절 (넙다리뼈 돌기사이 골절)

3. Hip posterior dislocation (고관절 후방탈구)

Hx : incar TA (승용차 조수석에 타고가다가 TA)

CC : Rt hip pain (고관절동통) c̄ deformity (변형)

PE : 대퇴가 내전 및 내회전 되어 있다.

→ 후방 탈구를 의심한다.

(1) X-Ray : pelvis AP, Rt hip AP. Lat, Rt femur AP/Lat

→ 대퇴 골두가 후상방으로 전위되어 있다.

(2) pelvis CT (3D) : 대퇴 골두의 후방 탈구를 확실히 알 수 있다. X-Ray에 나타나지 않는 골절을 진단하는데 필수적인 진단 방법이며 대퇴골두, 비구의 골절 여부를 확인한다.

(3) Notify to OS Dept : 전신 마취 또는 척추 마취 하에서 closed reduction (도수정복)을 하는 경우도 있다.

(4) 고관절탈구 도수정복술 (자 76-가, N 0761) :

스팀슨법 (Stimson method) : 정상다리를 짚고 엎드린다. (복와위)

탈구된 다리 슬관절을 90°굴곡시키고 발을 잡고 종아리 부분을 술자의 hip로 누른다. 1~2분 후에 reduction 됨

(5) X-Ray (PR) : pelvis AP

(6) 동반 손상 : 비구 골절, 대퇴골두 골절, 대퇴골 간부골절, 좌골신경 손상, 슬관절 인대손상이 동반될 수 있다. 차의 앞자리에 앉았을 때 정면 충돌의 교통사고에서 발생하는 계기반 손상 (dashboard injury)에 의해 잘 일어나며 고관절 탈구의 90%가 후방 탈구이다.

(7) 도수 정복한 후 입원하여 2주간 피부견인 또는 골견인하고 걷지 못하게 한다. 다리를 내전시키면 또 빠질 수가 있으므로, 다리를 외전 상태로 유지해야 한다. 응급실에서 벼개를 무릎 사이에 대고 붕대로 두 다리를 감아서 고정 시킨후 입원시킨다.

(8) 합병증 : 도수정복 불가능한 〈비가역성 후방탈구〉의 경우는 전신마취하여 정복한다. 좌골신경 마비, 재탈구, 대퇴골두 무혈성 괴사 (AVN)

(9) 고관절 후방탈구 (엉덩관절 뒤쪽탈구), 내전 (모음), 외전 (벌림)

내회전 (안쪽돌림), 비구골절 (절구골절), 복와위 (prone position)

좌골신경 (궁둥신경), 대퇴골두 골절 (넙다리뼈머리 골절)

피부견인 (skin traction)

4. Hip anterior dislocation (고관절 전방탈구)

PE : 대퇴가 외전 및 외회전 되어 있다. → 전방 탈구를 의심한다.
대퇴골두를 촉지할 수 있다.

X-Ray : pelviis AP, Rt hip AP/Lat, Rt femur AP/Lat
→ 대퇴골두가 전하방으로 전위되어 있다.

(1) 대퇴부를 외전, 외회전 상태에서 슬관절이 계기판에 부딪쳐 발생하며, (계기반 손상) 후방탈구에 비해 드물게 나타난다.

(2) Pelvis CT (3D) : 대퇴골두의 전방탈구를 확실히 알 수 있다. 동반 골절을 확인한다. (비구골절, 대퇴골두골절, 대퇴골간부골절)

(3) 원래 후방탈구시 사용하는 방법인 스팀손법으로 전방탈구시에도 동일한 방법을 시행할 수 있다.

(4) 고관절 전방탈구 (엉덩관절 앞쪽탈구)

5. 기타

1) Femur greater trochanter Fx (avulsion Fx) (대퇴골 대전자 견열 골절)

Hx : 30대 남자, 대전자부에 쇠가 부딪힘

CC : 대전자부 동통 (pain on greater trochanter)

PE : 대전자부 압통 (tenderness)

(1) 고수상 석고부목 (hip spica splint) 하지를 외전시켜 고정한다.

(2) 대전자부에 직접 외상이 가해져서 발생하며 1cm 이상 전위가 있는 경우에는 수술한다.

(3) 대퇴골 대전자 견열골절 (넙다리뼈 큰돌기 견열골절)

2) Femur lesser trochanter Fx (avulsion Fx) (대퇴골 소전자 견열 골절)

Hx : 15세 남자, 심하게 운동한 후 발생함 (장요근이 강하게 수축해서 생김)

PE : 러드로프 징후 (Ludloff sign) : 앉은 위치에서 하지를 올릴 수 없다.

고관절 굴곡을 못하는 것이며 장요근의 손상을 나타낸다.

(1) bed rest (침상안정), 석고부목은 필요하지 않다.

(2) 12~16세 사이에서 호발하며 장요근이 강하게 수축하여 소전자 골단을 견열시킨다. 2cm 이상 전위가 있으면 수술한다.

(3) 대퇴골 소전자 견열골절 (넙다리뼈 작은돌기 견열골절)
장요근 (엉덩허리근), 고관절 굴곡 (엉덩관절 굽힘)

3) Femur subtrochanteric Fx (대퇴골 전자하 골절)

정의 : 소전자와 소전자에서 하방 5cm 사이에서 골절됨

PE : 대퇴부는 짧아지고 (단축), 많은 통증과 변형을 일으킨다.
대퇴골 간부 (대퇴골간)은 내전근에 의해 내전 변형된다. (각형성)

(1) 고구상 석고부목 (hip spica splint) : 대퇴부 출혈에 의한 저혈량성 쇼크 (hypovolemic shock)에 주의한다.

(2) admission & Op. (금속 내고정술)

(3) 대퇴골 전자하 골절 (넙다리뼈 돌기아래 골절), 각형성 (angulation)
내전 (모음), 내전근 (모음근), 대퇴골 간부 (넙다리뼈 몸통)

4) Transient synovitis of hip (일과성 고관절 활액막염)

CC : 5세 남아, 오늘 저녁부터 갑자기 오른발을 딛지 못하고 걷지 못해서 내원하였다. 다친 적은 없으며 1주일 전부터 감기 증상이 있었다.

S/R : 파행 (limping), 우측 서혜부, 고관절부 통증, 감기증상 (URI Sx)
가벼운 외상 병력 (trauma Hx)

X-Ray : pelvis AP

(1) 3~8세에 호발하며 소아 고관절 통증의 가장 흔한 원인이다. 소아에 발생하는 고관절의 비특이성 염증질환으로 아픈 다리를 딛지 않으려는 특징이 있으며 특별한 치료 없이도 저절로 치유된다.

(2) 소염진통제, 침상 안정가료 (bed rest), 체중 부하를 금한다.

(3) 걷지 못하게 하고 침상 안정가료를 위해 입원하는 경우도 있으며

MRI를 찍는 경우도 있다.

(4) 일과성 고관절 활액막염 (일과성 엉덩관절 윤활막염)

파행 (절름거림), 서혜부 (샅고랑부위)

5) AVN of femoral head (대퇴골두 무혈성 괴사) (AVN : avascular necrosis)

CC : 서혜부 pain (inguinal area)

PE : 패트릭 검사 (patrick test) : 환측 발목을 반대편 건측 무릎 위에 올려 놓는다. 한손으로 건측 전상 장골극을 고정하고 다른 손으로 환측 무릎을 눌러서 고관절의 통증 여부를 확인한다.

X-Ray : pelvis AP → 대퇴골두 골음영의 변화가 있다.

원인 : ① 과도한 음주 : 가장 흔하다.

② 스테로이드제 투여

③ 외상 : 대퇴골 경부골절, 고관절 탈구

(1) Op. : 인공관절치환술 (THR)

(2) 대퇴골두 무혈성괴사 (넙다리뼈머리 무혈성괴사)

전상 장골극 (위앞 엉덩뼈가시)

※ 우리말로 제정된 신의학용어 및 구의학용어

- hip joint : 엉덩관절 (고관절)
- hip flexion : 엉덩관절 굽힘 (고관절 굴곡)
- feumr neck : 넙다리뼈목 (대퇴골 경부)
- femoral head : 넙다리뼈 머리 (대퇴골두)
- femoral shaft : 넙다리뼈 줄기 (대퇴골간, 대퇴골 간부)
- femur greater trochanter : 넙다리뼈 큰돌기 (대퇴골 대전자)
- femur lesser trochanter : 넙다리뼈 작은돌기 (대퇴골 소전자)
- femur intertrochanteric : 넙다리뼈 돌기사이 (대퇴골 전자간)

08 대퇴부, 슬관절부

1. Femur shaft Fx (대퇴골 간부 골절)

Hx : outcar TA (길을 건너다 승용차에 부딪힘)

CC : 대퇴부의 deformity (변형)

shortening (단축), swelling (종창)

(1) X-Ray : relvis AP, hip AP, femur AP/Lat, knee AP/Lat

골반부, 고관절, 슬관절을 포함해서 X-Ray를 찍고 splint를 댄다.

출혈이 심해서 쇽 (shock)의 발생 가능성이 있기 때문에 splint를 먼저 댄후에 다시 여러 가지 X-Ray를 찍는다.

(2) 진통제 주사 (pain killer) : X-Ray를 찍기 전에 준다.

(3) 대퇴골 골절 도수정복술 (자 64 가, N 0641) : 무릎을 구부린채로 하퇴부를 땡겨서 뼈를 맞춘후 splint를 댄다.

(4) 고관절 수상 석고부목 (hip spica splint) : 하퇴부를 땡기면서 splint한다. hip까지 splint를 대고 먼저 thigh. Hip을 감은후 다리로 내려온다.

(5) femur CT (3D) : X-Ray상 대퇴골 간부 골절과 동반된 대퇴골 경부골절을 발견하지 못하는 경우가 있어서 CT를 찍는 경우도 있다.

(6) P/C 2 pt X-matching → BP가 떨어지면 빨리 피를 준다.

(7) 평균 출혈량 1200cc → hypovolemic shock이 발생할 수 있다.

(8) 동반 손상 : 골반 골절, 고관절 골절 (대퇴골 경부골절, 전자간 골절),
슬관절 손상 (인대 손상, 반월상연골 손상)

→ 고관절은 환자가 움직일 수 없기 때문에 서혜부와 둔부의 촉진이 중요하다. 골반이나 고관절부에 종창이 있는 경우는 골절을 의심한다. 슬관절 부위도 촉진으로 손상을 의심할 수 있다.

(9) 골격 견인 (skeletal traction)은 경골 결절에 강선을 삽입하여 견인하는 것이며 수술전까지 골절부위를 정복하고 단축된 대퇴골의 길이를 정상으로 유지할 수 있다.

(10) 지방 색전증 (fat embolism) 가능성을 설명한다. 골반이나 하지 골절의 10%에서 발생하며, 다친 후 2~3일 후에 나타나고, 골절 시 발생한 미세한 지방이 폐나 뇌의 혈관을 막아서 호흡곤란이나 의식장애가 나타난다.

(11) 대퇴골 간부골절 (대퇴골간 골절, 넙다리뼈 줄기골절),
넓적다리 (대퇴부) : 부위를 가르킬 때만 쓴다.
넙다리 : 다른 용어와 붙어 합성어를 이룰 때 쓴다.

2. Patella Fx (슬개골 골절)

Hx : 20대 남자가 오토바이 타고 가다가 넘어지면서 아스팔트에 무릎을 세게 부딪힘

CC : ① 슬개골 부위에 종창이 심하다.
② 무릎을 움직이지 못하고 걷지 못함 (파행)

(1) X-Ray : knee AP/Lat
patella tangential view

(2) 장하지 석고부목 (LL splint) : 과신전되지 않을 정도로 신전 (extension)해서 고정한다.

(3) Admission & Op. : hemarthrosis (혈관절증)
→ 입원 후 needle aspiration (관절천자)을 시행한다.

(4) 이분 슬개골과 상외측의 골절과 감별진단을 요한다. : 간혹 슬개골의 상외측에 보이며 선이 매끄럽다 (smooth). 건측에도 같은 소견이 있으면 감별하기가 용이하나 한쪽에만 있으면 knee CT가 도움이 된다.

(5) 수술하는 경우는 관절내 골절로서 전위가 3mm 이상 이거나 관절면의 층형성 (step-off)이 2mm 이상일 때 적용된다.

(6) 슬개골 골절 (무릎뼈 골절), 이분 슬개골 (이분 무릎뼈)

3. Proximal tibia Fx (경골 근위부 골절) : Tibia lateral condyle Fx (근위경골 외과부 골절)

Hx : 계단에서 미끄러져 굴러 떨어짐 (fall down)

CC : knee (무릎) painful swelling

(1) X-Ray : knee AP/Lat, patella tangential view

tibia AP/Lat, chest AP

knee CT (3D) : 함몰 골절편의 부위와 양을 알 수 있다.

(2) LL splint, hemarthrosis (혈관절증) → 관절천자

(needle aspiration : fresh blood c̄ multiple fat)

(3) 사고 원인은 추락에 의한 사고이거나 보행자 교통사고로 차의 범퍼 (bumper)에 부딪혀서 발생할 수 있다. (범퍼 골절)

(4) 경골 외측 고평부 골절시 동반손상 :

① 외측 반월상연골 파열 (가쪽 반달연골, lateral meniscus)

② 내측 측부인대 파열 (안쪽 곁인대, MCL)

③ 전방 십자인대 파열 (앞십자인대, ACL)

(5) 경골 고평부 (plateau, 플라토) : 경골 상단에 있는 넓고 평평한 부분을 〈고평부〉라고 하며, 경골 근위부의 관절면을 말한다. 고평부는 해발고도가 600미터 이상에 있는 넓은 벌판을 말한다.

(6) 경골 근위부골절 (정강뼈 몸쪽 골절)

근위경골 외과부골절 (몸쪽정강뼈 가쪽관절융기 골절)

경골 외측 고평부 골절 (정강뼈 가쪽 고평부 골절)

4. Patella dislocation (lateral) (슬개골 외측 탈구)

Hx : 10세 여아, 걷다가 넘어지면서 소리가 났다고 함

PE : knee flexion 상태로 내원하였고 patella가 탈구되어 외측에 위치함

CC : patella deformity (슬개골 변형)

(1) X-Ray : both knee AP/Lat, both patella tangential view

(2) 슬관절탈구 도수정복술 (자 76 다, N 0763) : 굴곡된 슬관절을 부드럽게 신전시키고, 고관절을 굴곡시켜 대퇴사두근을 이완시키면 쉽게 정복된다. 간혹 슬개골을 가볍게 미는 정도로 정복된다.

(3) Cylinder splint : 신전위로 6주간 고정한다.

(4) 합병증 : ① 습관성 탈구

② 혈관절증이 있으면 골연골 골절을 의심할 수 있다.

→ needle aspiration (관절천자)

(5) 슬개골 외측탈구 (무릎뼈 가쪽탈구), 슬관절 (무릎관절)
고관절 (엉덩관절), 신전 (폄), 대퇴사두근 (넙다리 네갈래근)

5. MCL rupture, Rt knee (내측 측부인대 파열) (MCL : medial collateral ligament)

Hx : 운동하다가 다침, valgus stress (외반력)가 있었음

CC : Rt knee pain (+), limping (파행, 절름거림)

PE : tender (+) on MCL site (내측측부인대부위)

valgus stress test (외반 긴장 검사)

instability (불안정성) on medial side,

McMurray test (−)

(1) X-Ray : Rt knee AP/Lat valgus stress view, both knee

(2) 원통형 석고부목 (cylinder splint) : 슬관절을 약간 굴곡시키고 내전위에서 고정한다. 목발 (crutch) 보행

(3) MRI : MCL rupture 확인, 파열 정도를 알 수 있다.

(4) 외반 스트레스검사 (긴장검사) : 한손으로 대퇴 원위부 외측을 고정하고 다른 한손으로 족관절 부위를 잡고 외반력을 가하여 내측 관절 간격

이 벌어지는 정도를 검사한다.

① 30도 굴곡위에서 양성 : 내측 측부인대의 단독손상

② 완전 신전위에서 양성 : 내측 측부인대와 십자인대 동반손상

(5) 외반 스트레스 촬영 (긴장촬영) : 관절간격이 5~8mm만 되어도 심각한 파열을 의미한다. (관절간격이 1~2mm가 정상이다.)

(6) 불행 3주징 (unhappy triad) : 외력이 심한 경우, 외전과 함께 외회전이 동반되는 경우가 많다.

① 내측 측부인대 파열 (안쪽 곁인대, MCL)

② 내측 반월상연골 파열 (안쪽 반달연골, medial meniscus)

③ 전방 십자인대 파열 (앞십자인대, ACL)

(7) 내측 측부인대 파열 (안쪽 곁인대 파열), 외전 (벌림), 내전 (모음) 외반력 (밖굽이힘), 불행 3주징 (불행 세징후), 외반 긴장촬영 (강제 밖굽이촬영), 외반 긴장검사 (강제 밖굽이검사)

6. Meniscus injury, Rt knee (반월상 연골 손상)

Hx : 15세 여자, 책상다리하고 앉아 있다가 일어서면서 심한 통증과 다리를 못폄, 전에도 비슷한 증상이 있었음

CC : ① 다리를 못 편다 : locking (잠김)

② extension block (신전제한, 걸려서 안 펴진다.)

PE : LOM (+) knee joint : 45°이상 펴지 못함 (구부리고 있음)

(1) X-Ray : both knee AP/Lat both patella tangential view

(2) Admission → MRI, 관절경검사 (Arthroscopy)

원통형 석고부목 (cylinder splint) 목발 (crutch) 보행

(3) 잠김현상은 굴곡자세에서 운동제한이 오는 증상이다. 반월상 연골이 파열되어 파열된 연골편이 관절면 사이에 전위되어 감돈을 일으키는 것이 원인이며 수술적 치료가 필요하다.

(4) 맥머리 검사 (McMurray test) : 슬관절을 최대 굴곡한 후 족관절부를

잡고 하퇴를 회전시키면서 서서히 신전시킨다. 내회전으로 외측 연골손상을, 외회전으로 내측 연골손상을 진단할 수 있다.

(5) 지면에 고정된 하퇴에 대한 대퇴의 내회전이 가해지면 내측 반월상연골이 파열된다. 반월상 연골손상의 약 1/3에서 전방 십자인대 (ACL) 손상과 동반되며, 경골 고평부 골절에서도 연골손상이 흔히 동반된다.

(6) 반월상연골 손상 (반달연골 손상). 내회전 (안쪽돌림), 외회전 (가쪽돌림), 잠김현상 (잠김증상), 내측 반월상 연골 (안쪽 반달연골)

7. ACL injury (전방 십자인대 손상) (ACL : anterior cruciate ligament)

Hx : outcar TA (길 건너다가 승용차와 부딪힘)

CC : knee (슬관절) painful swelling (종창)

PE : anterior drawer test (전방 전위검사)

→ 경골이 전방으로 5mm 이상 전위된다.

instability (+) (불안정성)

LOM (+) (운동제한), 슬혈관절증 (hemarthrosis)

(1) 장하지석고부목 (LL splint)

(2) 전방전위검사 : 슬관절을 90도 굴곡하여 경골 근위부를 전방으로 견인하여 경골의 전위 정도를 측정한다.

Grade 0 : 2mm 이하의 전위

Grade 1 : 3~5mm의 전위

Grade 2 : 6~10mm의 전위 → 부분파열

Grade 3 : 11mm 이상의 전위 → 완전파열

(3) Admission & Op. → MRI, 관절경 검사

(4) 전방 십자인대 손상 (앞십자인대 손상), Grade 1 (제1급)
전방 전위검사 (전방 견인검사)

8. PCL injury (후방 십자인대 손상) (PCL : posterior cruciate ligament)

Hx : incar TA (승용차 조수석에 타고 가다가 교통사고)
계기반 손상 (dashboard injury)

CC : knee (슬관절) painful swelling (종창)

PE : posterior drawer test (후방전위검사) → 경골이 후방으로 전위된다.

(1) 후방 전위 스트레스 촬영 : 슬관절을 90도 굴곡시키고 경골 근위부를 후방으로 밀어서 후방 전위정도를 측정한다. 측면 사진에서 경계는 대퇴과의 가장 후방과 경골 고평부의 가장 후방 사이의 간격이다.

Grade 1 : 0~5mm의 전위

Grade 2 : 6~10mm의 전위 → 부분파열

Grade 3 : 10mm이상의 전위 → 완전파열

(2) 장하지 석고부목 (LL splint) : 경골이 뒤쪽으로 전위됨→ 경골을 앞쪽으로 당기면서 splint 하고, 30도 굴곡위 상태로 고정한다.

(3) 후방 십자인대는 경골의 후방전위에 대한 저항의 95%를 담당한다. 후방 십자인대 손상은 슬관절 굴곡위에서 경골 근위부에 스트레스를 받음으로서 발생한다.

(4) 경골의 후방전위 (posterior sag) : 후방 십자인대가 파열되어 경골이 슬개골보다 이미 후방으로 전위되어 있는 경우는 후방 전위검사에서는 음성이고, 전방 전위검사에서 양성이다. 그러므로 후방 전위검사 전에 경골의 위치를 확인해야 한다. 정상적으로 경골 내과의 전연은 대퇴내과의 전연에 비해 전방으로 1cm 가량 돌출되어 있다.

(5) 후방 십자인대 손상 (뒤십자인대 손상), Grade 1 (제1급)
후방전위 스트레스 촬영 (posterior drawer stress view), 경골 (정강뼈)
슬개골 (무릎뼈), 후방 전위검사 (후방 견인검사)

9. 기타

1) Osgood-Schlatter's disease (오스굳씨 병)

CC : 12세 남자, both tibial tuberosity (경골결절) pain

X-Ray : both knee Ap/Lat

(1) 원통형 캐스트 (cylinder cast) : 신전 상태로 고정한다.

(2) tibial tuberosity의 partial separation → 슬개건의 견인에 의해서 경골결절 골단이 혀모양으로 부분적 분리가 된다. (10~15세)

(3) 대퇴사두근이 슬개건이 되어 슬개골 앞을 지나 경골 결절에 붙는다. 달리기 등 강력한 대퇴사두근의 수축으로 동통이 심해진다.

(4) 경골결절 (정강뼈 거친면), 골단 (뼈끝, epiphysis), 슬개건 (무릎인대) 슬개골 (무릎뼈), 대퇴사두근 (넙다리 네갈래근)

2) Prepatella bursitis (슬개전 점액낭염)

housemaid knee (무릎을 꿇고 일을 하는 사람)

(1) 가정부 무릎 (housemaid knee) : 무릎을 꿇고 일하는 사람에게 발생한다. 점액낭염은 점액낭의 염증이 생겨서 동통과 종창등을 일으킨다.

(2) 점액낭 천자 (aspiration)후 스테로이드 주사하고 탄력붕대로 압박한다.

(3) 슬개전 점액낭염 (무릎뼈앞 윤활주머니염)

3) Popliteal cyst (슬와 낭종)

Baker cyst

popliteal fossa (슬와부)에 생김

(1) 베이커 낭종 (Baker cyst)은 베이커에 의해서 기술된 질환이며 슬와부에 생기는 점액낭이다. (슬와 낭종)

(2) 베이커 낭종은 슬관절과 연결되어 있는 점액낭이기 때문에 관절내 동반 질환이 있어서 2차적으로 발생하는 경우가 많다.

(3) 낭종 천자, 관절내 질환 치료를 시행하며 계속 재발시 수술한다.

(4) 슬와 낭종 (오금 낭종), 슬와부 (오금 부위), 천자 (aspiration)

4) DJD, Knee (슬관절 퇴행성 관절염)

Degenerative arthritis, knee : 퇴행성 관절염

계단 오르내리기, 기립하기 힘들다.

DJD : degenerative joint disease (퇴행성 관절질환)

5) IDK (internal derangement of knee, 슬내장)

(1) 무릎 외상 후 통증, 운동제한, 관절액 증가등 슬관절의 기능 장애를 초래하는 관절 내 또는 관절외 장애를 총칭하여 〈슬내장〉 이라고 한다.

(2) 초기 진찰시 잠정적으로 내려지는 진단이며 정확한 진단을 위해 스트레스 방사선촬영, MRI (자기공명영상), 관절경 검사등이 필요하다.

(3) 슬내장의 주원인은 반월상연골 손상, 측부인대 손상, 십자인대 손상이며 그 외 관절내 유리체, 활벽 추벽 증후군 등이 있다.

※ 우리말로 제정된 신의학용어 및 구의학용어

- thigh : 넓적다리 (대퇴부)
- knee joint : 무릎관절 (슬관절)
- patella : 무릎뼈 (슬개골)
- patellar ligament : 무릎 인대 (슬개건)
- bipartite patella : 이분 무릎뼈 (이분 슬개골)
- tibia leteral condyle : 정강뼈 가쪽 관절융기 (경골 외과)
- tibia medial condyle : 정강뼈 안쪽 관절융기 (경골 내과)
- tibia medial plateau : 정강뼈 안쪽 고평부 (경골 내측 고평부)
- medial collateral ligament (MCL) : 안쪽 곁인대 (내측 측부인대)
- lateral collateral lagament (LCL) : 가쪽 곁인대 (외측 측부인대)
- anterior cruciate ligament (ACL) : 앞 십자인대 (전방 십자인대)
- posterior cruiate ligament (PCL) : 뒤 십자인대 (후방 십자인대)
- medial meniscus : 안쪽 반달연골 (내측 반월상 연골)
- lateral meniscus : 가쪽 반달연골 (외측 반월상 연골)
- valgus stress : 밖굽이힘 (외반력)
- valgus stress view : 강제 밖굽이촬영 (외반 긴장촬영)
- valgus stress test : 강제 밖굽이검사 (외반 긴장검사)
- varus stress test : 강제 안쪽 굽음 검사 (내반 긴장검사)
- varus stress view : 강제 안쪽굽음 촬영 (내반 긴장촬영)
- popliteal fossa : 오금부위 (슬와부)
- anterior talofibular ligment : 앞목말종아리 인대 (전거비 인대)
- posterior talofibular ligament : 후목말종아리 인대 (후거비 인대)
- calcancofibular ligament : 발꿈치종아리 인대 (종비 인대)
- anterior tibiofibular ligament : 앞정강종아리 인대 (전경비 인대)
- posterior tibiofibular ligament : 뒤정강종아리 인대 (후경비 인대)
- deltoid ligament : 세모인대 (삼각인대)

09 하퇴부

1. Tibia shaft Fx (경골 간부 골절)

Hx : outcar TA (길 건너다 승용차에 부딪힘)

CC : leg painful swelling c̄ deformity (변형)

(1) 진통제 주사 (pain killer)

(2) X-Ray 찍을 때 골절부위의 불안정성으로 인해 하지의 고정이 필요할 경우에는 강선부목 (wire splint)를 대고 찍는다.

(3) X-Ray : tibia AP/Lat
knee AP/Lat
ankle AP/Lat

(4) 하퇴골 골절 도수정복술 (자 64 나, N 0642) : 회전변형이 안 되도록 족관절을 중립위로 땡기면서 splint를 댄다.

(5) LL splint (5×45) : knee joint를 30°굴곡시킨다.

(6) Admission : check circulation
(dorsalis pedis artery, 족배동맥)

(7) leg CT (3D) : 관절면을 침범한 골절을 파악하기 위해서 필요하다.

(8) 경골 간부골절 (정강뼈 몸통골절), 족배동맥 (발등동맥)
회전 변형 (rotation deformity)

2. Tibia & fibular shaft Fx (경골 및 비골 간부골절)

Hx : 2m 높이에서 떨어지면서 수상당함 (fall down, 추락)

CC : leg painful swelling $\bar{c}$ deformity (변형)

PE : rotation (회전), angulation (각형성), circulation : intact (혈관손상 없음)

(1) 경골 골절이 비골 골절과 동반된 경우는 가해진 충격이 더 커서 경골 골절의 각형성, 회전 변형의 정도가 심하다.

(2) 하퇴골 골절 도수정복술 (자 64 나, N 0642) : 경골의 접촉이 50%이상 되도록 하고, 각형성, 회전변형이 10도 미만이 되도록 한다.

(3) 장하지 석고부목 (LL splint) : 슬관절을 30도 굴곡시켜서 고정하여 회전변형을 방지한다.

(4) 경골 골절은 구획 증후군의 가장 흔한 원인이다. 허혈이 6~8시간 이상 지속된 경우, 근육의 괴사 때문에 심한 통증이 제일 먼저 나타나며 그 이후에 창백, 무맥, 이상감각, 마비가 나타난다.

5P 징후 : pain , pallor, pulselessness, paraesthesia, paralysis

(5) 임상적으로 구획증후군을 진단하는 것은 극히 어렵다. 만약 의사가 이상감각, 마비, 무맥이 나타날 때까지 기다린다면 환자는 기능을 회복할 수 없을 때까지 진행된 경우가 많다. 구획 증후군이 의심되면 즉시 붕대고정을 느슨하게 하고 외부 압박 요인을 제거한다. 심한 경우 근막절개술을 하는 경우도 있다.

(6) 경골, 비골 간부골절 (정강뼈, 종아리뼈 몸통골절)
구획 증후군 (compartment syndrome)

3. Fibular shaft Fx (하퇴 비골 간부골절)

Hx : outcar TA (길 걸어가다 승용차에 부딪힘)

CC : leg pain (하퇴부동통)

(1) 동통이 심하지 않고 약간 부어 있어서 타박상으로 혼동되는 경우가 있다.

(2) 비골 단독골절은 대부분 직접 외상으로 발생하여 골절의 전위가 적고 합병증이나 불유합도 아주 드물다.

(3) 단하지 석고부목 (SL splint) : 비골의 단순 간부골절은 동통 완화를 위하여 SL splint를 시행하며, 동통이 없어지는대로 체중부하를 시킨다. 골절의 전위가 있거나 심한 경우는 LL splint를 할 수 있다.

(4) 비골 골절이 불유합된 경우에도 큰 문제는 없으나 동통을 호소하는 경우에는 수술을 하는 경우도 있다.

(5) 근위 비골골절에서는 비골 신경이 비골 경부를 돌아 주행하기 때문에 비골신경 손상이 동반될 수 있다. 모지의 신전과 제1 족지간 간격부위의 지각 감소 유무를 검사한다.

(6) 비골 간부골절 (종아리뼈 몸통골절), 비골 신경 (종아리 신경)
제1 족지간 간격 (제1 물갈퀴 공간)

4. Child : tibia shaft Fx (소아의 경골 간부골절)

Hx : 3세 남아, 침대에서 뛰어내림

CC : leg (하퇴부) painful swelling, 서지 못함

(1) X-Ray : both tibia AP/Lat, both ankle AP/Lat, chest AP

(2) 하퇴골 골절 도수정복술 (자 64 나, N 0542) : 전위 골절은 수술장에서 방사선 투시기 (C-arm)를 이용해서 정복한다.

(3) 장하지 석고부목 (LL splint) : 슬관절을 45도 굴곡위로 고정하고 족관절을 10~20도 족저 굴곡위로 고정한다. 경골만의 골절시 내반 변형이 오기 쉬우며 이는 슬관절, 족관절을 굴곡위로 고정하여 예방할 수 있다.

(4) 걸음마 골절 (toddler Fx) : 생후 27개월에 호발하며 슬관절이 고정된 상태에서 족부가 회전될 때 경골에 나선상 골절이 발생한다. 갑자기 파행을 주소로 내원하며 X-Ray상 골절선이 잘 나타나지 않는다. 종종 1주이상 지난후 신생골 형성이 보이고서야 진단되기도 한다.
토들러 (toddler) : 아장아장 걷는 아이

(5) 소아의 경골 간부골절 (아동의 정강뼈 몸통골절)

※ 우리말로 제정된 신의학용어 및 구의학용어

- leg : 종아리 (하퇴부, 하지)
- fibula : 종아리뼈 (비골)
- fibular head : 종아리뼈 머리 (비골두)
- fibular neck : 종아리뼈목 (비골 경부)
- fibular shaft : 종아리뼈 몸통 (비골간부, 비골 골간)
- peroneal nerve : 종아리 신경 (비골 신경)
- tibia : 정강뼈 (경골)
- tibia shaft : 정강뼈 몸통 (경골간부, 경골골간)
- dorsalis pedis artery : 발등동맥 (족배동맥)
- first web space : 제1 물갈퀴 공간 (제1 족지간 간격)
- gastrocnemius muscle : 장딴지근 (비복근)
- calcaneal tendon : 발꿈치 힘줄 (종골건, 아킬레스건)
- distal musculotendinous juction : 먼쪽 근육힘줄 접합부 (원위 근-건 접합부)

10 족관절부

1. Ankle Fx (lateral malleolar Fx) (족관절 외과 골절)

Hx : 50대 여자, 계단에서 구름.

CC : Ankle painful swelling (외과, lateral malleolus)

PE : 외과부 ecchymosis (반상출혈), LOM (운동제한)

(1) X-Ray : Rt ankle AP/Lat/mortise, Rt foot AP/oblique

(2) 단하지 석고부목 (SL splint)

(3) 비골 골절의 위치에 따라 족관절 골절의 분류 :

족관절을 이루는 경골과 비골의 원위부는 〈원위경비 인대결합〉으로 연결되어 있다. 비골 골절부위가 높을수록 〈원위경비 인대결합〉의 손상이 커지며, C형 골절은 인대결합의 손상과 삼각인대의 파열이 동반된다. 삼각인대의 파열이 동반된 비골 골절은 수술을 요한다.

① A형 골절 : 비골이 관절면 원위부에서 견열 골절

② B형 골절 : 비골이 〈원위경비 인대결합〉의 위치에서 골절

③ C형 골절 : 비골이 〈원위경비 인대결합〉보다 상방에서 골절

(4) 족관절의 mortise view (격자 촬영)에서 관절간격은 대칭이어야 하고, 내측 관절간격은 상방 관절간격이 동일하여야 하며 관절간격이 4mm 이상이면 이상소견이다. 족관절의 관절면 사이의 간격이 동일하지 않으면 원위경비 인대결합이나, 삼각인대의 파열을 의심해야 한다.

① 내측 관절간격 (medial clear space) : 거골과 내과 사이의 관절간격

② 상방 관절간격 (superior clear space) : 거골과 원위경골 사이의 관절간격

(5) 족관절의 AP view (전후면 촬영) 에서 경골과 비골이 겹치게 되는 것을

경골-비골 중복 (tibiofibular overlap)이라고 하며, 이것이 10mm 미만인 경우는 〈원위경비 인대결합〉 손상을 의미한다. 측정 위치는 원위경골 관절면의 상방 1cm에서 측정한다.

(6) 족관절 외과 골절 (발목관절 가쪽복사 골절), 거골 (목말뼈)
원위경비 인대결합 (먼쪽 정강종아리 인대결합), 삼각인대 (세모인대)
경골-비골 중복 (정강-종아리 중복)

- Medial malleolar Fx (내과 골절)
- Bimalleolar Fx (양과 골절)

2. Ankle Fx (trimalleolar Fx) (족관절 삼과 골절)

Hx : 30대 남자, 2층에서 뛰어내려 수상 당함. (fall down, 추락)

CC : Ankle severe pain (족관절 심한 통증)

PE : 족관절의 종창, 변형, 탈구 (D/L)

(1) X-Ray : Rt ankle AP/Lat/mortise
Ankle CT (3D) : X-Ray상 확실하지 않을 때 골절 유무를 알 수 있으며, 관절면의 침범 정도를 판단할 수 있다.

(2) 족관절 탈구 도수정복술 (자 64 마, N 0764) : 후과의 골절은 거골의 전위에 따른 충격 또는 인대의 견인으로 발생하며, 관절면의 25% 이상을 침범하면 거골의 후방 아탈구가 발생할 수 있다.

(3) 단하지 석고부목 (SL splint) : Admission & Op.

(4) 양과 골절 (bimalleolar Fx)은 내과골절과 외과골절이 동반되며, 불안정 골절로서 수술을 요한다. 삼과 골절 (trimalleolar Fx)은 양과 골절에 후과 골절이 동반되며, 경골 원위부 후연의 돌출부를 〈후과〉라고 한다.

(5) 내과 골절 (medial malleolar Fx)이 전위가 있으면 수술을 요한다. 내과 골절은 반대측인 외과에 인대파열이 흔히 생길 수 있기 때문에 외과에 종창 등의 증상이 있으면 외과의 동반 손상을 의심해야 한다.

(6) 족관절 삼과골절 (발목골절 세복사 골절), 거골 (목말뼈), 양과 (양쪽 복사), 내과 (안쪽 복사), 후과 (뒤쪽 복사), 후연 (posterior margin)

3. Achilles tendon rupture (아킬레스건 파열)

Hx : 50대 남자, 축구하다 넘어지면서 수상당함

CC : Achilles tendon area pain, 걷지 못함 (limping, 파행)

PE : tip-toe standing 안 됨 (발끝직립), tip-toe gait 안 됨 (족지보행)

tenderness (+) on Achilles tendon area & calf

(1) X-Ray : tibia AP/Lat, ankle AP/Lat

(2) 운동시 갑자기 누가 발꿈치를 때려서 뒤를 돌아다 보았다고 말함. 아킬레스건 파열 부위에서 함몰을 만져 볼 수 있다.

(3) 주로 간접 손상에 의해 발생하며 하퇴삼두건의 갑작스런 수축을 감당하지 못해서 아킬레스건이 파열된다. 비활동성 직업을 가진 사람이나 훈련이 미숙한 상태에서 테니스, 축구 등 갑자기 격렬한 운동을 할 때 흔히 생긴다. 아킬레스건 (종골건)은 종골 후면 상방에 붙어 있다.

(4) 톰슨 압착 검사 (Thompson squeeze test) : 환자가 복와위 상태에서 종아리 근육을 압착하여 족관절의 족저굴곡이 안되면 아킬레스 건의 완전 파열을 의미한다.

(5) 장하지 석고부목 (LL splint) : 발목을 중력에 의한 족저굴곡 상태로, 슬관절도 굴곡 상태로 고정한다. 목발 (crutch) 보행하고 MRI 검사를 권유한다. 수술 가능성이 있으면 ER에서 SL splint 한후 MRI 검사하여 부분파열과 완전파열을 감별하고 수술 여부를 결정할 수 있다.

(6) 테니스 하지 (tennis leg) : 아킬레스건의 윗부분이 비복근이며 비복근에서 파열되는 경우를 말한다. 테니스나 베드민턴 플레이어들에게 호발하며, 〈테니스 하지〉라고 한다. 비복근의 파열은 주로 원위 근-건 접합부에서 일어난다.

(7) 아킬레스건 파열 (발꿈치 힘줄터짐), 종골건 (발꿈치 힘줄)

비복근 (장딴지근), 테니스 하지 (테니스 다리)
원위 근-건 접합부 (먼쪽 근육힘줄 접합부)

4. Ankle sprain (lateral) (족관절 외측염좌)

Hx : 계단내려오다 삐끗함 (접질름) 전에도 삔적이 있다고 함

CC : Ankle painful swelling (외과, lateral malleolus)

PE : 전방 전위검사 (anterior drawer test) : 발목을 족배 굴곡시킨 상태에서 한손으로 하퇴부의 원위부를 고정하고, 다른 손으로 발을 앞으로 당겨서 거골의 전방전위를 검사하며, 전거비 인대의 파열을 확인하는 방법이다. 그러나 반드시 정상 쪽에도 시행해서 비교하여야 한다.

(1) X-Ray : ankle AP/Lat/mortise
Ankle CT (3D) : 종창이 심한 경우 X-Ray상에 골절선이 안 나타나는 경우가 있으므로 CT로 확인할 수도 있다.

(2) 단하지 석고부목 (SL splint) :
① 외측 측부인대 부분파열 (제1, 제2형) : 3주간 석고 고정한다.
② 완전파열이 의심되는 경우 (제3형) : 4~6주간 석고 고정한다.

(3) 외측 측부인대는 전거비인대, 후거비인대, 종비인대로 이루어져 있다. 이중에서 전거비인대가 가장 약해서, 제일 먼저 파열되고 심한 경우는 종비인대까지 파열된다. 후거비인대는 가장 두껍고 강해서 손상이 드물다. (ATFL : 전거비인대)

(4) 외측 측부인대 손상 정도에 따라 3등급으로 분류 :
제1형 : 전거비 인대의 부분파열
제2형 : 전거비 인대의 부분 내지 완전파열, 종비인대의 부분파열
제3형 : 전거비 인대의 종비인대의 완전파열

(5) 골절이 없다고 하면 환자는 splint를 안 하려 한다. 그러나 splint 해주는 이유를 상세히 설명해 주어야 한다.

(6) splint (석고부목)하는 이유 :

① 인대파열이 있어서 불안정하기 때문에 보호해 주어야 한다.
②부목으로 보호해주지 않으면 걷다가 또 삐끗해서 더 심해진다.
③ 부목을 해주면 찢어진 인대가 붙어서 어느 정도 회복된다.
④ 부목을 안 하면 찢어진 상태로 낫게 되어 또 삐끗할 수 있다.
⑤ 그리고 찢어진 인대가 더 찢어질 수 있다.
⑥ 반깁스이기 때문에 샤워할 때 떼었다가 다시 착용할 수 있다.

(7) 족관절 외측염좌 (발목관절 가쪽삠), 외측 측부인대 (가쪽 곁인대)
전거비 인대 (앞목말종아리 안대), 종비 인대 (발꿈치종아리 인대)
고정 (immobilization)

● Ankle sprain (medial) (족관절 내측염좌) : 내측 측부인대 손상

(1) 내측 측부인대 (삼각인대) 파열

(2) 삼각인대의 단독 손상은 매우 드물며, 비골 근위부 골절이나 원위경비 인대결합 손상과 동반되는 경우는 많다.

(3) 족관절 내측염좌 (발목관절 안쪽삠), 내측 측부인대 (안쪽 곁인대)

※ 우리말로 제정된 신의학용어 및 구의학용어

- ankle : 발목관절 (족관절, 족근관절)
- ankle sprain : 발목관절 삠 (족관절 염좌)
- malleolus : 복사뼈, 복사, 복숭아뼈 (족근과)
- medial melleolus : 안쪽 복사뼈 (내과, 내측과)
- lateral malleolus : 가쪽 복사뼈 (외과, 외측과)
- bimalleolus : 양쪽 복사뼈 (양과, 양측과)
- posterior malleolus : 뒤쪽 복사뼈 (후과)
- trimalleolus : 세복사뼈 (삼과)
- distal tibiofibular syndesmosis : 먼쪽 정강종아리 인대결합 (원위경비 인대결합)

11 족부

1. Talus Fx (거골 골절)

Hx : 20대 남자, 3m 높이에서 뛰어내림 (추락, fall down)

CC : Ankle painful swelling (양쪽으로 심하게 부어 있음)

PE : ecchymosis (반상출혈), LOM (운동제한), 걷지 못함

(1) X-Ray : Rt ankle AP/Lat/mortise, Rt foot AP/oblique

Ankle CT (3D) : 골절편의 크기와 전위 정도를 알 수 있다.

(2) 단하지 석고부목 (SL splint) : cotton 대고 고정한다.

(3) 동반 골절 : 종골 골절이 10%에서 동반되며 그 외에도 경골 관절면 골절, 족관절 내과골절, 척추 골절이 동반될 수 있다.

(4) 거골 골절 부위에 의한 분류 :

① 거골 경부골절 (neck, 목말뼈목) : 제일 많다. (50%)

② 거골 체부골절 (body, 목말뼈 몸통)

③ 거골두 골절 (head, 목말뼈 머리)

④ 거골 외측돌기 골절 (lateral process Fx)

⑤ 거골 후방돌기 골절 (posterior process Fx)

(5) Admission & Op. : 2mm 정도의 경미한 전위가 있더라도 관절 운동장애가 생길 수 있기 때문에 수술을 요한다.

(6) 합병증으로 무혈성 괴사, 피부괴사가 발생한다. 거골은 대부분 연골로 둘러싸여 있으며 근육의 부착이 없기 때문에 혈관의 출입 부위가 매우 적어서 수술후 무혈성 괴사가 흔히 발생한다.

(7) 거골 골절 (목말뼈 골절), 족관절 골절 (발목관절 골절)

2. Calcaneus Fx (종골 골절)

Hx : 2m 높이에서 fall down (추락) 되어 수상당함

CC : calcaneus (종골) painful swelling

PE : ecchymosis (피하출혈), limping (파행, 절름거림)

(1) X-Ray : ankle AP/Lat, calcaneus Lat/axial

Ankle CT (3D) : 관절면 골절과 전위 정도를 관찰할 수 있다.

(2) 단하지 석고부목 (SL splint) : cotton 대고 발목을 5~10도 정도 족저굴곡시킨 상태에서 고정한다.

(3) 동반 손상 : 척추의 압박골절이 10%에서 동반되며, 양측 종골 골절이 발생할 수 있으며, 1/4 정도에서 하지의 다른 부위의 손상이 동반된다.

(4) 관절내 골절의 분류 (70%) :

관절면을 침범하는 골절이며 대부분 추락상에서 발생한다.

① 설상형 (tongue type, 혀형) 관절내 골절 : 거골의 외측 돌기가 종골의 십자각에 부딪혀 일차적 골절선이 발생하며, 십자각에서 이차적 골절선이 하방으로 작용하여 설상형 골절이 생긴다.

십자각 (지산각, angle of Gissane) : 정상범위는 95~100도

② 관절 함몰형 (joint depression type) 관절내 골절 :이차적 골절선이 후방으로 작용하여 거골하 관절면으로 진행하면 관절 함몰이 발생한다.

(5) 관절외 골절의 분류 (30%) : 관절면을 침범하지 않은 골절이다.

① 종골 전방돌기 골절 (anterior process, 앞돌기)

② 종골 조면 골절 (tuberosity, 거친면)

③ 종골 내측돌기 골절 (medial process, 안쪽돌기)

④ 거골 재거돌기 골절 (sustenculum, 받침돌기)

⑤ 종골 체부 골절 (body) : 거골하 관절을 침범하지 않는다.

(6) 볼러각 (Bohler angel) : 정상은 25~40도이며 정상보다 적으면 관절함몰을 의미한다. 볼러각은 연결선 (A), (B)가 이루는 각도를 말한다.

(A) : 전후 관절면을 연결하는 선

(B) : 후방 관절면의 최고점과 종골 조면의 최고점과 연결선

(7) 종골 골절 (발꿈치뼈 골절), 이차적 골절선 (secondary Fx line)

거골하 관절 (목말밑 관절), 지산 십자각 (crucial angle of Gissane)

일차적 골절선 (primary Fx line, 주골절선)

3. 5th metatarsal base Fx → Jones' Fx (제5중족골 기저부 골절, 존스 골절)

Hx : 30대 남자, 계단을 내려오다 수상당함, 딱 소리가 남

CC : Rt foot (우측족부) painful swelling (종창) (제5중족골 부위)

X-Ray : Rt foot AP/oblique

(1) 단하지 석고부목 (SL splint) : 보존적 치료를 하거나 심한 경우는 수술하는 경우도 있다.

(2) 제5 중족골 기저부 골절의 분류 :

① 결절부 골절 (tuberosity Fx) → 견열 골절

② 존스 골절 (Jones Fx) → 골간단 및 근위간부 골절

(3) 제5 중족골 기저부 결절부 골절 → 견열골절 :

그전에는 〈단비골근〉에 의해서 견열 골절이 되는 것으로 알려졌으나 그보다는 제5 중족골 기저부에 부착되어 있는 〈외측 족저근막〉에 의해서 견열 골절이 되는 것으로 이해된다.

(4) 존스 골절 → 제5 중족골 기저부 〈골간단 및 근위간부 골절〉 :

흔히 제5 중족골 기저부 골절을 모두 〈존스 골절〉이라고 칭하는 경우가 많다. 그러나 존스 골절이란 결절부보다 근위부인 근위 〈골간단〉을 침범하는 골절이다.

(5) 제5 중족골 기저부 골절 (제5 발허리뼈 바닥부 골절), 결절부 (조면, 거친면), 근위 간부골절 (근위 골간골절, 몸쪽 몸통골절)

단비골근 (짧은 종아리근), 외측 족저근만 (가쪽 발바닥근막)

- 5th metatarsal shaft Fx (제5중족골 간부 골절)

4. Great toe proximal phalanx Fx : (comminuted Fx) (제1족지 근위지골 분쇄 골절)

Hx : 길에서 드럼통을 발로 참

CC : Rt great toe (제1족지) painful swelling (종창)

(1) X-Ray : Rt great toe AP/oblique

(2) SL splint (단하지 석고부목) :

제1족지를 EB로 감은 후 splint 한다.

EB 발등까지 감는다, 엄지발가락이 덮이도록 splint를 댄다.

(3) Admission & Op.

(O/R & I/F c̄ K-wire)

(4) 제1족지 근위지골 분쇄골절 (엄지발가락 첫마디뼈 분쇄골절)

5. 기타

1) Plantar fascitis (족저 근막염)

(1) 발뒤꿈치 부위에 동통이 있으며 족저근막의 미세손상이 발생 원인으로 생각되고 있으며 이로 인해 만성적인 염증이 발생한다. 달리기나 딱딱한 곳을 오래 걸은후 심해지며 통증이 심하면 발뒤꿈치로 딛을 수 없게 된다.

(2) X-Ray상 foot Lat (측면촬영)에서 〈종골 골극〉이 약 50%에서 나타난다.

종골 골극 : 종골 결절의 앞쪽돌기 앞으로 가시같이 돋아나 있다.

(3) 치료는 소염진통제, 신발에 종아치 지지대 착용, 물리치료, 스테로이드 국소주사, 석고부목으로 고정 등이 있다.

(4) 족저 근막염 (발바닥 근막염), 종골 골극 (종골돌기, 발꿈치뼈돌기)

종골결절 (종골조면, 종골거친면)

2) Callosity (굳은살), Corn (티눈)

(1) 〈굳은살〉은 압력을 받은 피부 부위에 생기며 운동 선수들의 손바닥, 발바닥에 잘 생기고 잘 맞지 않는 구두를 신었을 때도 생길 수 있다. 그러나 티눈과 달리 중심핵이 없으며 좀 더 넓게 비후되어 있다. 비후된 부분을 깍아 내거나 각질 용해제를 사용할 수 있다.

(2) 〈티눈〉은 마찰이나 압력이 있는 부위에 생기며 발가락이나 발바닥에 주로 발생하고 원추형으로 되어 있다. 상층부를 깍아내면 중심핵이 나타나며 이 중심핵이 지간신경을 자극하여 통증을 일으킨다.
보전적인 치료로 살리실산, 초산, 스테리오드 국소주사 등이 있으나 심하면 수술한다.

3) Metatarsalgia (중족 통증)

(1) 중족골두 부위에 통증이 있으며, 〈지간 신경종〉이 중족 통증을 유발한다. 중년 여성에서 제 3, 4 족지에 주로 발생하며 볼이 좁고 굽이 높은 구두를 오랫동안 신는 것과 관계가 있다.

(2) 〈지간 신경종〉은 모르톤씨 신경종 (Morton's neuroma)이라고 불리며 중족골 골두 위치에서 중족골 사이를 주행하는 족저 지간신경을 침범하는 신경종이다.

(3) 보존적 치료는 굽이 낮고 폭이 넓은 신발 사용, 소염진통제, 물리치료, 국소 스테로이드 주사 등이 있으나 심하면 수술하는 경우도 있다.

(4) 중족 통증 (발허리 통증), 지간 신경종 (발가락사이 신경종)

4) DM foot (Diabetic foot) : 당뇨발

CC : 제2족지 swelling c̄ cellulitis (연조직염)

Dx : 제2족지 농양 및 골수염, 화농성 관절염, DM

PE : ulcer (궤양), infection (감염), necrosis (괴사)

(1) betadine wet dressing (베타딘 습성 드레싱), 항생제, 염증이나 농양이 있으면 배농과 괴사조직의 변연 절제술을 시행한다.

일반외과및기타 신경외과 정형외과 내과 부록 색인

(2) 모든 당뇨환자 중 45%에서 일생동안에 적어도 한번 당뇨병성 족부 궤양이 발생한다. 궤양이 심한 경우 골수염이 동반되었는지 여부의 감별이 필요하다.

5) Ingrowing nail, great toe (제1족지 내향성 모조증)

(1) dressing, 항생제, 소염진통제

(2) OPD F/U, Operation (내향성모조증 근치수술)

(3) 발톱을 바짝 깍아서 발생하며 발톱이 살속으로 파고 들어 염증이 생기고 농이 나온다. 파고든 발톱의 일부를 제거해야 완치될 수 있다.

(4) 제1족지 내향성 모조증 (엄지발가락 내성장 발톱)

6) Achilles tendinitis (아킬레스 건염)

CC : 10대 남자, heel painful swelling

(Achilles tendon 부착부위)

(1) 종골 후상방에 압통이 있으며 아킬레스 건염 이외에 후종골 점액낭염, 아킬레스 건 주위 점액낭염 등으로 인해 유발될 수 있다.

(2) 아킬레스 건염 (아킬레스 힘줄염)

후종골 점액낭염 (뒤쪽 발꿈치뼈 윤활낭염)

7) Midfoot (중족, 중간발 부위)

주상골 (Navicular) : 발배뼈

입방골 (Cuboid) : 입방뼈

설상골 (3개) (Cuneiform) : 쐐기뼈

8) Foreign body, sole (족저부 이물삽입)

CC : 발바닥에 유리 파편이 박혀서 빼기 위해 내원하였다.

X-Ray : foot AP/Lat

(1) 국소 마취한 후 유리 파편의 뒷부분의 피부를 눌러서 유리 파편이 피부밖으로 밀려 나오도록 한 후 모스키토로 빼낸다.

(2) 족저부 열상 : 나무 조각에 찔려서 열상으로 내원한 경우 창상에 오염이 있고 나무조각이 안에 있을 가능성이 있기 때문에 성급하게 창상을 봉합해 버리는 것은 위험하다. 습성 드레싱하고, OPD F/U 한다.

※ 우리말로 제정된 신의학용어 및 구의학용어

- foot : 발 (족부)
- talus : 목말뼈 (거골)
- talus head : 목말뼈 머리 (거골두)
- subtalar joint : 목말밑 관절 (거골하 관절)
- sustenculum tali : 목말 받침돌기 (거골 재거돌기)
- calcaneus : 발꿈치뼈 (종골)
- calcaneal tuberosity : 발꿈치뼈 거친면 (종골조면, 종골결절)
- calcaneal spur : 발꿈치뼈 돌기 (종골 돌기, 종골 골극)
- retrocalcaneal bursitis : 뒤쪽 발꿈치 윤활낭염 (후종골 점액낭염)
- peroneus brevis muscle : 짧은 종아리근 (단비골근)
- lateral plantar aponeurosis : 가쪽 발바닥 널힘줄 (외측 족저근막)
- interdigital neuroma : 발가락사이 신경종 (지간 신경종)
- metetarsal base : 발허리뼈 바닥부 (중족골 기저부)
- metatasal head : 발허리뼈 머리 (중족골두)
- metatarsalgia : 발허리 통증 (중족통증)
- metatarsophalangeal joint (MPJ) : 발허리발가락 관절 (중족족지 관절)

12 소아골절

1. Pulled elbow (요골두 아탈구) : 소아 주내장 (Subluxation of radial head)

Hx : 2세 남아, 엄마가 팔을 잡아당김

CC : 오른팔을 안 쓴다.

(1) 요골두 아탈구 도수정복술 (자 76 마, N 0765) : traction하면서 전완을 회외전 시키면서 서서히 굴곡시킨다. 굴곡시키면서 요골두 부위를 눌러주면 도수 정복이 되면서 들어가는 소리를 느낄 수 있다.

(2) 원인은 팔을 잡아 당겨서 윤상 인대가 일부 찢어져서 요골두가 아탈구 되는 것이므로 팔을 잡아 당기지 않도록 가족들에게 주의시키며 앞으로도 여러번 빠질 가능성을 설명한다. 또 빠지면 밤이라도 즉시 응급실에 와야 되며, 그대로 방치하고 다음날 오면 안 된다.

(3) 주로 2~3세에 발생하며, 7세 이후에는 뼈가 굵어져서 거의 발생하지 않는다. 처음 빠진 경우는 고정을 하지 않으나 12시간 이상 정복이 지연된 경우나 3회 이상 빠진 경우는 장상지 석고부목으로 고정한다.

(4) 보호자가 팔을 잡아 당기지 않고, 애기가 혼자 놀다가 돌아 눕는 과정에서도 빠지는 경우도 있다. X-Ray상 특이한 소견은 없으며, 일차 정복을 시도해서 회복되는 경우는 X-Ray를 찍을 필요가 없다. 일차 정복을 시도해도 계속 움직이지 않는 경우에는X-Ray를 찍어서 다른 골절 여부를 확인해야 한다.

(5) 7세 남아가 침대에서 점프하다가 다쳐서 내원하였다. 팔꿈치가 아프다고 전혀 움직이지 못하며, 4년 전에 팔이 빠진 적이 있다고 한다. 도수 정복을 해서 '뚝'소리가 나면서 들어 갔으며 장상지 석고부목을

대고 팔걸이 (A-S)를 하였다.

(6) pulled elbow (견인 팔꿈치), 요골두 아탈구 (노뼈머리 아탈구)
전완 (아래팔), 회외 (뒤침), 윤상인대 (노뼈 머리띠 인대)

2. Epiphyseal fracture (성장판 골절) : 성장판 손상

(1) 성정판 골절의 S-H (샐터-해리스, Salter-Harris) 분류 :
제1형 성장판 골절 (S-H type 1) : 성장판을 통한 횡골절
제2형 성장판 골절 (S-H type 2) : 성장판을 통한 골절선이 골간단부의 골편을 포함해서 일어난다.
제3형, 제4형 성장판 골절 (S-H type 3, 4) : 관절내 골절
제5형 성장판 골절 (S-H type 5) : 성장판의 압궤 손상

(2) 〈성장판〉=골단판 (뼈끝연골)
(growht plate) = (epiphyseal plate)
성장판 (뼈끝연골)은 골간단과 골단 사이에 있는 연골이며 골의 성장에 관여한다. 제3, 4, 5형 성장판 골절의 1~10%에서 〈성장정지〉가 발생한다.

(3) 제1형, 제2형 성장판 골절 (S-H type 1,2) : 관절외 골절이며, 골절선이 성장판을 지나지 않으므로 예후도 좋고 성장 장애가 일어나지 않는다. 대부분 수술하지 않고 치료한다.

(4) 제3, 4, 5형 성장판 골절 (S-H type 3, 4, 5) : 관절내 골절이며, 골절선이 성장판을 지나므로 성장 정지와 변형이 진행될 가능성이 매우 크기 때문에 수술적 요법으로 치료한다.

(5) 제1형 성장판 골절 (S-H type 1) : 성장판을 통한 골절이며, 성장판은 연골로 되어 있어서 X-Ray상 정상으로 보이며 손상이 없는 것으로 오진되기도 한다. 그러나 2~3주 후에 X-Ray를 찍어보면 새뼈가 자라서 골절을 알 수 있는 경우가 있다. 그러므로 성정판 주위에 통증과 종창이 있을 경우 〈염좌〉보다는 〈비전위된 성장판 골절〉로 간주하여 보호자에게 성장 장애의 가능성을 설명하는 것이 좋다.

(6) 성장판 (골단판, 뼈끝판, 뼈끝연골), 성장 정지 (growth arrest)
골간단 (뼈몸통끝, metaphysis)

3. Supracondylar Fx of humerus (상완골 과상부 골절)

Hx : 8세 남아, 1m 높이에서 떨어짐 (손으로 땅을 짚음)

CC : elbow (주관절) painful swelling c̄ deformity (변형)

(1) X-Ray : both elbow AP/Lat, chest PA

(2) X-Ray 찍기 전에 신경 손상의 유무와 circulation을 확인한다.

① 혈관 손상 여부 : 요골동맥의 맥박이 촉지되는지 관찰한다.

② 신경 손상 여부 : 요골, 척골, 정중신경의 운동 및 감각 상태를 관찰한다.

(3) 상완골 골절 도수정복술 (자 64 나, N 0642) : 주관절을 신전시키고 traction을 한다. 주두골을 전방으로 지그시 밀면서 전완을 내회전시키면서 주관절을 굴곡시킨다. 전위가 심할 때는 한번만 땡긴 후 그대로 부목으로 고정한다.

(4) 장상지 석고부목 (LA splint) : cotton을 감고 팔을 거의 편 상태로 (30도) 고정해야 혈액 순환이 잘 된다.

(5) Admission & Op. → elbow elevation
check circulation (radial pulse) & finger motor function

(6) 입원해야 되는 이유 :

① 수술을 해야 한다. (핀박는 수술) : O/R & I/F c̄ K-wire

② 합병증 : 내반주 변형, 신경손상, 혈액순환장애
(Volkmann 허혈성 구축)

(7) 폴크만 허혈성 구축 (Volkmann ischemic contracture) : 심한 종창으로 동맥의 혈액 공급이 차단되어 근육의 괴사가 일어나고 근육의 구축이 일어난다. 임상증상 (5P sign)은 통증, 창백, 무맥, 이상감각, 마비이며, 굴곡했던 주관절을 20~30도 신전시키고 외부에서 압박 요인을 제거한다.

5P 징후 : pain, palllor, pulselessness, paresthesia, paralysis

(8) 상완골 과상부 골절 (위팔뼈 관절융기 위쪽골절), 주관절 (팔꿉관절) 주두 (팔꿈치 머리), 회내 (엎침, pronation), 요골신경 (노신경) 척골신경 (자신경)

4. Lateral condyle Fx of humerus (상완골 외과 골절)

Hx : 6세 남아, 인라인 스케이트 타다가 넘어져서 다침

CC : elbow (주관절) painful swelling

PE : LOM (운동제한), 팔을 펴고 구부리지 못함

(1) X-Ray : both elbow AP/Lat/both oblique
elbow CT (3D) : X-Ray상 발견 못하여 염좌로 오진하기 쉽다.

(2) LA splint (장상지 석고부목) : 주관절을 90도 굴곡시키고 전완부를 supination 위치로 고정한다.

(3) Admission : 전위가 3mm 이상인 경우 수술한다. 최근에는 전위 정도가 적더라도 수술 (경피적 핀고정)을 권유한다.

(4) 합병증 : 외반주 변형 (주관절의 외반 변형), 지연성 척골신경 마비
성장판 손상 (성장판의 조기유합, 성장장애)

(5) 넘어질 때 팔을 짚으면서 내반력이 가해져서 외측 측부인대와 신전근에 의해서 견열 골절이 발생한다. 골절선이 외과에서 활차까지 이어지며 소두를 침범하지 않는 것이 대부분이다. (제2형 성장판 골절)

(6) 상완골 외과 골절 (위팔뼈 가쪽 관절융기골절), 외과 (가쪽 관절융기), 회외 (뒤침, supination), 외반주 (바깥굽이 팔꿉), 활차 (도르래,trochlea), 소두 (작은머리, capitulum), 내반력 (안굽이힘)

5. Medial epicondyle Fx of humerus (상완골 내상과 골절)

Hx : 12세 남자, 학교에서 팔씨름하다가 우두둑 소리가 남

CC : 우측 팔꿈치 내측이 부었다(종창).

팔을 펴지 못한다.

(1) 수지 굴곡근이 내상과에 붙어 있음

→ 수지 굴곡근의 수축에 의해 견열 골절이 생김

(2) 장상지 석고부목 (LA splint)

(3) 9~14세에서 많이 발생하며, 내상과는 길이 성장에 관계하는 골단이 아니며, 견인 골단이다. 골절의 전위가 1cm 이상이거나, 척골 신경 증상이 있을 경우는 수술한다.

(4) 상완골 내상과 골절 (위팔뼈 안쪽 위관절융기골절)

내상과 (안쪽 위관절융기), 굴곡근 (굽힘근)

6. 5th finger proximal phalanx base Fx (S-H type 2) (제5수지 근위지골 기저부 골절, 제2형 성장판 골절)

Hx : 8세 남아, 넘어지면서 손가락이 재껴짐

CC : 5th finger (제5수지) painful swelling

PE : 5th finger deformity (변형) lateral deviation (외측으로 전위)

(1) X-Ray : both 5th finger AP/Lat/both oblique

(2) 수지골 골절 도수정복술 (자 64 마, N 0645) : 제4, 5 수지 사이에 거즈를 끼우고 distal쪽을 눌러서 (adduction 시켜서) 정복한다.

(3) 척측 구형성 부목 (ulnar gutter splint) : 인접한 수지와 테이프로 고정 후 굴곡 상태로 고정한다.

(4) X-Ray (PR) : Rt hand AP/oblique

(5) 합병증 : 각변형, 성장판 손상 (성장 장애)

(6) 제5수지 근위지골 기저부 골절 (5째 손가락 첫마디뼈 바닥부 골절)

내전 (모음, adduction), 각변형 (angular deformity)

7. 5th toe proximal phalanx base Fx (S-H type 2) (제5족지 근위지골 기저부 골절, 제2형 성장판 골절)

Hx : 2세 남아, 발가락이 재껴짐 (삠)

CC : 5th toe (제5족지) painful swelling

PE : deformity & lateral deviation (외측으로 전위)

(1) X-Ray : both 5th toe AP/Lat/both oblique

(2) 족지골 골절 도수정복술 (자 64 마, N 0645) : 제4, 5 족지 사이에 거즈를 끼우고 distal쪽을 눌러서 (adduction 시켜서) 정복한다.

(3) 단하지 석고부목 (SL splint) : 인접한 족지와 테이프 고정후 splint를 댄다.

(4) 제5족지 근위지골 기저부 골절 (5째 발가락 첫마디뼈 바닥부 골절)

8. 기타

1) Child : ankle Fx (소아의 족관절 골절)

Dx : Distal tibia epiphydeal Fx, S-H type 1
(경골 원위부 제1형 성장판 골절)

(1) 장하지 석고부목 (LL splint)

(2) 경골 원위부 성장판 골절 (정강뼈 먼쪽 뼈끝판 골절)
소아의 족관절 (아동의 발목관절)

2) Child : knee Fx (소아의 슬관절 골절)

Dx : Distal femur epiphydeal Fx, S-H type 2
(대퇴골 원위부 제2형 성장판 골절)

(1) 장하지 석고부목 (LL splint) : 슬관절을30도로 굴곡상태에서 고정한다.

(2) 대퇴골 원위부 성장판 골절 (넙다리뼈 먼쪽 뼈끝판 골절)
소아의 슬관절 (아동의 무릎관절)

3) Child : radial neck Fx (소아의 요골경부 골절)

Hx : 7세 남아, 방에서 넘어지면서 팔을 짚음

CC : elbow swelling (외측)

(1) 장상지 석고부목 (LA splint)

(2) 요골 경부 골절이나 성장판 골절이 발생한다. 제2형 성장판 골절이 대부분이다. 팔을 편채로 넘어져서 발생하며 종종 주두나 내상과 골절이 동반될 수 있다.

(3) 소아의 요골 경부골절 (아동의 노뼈목 골절)

※ 우리말로 제정된 신의학용어 및 구의학용어

- children Fx : 아동 골절 (소아 골절)
- epiphysis : 뼈끝 (골단)
- epiphyseal plate : 뼈끝판 (뼈끝연골, 골단판, 성장판)
- metaphysis : 뼈몸통끝 (골간단)
- distal tibia epiphyseal : 정강뼈 먼쪽 뼈끝판 (경골 원위부 성장판)
- distal femur epiphyseal : 넙다리뼈 먼쪽 뼈끝판 (대퇴골 원위부 성장판)
- humerus supracondylar : 위팔뼈 관절융기 위쪽 (상완골 과상부)
- humerus lateral condyle : 위팔뼈 가쪽 관절융기 (상완골 외과)
- humerus medial epicondyle : 위팔뼈 안쪽 위관절융기 (상완골 내상과)
- median nerve : 정중신경
- ulnar nerve : 자신경 (척골신경)
- radial nerve : 노신경 (요골신경)
- cuvitus valgus : 바깥굽이 팔꿉 (외반주)
- varus force : 안굽이힘 (내반력)

15 통풍, 기타

1. Gouty arthritis (통풍성 관절염)

Hx : 40대 남자, 새벽 2시경 발에 심한 동통을 주소로 내원함

CC : 극심한 발작성 관절통 (MPJ area, 중족족지관절)

PE : swelling (종창), tender (압통), limping (파행), 딛지 못함

(제1족지 중족족지관절, great toe MPJ)

(1) CBC c̄ ESR, uric acid, CRP, RA factor

ESR (적혈구 침강속도), uric acid (요산), CRP (C-반응성단백),

RA factor (류마토이드 관절염검사)

(2) 진통제 주사 (디클로페낙), 냉찜질 (얼음찜질)

스테로이드 사용은 권장하지 않는다.

(3) 투약 : ① 콜치신 (colchicine, 콜킨)은 가장 많이 사용하는 약물이며, 급성기에 사용한다.

② 알로퓨리놀 (allopurinol, 자이로릭)은 요산생성 억제제이며 만성기에 사용한다.

③ 요산 배설제 (프로베네시드, probenecid)

④ 인도메타신 (indomethacine)

⑤ 소염진통제

(4) 유발 인자 : 음주, 과도한 운동, 과다한 음식물의 섭취 등이며, 그 외 유발인자는 외상, 수술, 감염, 뇌졸중과 같은 심각한 질환

(5) 요산이 관절에 침착되어 심한 급성 염증성 관절염을 유발함. 다른 부위에도 생길 수 있다 (Ankle, knee, foot), 심한 경우 부목으로 고정하는 경우도 있다. 피검사를 해서 혈중 요산치를 check하는 것이 좋으나

환자가 refuse하면 안하는 경우도 있다. 검사 결과는 다음 날 외래에서 설명듣고 약처방 받는다.

(6) 족통풍 (podagra) : 제1족지 중족족지 관절 (1st MPJ)에 심한 야간 발작성 통증이며, 통풍 환자의 90%에서 나타난다. 발열, 동통, 종창의 증세가 있으며, 심하면 연조직염과 유사한 증상을 나타낸다.

(7) 통풍 (gout), 중족족지 관절 (발허리발가락 관절, MPJ)
족통풍 (발통풍), 연조직염 (봉소염, cellulitis)

2. Degenerative arthritis (퇴행성 관절염)

정의 : 퇴행성 관절염은 관절연골이 닳아지면서 (관절연골소실), 2차적인 변화로 신생골의 형성, 골극의 형성, 관절의 변형이 생긴다.

X-Ray : 경화로 나타난다. (sclerosis) → 하얗게 보인다.
관절면의 가장자리에 골극이 형성되고 관절 간격이 좁아지며, 관절면이 불규칙해진다.

Sx : 동통, 관절강직 (stiffness), 운동장애 (+)

(1) 동의어 : 퇴행성 관절질환 (DJD, degenerative joint disease)
골관절염 (osteoarthritis)

(2) 단순 노화현상과는 다른, 관절 연골의 변화를 보이는 질환이며, 65세 이상에서는 60% 이상에서 퇴행성 관절염이있다.

(3) 골관절염 (뼈관절염), 골극 (뼈곁돌기, osteophyte)

3. Splint (석고 부목)

(1) 상지 (상완부, 전완부, 수부) :
단상지 석고부목 (SA splint, short arm splint)
장상지 석고부목 (LA splint, long arm splint)
설탕집게 부목 (sugar tong splint) : U형 석고부목

coaptation splint (접합 석고부목) : U형 석고부목

척측 구형부목 (ulnar gutter splint) : 자뼈쪽 홈통형부목

무지 수상석고부목 (thumb spica splint)

수지 부목 (finger splint)

(2) 하지 (대퇴부, 하퇴부, 족부) :

단하지 석고부목 (SL splint, short leg splint)

장하지 석고부목 (LL splint, long leg splint)

고수상 석고부목 (hip spica splint)

원통형 부목 (cylinder splint)

4. Closed reduction (도수정복, C/R)

1) 골절 도수정복술 (Fx : fracture)

자 64 가-femur Fx (대퇴골)

자 64 나-humerus Fx (상완골) tibia Fx (하퇴 경골)

자 64 다-forearm bone Fx (전완골)

자 64 라-carpal bone Fx (수근골) tarsal bone Fx (족근골)

자 64 마-metacarpal Fx, finger Fx (중수골, 수지골)

metatarsal Fx, toe Fx (중족골, 족지골)

2) 관절탈구 도수정복술 (D/L : dislocation)

자 76 가 - hip D/L (고관절)

자 76 나 - shoulder D/L (견관절)

자 76 다 - elbow D/L (주관절) knee D/L (슬관절)

자 76 라 - wrist D/L, finger D/L (완관절, 수지관절)

ankle D/L, toe D/L (족관절, 족지관절)

자 76 마 - pulled elbow (소아주내장)

radial head subluxation (요골골두 아탈구)

3) 악관절탈구정복술

자 77 가-TMJ D/L (악관절)

5. Admission order

(1) Fluid Tx, 소염진통제, 항생제

(2) 손상부위 elevation

(3) Check circulation (혈관 손상 유무 관찰)

(4) Check motor function (nerve injury 유무 관찰 finger 운동이 되는지, 감각 이상이 있는지 관찰)

(5) prn : demerol

6. Transfer (전원) 하는 경우

Hx : Amputation (절단) 되어 접합 수술이 필요할 때

CC : finger amputation (수지 절단)

PE : circulation (-) (혈액 순환)

(1) 진통제주사 (demerol)

(2) X-Ray : hand AP

(3) Betadine wet dressing $\bar{c}$ EB compression

(4) SA splint, 항생제, HTT (하이퍼테트)

(5) Transfer (소견서, X-Ray copy) :
그러나 접합 수술을 원치 않을 때 입원시킨다.
(old age, distal stump 없어진 경우)

(6) 절단된 손가락 동봉 :
saline으로 씻은 후 saline 가제에 싸서 비닐 장갑에 넣고 묶는다.
통속에 비닐 장갑과 얼음을 넣는다.

7. 용어

(1) comminuted Fx (분쇄골절) : 2개 이상의 골절선이 있다.

segmental Fx (분절골절) : 별도로 2개의 완전한 골절이 한 뼈안에 있다.

(2) phantom limb pain (환상지통) : 절단된 부분이 아직 있는 것 같은 환상을 갖게 되며 절단된 부분에 통증을 호소함

(3) oblique Fx (사상골절)

spiral Fx (나선상골절)

intraarticular Fx (관절내골절)

torus Fx (융기골절) : 소아의 불완전 골절

greenstick Fx (녹색줄기골절)

(4) crushing injury (압궤손상, 으깸손상)

skin & soft tissue defect (피부 및 연부조직 결손)

(5) osteomyelitis (골수염)

sequestrum (부골, 썩은골)

draining sinus (배농동)

(6) hemarthrosis (혈관절증)

※ 우리말로 제정된 신의학용어 및 구의학용어

- gout : 통풍
- podagra : 발통풍 (족통풍)
- gouty arthritis : 통풍성 관절염
- osteoarthritis : 뼈관절염 (골관절염)
- degenerative arthritis : 퇴행성 관절염
- short arm splint : 짧은팔 덧대 (단상지 석고부목)
- long arm splint : 긴팔 덧대 (장상지 석고부목)
- short leg splint : 짧은다리 덧대 (단하지 석고부목)
- long leg splint : 긴다리 덧대 (장하지 석고부목)

내과 IV

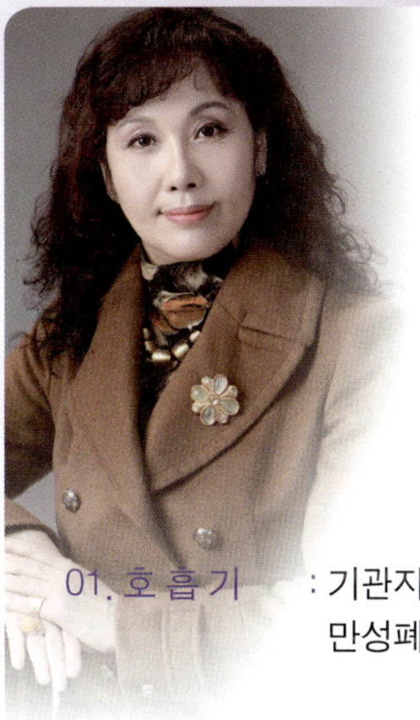

01 호흡기

1. B asthma c̄ infection (기관지 천식 및 감염) (B : bronchial)

CC : 숨을 못쉰다 (호흡곤란, dyspnea), 기침, 가래

PE : wheezing (천명음) on BLLF

(1) O_2 inhalation (산소흡입) (2L/min)

(2) ventolin nebulizer tid (네뷸라이저, 증기흡입치료)

ventolin 2cc + saline 5cc → β_2 항진제

(3) 주사 : 스테로이드제 (solumedrol, cortisolu, dexa)

항생제 (ucillin, cycin), 제산제 (ranitidine)

bricanyl (브리카닐) 0.5cc SC tid → β_2 항진제

epinephrine 0.5cc SC (if BP 〈 90) : 30분 후 반복가능

AMP mix to fluid, BSV (비졸본) 1Ⓐ IV tid

(4) 투약 : 항생제 (clari), 스테로이드제 (prs)

진해거담제 (c-syr), 소염제 (seronase)

singulair 1T hs (싱귤레어)

bambec (밤벡) 1T hs → β_2 항진제

AMP (아미노필린), BSV (비졸본), codenal (코데날)

(5) AMP (아미노필린)주사는 응급실에서 천식치료에는 추천되지 않는다.

(심한 경우에만 사용) → 기관지평활근이완제

(6) ventolin puff, berotec puff, seretide discus puff : β_2 항진제

(7) atrovent puff (아트로벤트) → 항콜린제

(8) ABGA (동맥혈가스분석), X-Ray : chest AP 'P'

(9) 기관지확장제의 종류 :

① 기관지평활근이완제 : AMP (아미노필린)

② β_2 항진제 (교감신경자극제) : ventolin, bricanyl, bambec, epinephrine

③ 항콜린제 (부교감신경차단제) : atrovent (아트로벤트)

(10) 벤토린 네뷸라이저 (1:3) (벤토린 : 셀라인),
N/S 100+아미노필린 1 앰플 IV (1시간 동안에 주사, 25gtt/분),
스테로이드제 (메치솔, 메칠프레드니솔론 125mg IV),
진해거담제 (비졸본 또는 이피라돌 1 앰플 IV),
투약은 아미노필린 (유니필), 스테로이드제 (니소론),
기관지확장제 (밤벡, HS), 진해거담제 (비졸본, 코푸시럽, 코대원)

(11) 입원하는 경우는 5%D/W 500+아미노필린 2 앰플 IV (5gtt/분),
수액요법 (H/D 1L+B_1C_1), 진해거담제 (비졸본 IV tid),
스테로이드제 (메치솔 0.25바이알 IV qid), 항생제 IV tid,
벤토린 네뷸라이저 tid

(12) 16세 여자, 숨을 못쉬고 (호흡곤란) 청색증이 있으며 보호자에 업혀서 응급실에 내원하였다. 숨쉴 때 쌕쌕거리는 소리 (천명음)가 들리며 집에서 벤토린을 2번 뿌렸으나 효과가 없었다고 함. O_2 (산소)를 마스크로 10L 주어도 SPO_2 (산소포화도)가 40% 밖에 안 되었다. 즉시 기관내삽관 (intuvation)하고 산소 10L 연결해서 인공호흡 (Ambu bagging)하고 수액요법, 스테로이드 (프레디솔, methyprednisolone) IV, 진해거담제 (암브록솔) IV, N/S 100+아미노필린 0.5앰플 주사하였다. 2시간후 호전되어 기관내튜브를 제거하고 (extuvation) 귀가하였다.

(13) 투약 : 오논 (onon), 세로필, 아토크, 아세락 (이알디)

① 오논 (류코트리엔 조절제) : 기도 평활근 수축을 억제한다.

② 베타2 항진제 : 벤토린 (salbutamol), 아토크 (formoterol)

2. Pneumonia (폐렴)

Hx : 40대 남자, 1주 전부터 기침이 심하고 고열이 있어 동네 의원에서 치료했으나 증상이 심해져서 ER에 내원하였다.

CC : fever & chill (발열, 오한), severe cough (심한 기침)

S/R : HA (두통), myalgia (근육통), 가래 (sputum, 객담)
N/V (오심, 구토), chest pain (흉통)

PE : T : 38.4℃ R : 22회/분 coarse BS (거친 호흡음), rale (수포음)

(1) X-Ray : chest PA/Lt lat

(2) Fluid Tx, blood culture, sputum study (객담검사)

(3) O_2 inhalation, ventolin nebulizer tid (증기흡입치료)

(4) 주사 : 항생제 (cycin, ucillin), 소염진통제, BSV (비졸본)

(5) 투약 : 소염진통제 (tylER, mucolase), 진해거담제 (c-syr, codenal)
bambec 1T PO hs (밤벡, 기관지확장제)

(6) 감기 증상이 있으면서 myalgia가 있고 기침이 심하면 chest PA 찍어서 확인하는 것이 좋다. (pneumonia 가능성)

(7) 입원 : 2주간 예정

(8) dyspnea (호흡곤란)가 있으면 ABGA (동맥혈가스분석)

3. Pul Tbc (폐결핵) (Pulmonary tuberculosis)

Hx : 40대 남자, 20일 전부터 URI Sx (감기증상)이 있었으며 가래에서 피가 나와서 (객혈) ER에 내원하였다.

CC : cough (기침), sputum (가래), hemoptysis (객혈)

(1) X-Ray : chest PA/Lt lat

(2) sputum study : if AFB smear (+) → positive나온 sputum으로
AFB C/S (항산균 배양검사) → isolation (격리)

(3) Tx : Fluid Tx, 지혈제 (transamin, Vit K1), 제산제, 항생제,
O_2 inhalation (산소흡입)

(4) semifowler's position (반파울러체위) : 반좌위

(5) 투약 : 소염제 (mucolase), 기관지확장제 (berotec, atock)

진해거담제 (c-syr, codenal, BSV)

(6) hemoptysis (객혈)가 심하면 사망할 수 있다. (질식사)

→ intubation (기관내삽관)하고 transfer (전원)한다.

(7) 기침이 심하고 가래 뱉다가 피가 나왔으며, 소주잔 반잔 정도 (15cc)의 객혈이 있었다. 치료는 지혈제 (N/S 100+보트로파제 2 앰플 IV), 진해거담제 (비졸본)를 주사하고, 산소흡입 (2L/분), 진해거담제 (코푸시럽, 코데인 1T tid) 투약 후, 대량객혈의 가능성을 설명하고 입원을 하였다. 객담검사, 폐 CT를 찍은 후 3차 병원으로 전원하여 기관지내시경 검사를 하였다.

(8) 기침을 하면서 소주잔 2잔 정도 (60cc)의 객혈이 있었으며, 호흡곤란이 있고 혈압 170/110, 산소포화도 92%, 청진상 거친호흡음이 있었다. 대량객혈 (massive hemoptysis)이란 1회 50cc 이상, 1일 600cc 이상의 객혈을 말하며, 치료는 산소흡입 (5L/분), 수액요법, 혈압강하제 (라베신 0.5 앰플 IV), 지혈제 (보트로파제), 진해거담제 (비졸본), 아미노필린 1 앰플 (수액에 믹스), 벤토린 네뷸라이저 (1:3)를 시행한 후 3차 병원으로 전원하였다. 산소포화도가 떨어지면 기관내삽관한 후 전원한다.

4. Acute tonsillitis (급성 편도선염)

Hx : 목이 아프고 몸살 기운이 있으며 열나고 한기가 듬

CC : sore throat (인후통), fever c̄ chill, myalgia (근육통)

PE : tonsil → hypermic c̄ white patch (백색반점)

(1) Fluid Tx, blood culture, tantum gargle

(2) 주사 : 항생제 (ucillin, cycin, AMK)

(3) 투약 : 항생제 (bearcef, augmax), 소염진통제 (tylER, seronase), 위장약 (ganaton, gastrex)

5. Acute laryngitis (급성 후두염)

CC : 목이 쉰다, severe coughing (연속해서), dyspnea (호흡곤란), chest pain (흉통)

(1) Fluid Tx, ventolin nebulizer, O_2 inhalation (산소흡입)

(2) 주사 : 스테로이드제 (dexa, cortisolu), 제산제 (ranitidine)
항생제 (ucillin, AMK), 항히스타민제 (peniramin)

(3) X-Ray : chest PA/Lt lateral

(4) Admission : AMP (아미노필린) mix to fluid

(5) 투약 : 진해거담제 (c-syr, BSV), 기관지확장제 (formoterol)
스테로이드제 (solondo), 소염진통제, 항생제

(6) 스테로이드제 : 염증성 부종을 감소시킨다.

(7) 증상이 심하지 않을 때 :
dexa 1Ⓐ IM, AMK Ⅰ Ⓐ IM
ventolin nebulizer (증기흡입치료), chest PA, 투약

6. Allergic rhinitis (알레르기성 비염)

CC : 콧물 (비루), 코막힘, 재채기 (sneezing), 소양감 (itching sensation)

(1) 주사 : 항히스타민제 (peniramin), 스테로이드제 (dexa)

(2)투약 : ① 스테로이드제 (solondo), 항히스타민제 (actifed)
② alastine (아라스틴, 2세대 항히스타민제)
→ 졸음이 거의 없다.

(3) 10세 남아가 오징어를 구워 먹고 목이 가렵고 부으며 콧물이 많이 나고, 숨쉬기 힘들어져서 내원하였다. 진단명은 음식알레르기, 알레르기성 비염이며, 치료는 페니라민과 덱사메타손 IM 한후 벤토린 네뷸라이저 (1:3)를 하였다.

7. COPD c̄ infection (만성 폐쇄성 폐질환 및 감염) (COPD:chronic obstructive pulmonary disease)

정의 : 만성 기관지염이나 폐기종에 의한 기도 폐쇄가 있는 상태

Hx : 60대 남자, 평소에 기관지염이 있었으며 며칠 전부터 감기가 들어 기침, 가래가 심해지고 금일 호흡곤란이 생겨 ER 내원함

CC : cough (기침), dyspnea (호흡곤란)

PE : rale (폐수포음), wheezing (천명음) on BLLF (양측폐하부)

(1) X-Ray : chest PA → R/O bronchitis (기관지염이 의심됨)

(2) Fluid Tx, O_2 inhalation (1L/min), 항생제 (cycin)
ventolin nebulizer tid (β_2 항진제) 스테로이드제 (solumedrol)
atrovent puff (아트로벤트 에어로솔, 항콜린제)

(3) 투약 : 진해거담제 (c-syr, codenal), 소염제 (mucolase)

(4) COPD환자는 O_2를 1L 이상주면 호흡이 억제되어 intubation해야 함

(5) COPD에서는 항콜린제가 β_2 항진제보다 기관지확장 효과가 크다.

8. Smoke inhalation injury (연기 흡입 손상)

Hx : 40대 남자, 집에서 불이나 연기를 마시고, 119로 내원하였다.

CC : 기침이 심함, 입에서 연기 냄새가 난다, 속이 아프다.

PE : wheezing (천명음), dyspnea (호흡곤란), irritable state (+)

(1) O_2 inhalation (3L/min), Fluid Tx, ventolin nebulizer tid
진해거담제 (BSV), 항생제 (cycin), cold humidification (가습기)
sputum study

(2) 스테로이드제는 효과가 없다고 알려져 있다.

(3) 합병증 : pneumonia (폐렴), 호흡부전

9. URI (감기, 상기도염) (URI : upper respiratory infection)

CC : 기침, 가래, 콧물, 코막힘, 인후통, 발열, 두통, 근육통

PE : 감기 합병증과 2차감염 여부를 진찰한다.

급성 편도선염, 부비동염, 급성 중이염, 기관지염, 폐렴

(1) 항생제 (antibiotic) : 아모라닉 (amoxicillin), 세파클러 (cefaclor), 오그맥스375, 625mg (amoxicillin+clavulanate, 자쿠텍스), 세프트 (cefuroxime, 프록세틸), 클로틴 500mg (clarithromycin), 레비신 (levofloxacin, 레사신, 레보프록신), 로지드 (roxithromycin)

(2) 해열제, 진통제 : 타이리콜 이알 (paracetamol, 펜세타), 타이레놀 325, 650mg (acetaminophen), 세로나제 (소염효소제, 로나제비), 루트펜 (아세트아미노펜세립), 울트라맥 세미 (acetaminophen+tramadol)

(3) NSAID (non-steroidal anti-inflamatory drug, 비스테로이드성 항염제) : 닥스펜, 탈니플루메이트, 타말겐, 나부론, 록프렌, 이부프로펜 (ibuprofen, 부르펜), 아클렌 (aceclofenac)

(4) 거담제 (가래, expectorant, 점액용해제, 객담배출촉진한다.) : 비졸본 (bromhexine), 이알디 (erdostein), 아세락 200mg (acetylcystein), 세로필

(5) 진해제 (기침) : 코데농, 레보드롭
진해제 (기침시럽) : 코푸시럽, 헤데코푸시럽

(6) 비충혈 완하제 (코막힘) : 알파길항제 (alpha adrenergic agonist)
슈도에페드린 (pseudoephedrine), 슈다페드

(7) 항히스타민제 (antihistamine) : 페니라민 (chlorpheniramine),
아젭틴 (azalastine, 아라스틴), 알티린 (cetrizine)

(8) 기관지확장제 : 오논 (pranlukast, 프라카논), 싱귤레어 (montelukast),
아토크 (formoterol, 포미텍), 아미노필린 (aminophyline),
엑시마 (doxofyline),

(9) 스테로이드제 : 니소론 (prednisolone), 프론드 (methylprednisolone)

(10) 근이완제 : 에페리손 (eperisone)

(11) 위장약 : 스티렌 (제산제, 케이스타, 디펜사), 니지리딘 (nizatidine), 레보팜 (levosulpride, 위장관조절제, 가나톤, 아크라톤), 바이칸 (정장제, 메디락-에스, 세르비아)

(12) 가글 (gargle) : 헥사메딘액 100ml, 탄튬액 50ml

(13) MDI (정량식 분무흡입기) : 벤토린에보할러 (salbutamol), 세레타이드 디스커스 (스테로이드와 베타2 항진제가 병합되어 있다.)

(14) 네뷸라이저 : 벤토린 흡입액, 풀미코트레스퓰 (budenonide)

(15) 주사 (소염진통제) : 디클로페낙 IM, N/S100+트라마돌IV

(16) 주사 (항생제) : N/S100+아미카신 IV, 아미카신 (amikacin) IM, 세포탁심 (cefotaxime) IV, 시프록사신 (ciprofloxacin, 싸이프로) IV,

(17) 주사 (진해거담제) : 암브록솔 IV

10. Acute airway obstruction (급성 기도 폐쇄) 음식물에 의한 기도 폐쇄, 흡인성 폐렴

Hx : 70대 남자, 아침밥 먹다가 갑자기 호흡곤란, 의식저하가 있어서 응급실에 내원하였다. 내원전 〈하임리히 술식〉을 시행하였으나 호전되지 않았다고 함.

CC : 호흡곤란, 의식저하

PE : 산소포화도 (SPO2) : 70%, 호흡은 있었으나 천명음 (wheezing)이 심함.

(1) 기관내삽관하면서 음식물이 기도에 있어서 suction한 후 삽관함. Suction tube가 막혀서 호수 (줄)로 suction (흡인)하였다.

(2) 기관내 Suction하여 이물질 (음식물)을 제거하였다.

(3) 산소흡입

(4) 수액요법, 항생제, 진해거담제 주사

(5) X-ray (chest AP 'p') 찍어서 흡인성 폐렴의 정도를 평가한다. 호흡부전, 패혈증, 사망 가능성 설명한다.

(6) 하임리히 술식 (Heimlich maneuver) :

① 의식이 없는 환자의 경우 : 누워 있는 환자 위에 환자의 허벅지를 타고 앉아, 상복부 정중선에 손바닥을 대고 다른 손을 그 위에 겹쳐 놓은 후 흉부 쪽을 향해 5 회 정도 강하고 빠르게 밀쳐 올린다.

② 의식이 있는 환자의 경우 : 환자의 등 뒤로 돌아가서 감싸 안고, 주먹 쥔 한 손을 상복부 정중선에 대고 다른 한 손으로 주먹 쥔 손을 움켜 잡은 뒤 흉부 쪽을 향해서 양팔로 졸라서 압박한다.

02

순환기

1. Acute MI (급성 심근경색) (MI : myocardiac infarction)

Hx : 50대 남자, 갑자기 심한 전흉부 동통과 식은땀을 흘리면서 내원함
안면이 창백함

CC : ① chest pain (substernal, 흉골후방통)
② cold sweating (식은땀)
통증의 특징 : 우리하다 (압박감, 쥐어짜는 듯)
duration (기간) : 20분 sudden onset
referred pain (방사통) → Lt. arm, Lt. shoulder, back

Sx : dyspnea (호흡곤란), N/V (오심, 구토), dizziness (현기증)
syncope (실신), palpitation (심계항진)
유발되는 상황 : 운전 중, 운동 중 (exercise), 휴식시 (rest)
risk factor (위험인자) : smoking (흡연), HTN (고혈압), 고지혈증 (+),
DM (당뇨병), alcohol (음주) : soju 1B/day
BP : 170/110 P : 106 (B (bottle) : 병)

(1) O_2 inhalation (3L/min, 산소흡입), EKG, EKG monitoring
NTG 1T SL → NTG response (5분 마다 3번 반복가능)
baby aspirin 1 T PO (씹어 먹을 것) (astrix 100mg)

(2) 5% D/W 500 + isodil (이소딜) 100mg IV
(10 Ⓐ = 100 mg, 10 μgtt, 10cc/hr)
DAF set (Dial-A-Flo set), (if BP 〈 90/60 → hold)

(3) Lab : TnT (troponin T, 트로포닌 T), LDH, CPK

(4) morphine 3mg IV (10분 간격으로 반복가능) :

→ NTG 3번 사용 후에도 증상이 지속될 때

(5) EKG : 대부분 심전도의 변화가 있으며 정상인 경우는 드물다.

① Q파경색 → Q파의 발생, ST elevation (ST분절의 상승)

T파의 역위, 높은 T파

② non-Q파경색 (비Q파) → T파의 역위

ST depression (ST분절의 하강)

(6) Notify to 내과 & transfer (전원) 한다.

(7) 5% D/W 500 + NTG (니트로글리세린) 5 Ⓐ IV

(5 Ⓐ = 50mg, 20μgtt, 20cc/hr)

(8) 심근효소의 종류 : CK-MB, 트로포닌 T, 트로포닌 I, Myoglobin

(9) if headache (+) → tylER 1 T PO (prn) or 진통제주사

(10) Cardiac marker 3종 (심근 손상의 표지자) :

① CK-MB ② 트로포닌 I (Tn I) ③ Myoglobin

(11) 50대 남자가 내원 전 갑자기 심한 가슴통증 (흉통)이 있어서 내원하였다. 고혈압의 과거력이 있으며 혈압은 210/100, 심전도상 T파 역위만 있었으며, 심근효소 TnT는 양성이었다. 치료는 산소흡입 (4L/분), NTG (니트로글리세린 설하정) 1T 설하 투여, 아스트릭스 1T를 복용하였다. (아스피린은 씹어 먹을 때 흡수가 빠르기 때문에 씹어 먹는 것이 좋다.) 수액요법, 헤파린 (항응고제) 5천 단위 IV, 5%D/W 500+헤파린 2만단위 IV하고 (20cc/시간) 3차 병원으로 전원하였다.

(NTG 3T, Ambu bag준비해서 전원한다.)

(12) 70대 할머니가 새벽에 갑자기 심한 가슴통증이 있어서 내원하였다. 왼쪽 팔이 아프고 (방사통), 구토증상이 있었다. 혈압은 140/90, 심전도상 ST분절의 상승이 있었으며 심근효소 TnT는 음성이었다.

치료는 산소흡입 (4L/분), NTG 1T 설하투여, 아스트릭스 1T 복용하고, 5% D/W 500+니트로 (니트로글리세린) 1 앰플 IV (10gtt/분), NTG를 3회 투여해도 계속 통증이 있어서 모르핀 0.5 앰플 (5mg) IV하고 3차병

원으로 전원하였다. TnT는 발병 후 3시간 후부터 증가하기 시작하므로 응급실에서 심근효소 TnT가 음성이더라도, 6시간 후에 다시 검사하면 TnT가 양성이 되고 심전도에는 심근경색증의 변화가 나타난다. 70세 이상은 헤파린을 사용하지 않는다.

(13) 60대 남자가 새벽에 갑자기 어지러워서 정신을 잃고 (실신) 바지에 오줌을 쌌다고 내원하였다. 환자는 가슴통증은 없었으며, 심전도를 찍고 수액을 달은 후, 갑자기 숨을 못쉬고 목이 뒤로 재껴지면서 의식이 없어지고 심정지가 되었다. 심전도상 심근경색 소견이 있었고, 심폐소생술을 30분 이상 시행하였으나 응급실에서 사망하였다. 보호자는 걸어서 들어와서 사망하였다면서 경찰에 고발하고 10시간 동안 응급실에서 시체를 옮기지 못하게 하였다. 환자는 어지럽고 의식소실이 있어서 처음에 뇌졸중이 아닌가 생각되었으나 심전도상 급성 심근경색으로 판명되었다.

(14) 의료보험 심사지침 : TnT는 심근경색의 유무판정을 위한 검사이고 CK-MB는 심근의 변화를 보는 검사이므로 심근경색의 초기진단 시는 TnT 와 CK-MB 검사의 동시 실시를 인정하나 심근경색 진단 이후의 추적검사 시에는 CK-MB검사만 인정한다.

2. Cardiogenic shock (심인성 쇼크)

Hx : 50대 남자가 술을 마신 후 컴퓨터하다가 갑자기 어지럽다고 내원하였다.

PE : BP : 90/50 P : 44회/min (bradycardia, 서맥)

EKG : 완전 좌각차단 (LBBB) : 심장박동수를 조절하는 전기자극이 좌각에서 차단되어 전달이 안되어 맥박이 떨어진다.

(1) 5% D/W 500 + isodil (이소딜) 10 Ⓐ IV (10μgtt/min)

(2) N/S 1L IV full drop :

시험 수액주입법 : N/S 200cc 주입 후 반응을 관찰한다.

호흡곤란이나 폐부종이 발생하지 않으면 반복할 수 있다.

(3) if BP 〈 90/60 → isodil fluid hold

→ 5% D/W 500 + dopamin 400mg IV (10 gtt)

sudden death (급사) 가능성 설명한다.

(4) 산소흡입 (4L/분), 쇼크자세, 아스트릭스 1T를 복용하였다.

급속수액요법 (N/S 1L), 5%D/W 500+헤파린 5천 단위 IV하고, 대학병원으로 전원하였으며, 혈압이 낮아서 NTG는 투여하지 않았다.

3. Unstable Angina (불안정성 협심증)

휴식중에 흉통이 발생하거나 약물 투여해도 덜 반응할 때

CC : chest pain (substernal, 흉골후방통)

Duration : 3분 이내

NTG (니트로글리세린) response (+)

EKG : 흉통 발작이 있을 때 ST 분절의 하강이 나타나고 허혈이 없어지면 다시 정상으로 회복된다.

Tx : 입원해서 치료한다. bed rest (침상안정) O_2 inhalation (산소흡입)

4. PSVT (발작성 상심실성 빈맥) (PSVT : paroxysmal supraventricular tachycardia)

Hx : 40대 여자가 낮에 치과 치료를 받고나서 심장이 두근거리고, 숨이 막히고 호흡곤란이 있어서 내원하였다.

CC : 심장이 뛴다. (palpitation, 심계항진) : 140~240/min

S/R : chest pain (흉통), dyspnea (호흡곤란)

(1) Fluid Tx, EKG, EKG monitoring, O_2 inhalation

(2) verapamil $\frac{1}{2}$ Ⓐ (2.5mg) IV → 3분 간격으로 2.5~5mg을 주사한다.

총 20mg까지 주사 할 수 있다. 2 Ⓐ 투여해도 안돌아오면 transfer하는 경우도 있다. (cardioversion, 심율동전환)

(3) carotid massage (경동맥동 마사지) :

한쪽 경동맥동을 압박하면서 20초 정도 마사지한다.

양쪽을 동시에 압박해서는 안된다.

(4) 투약 : isoptin (이솝틴, verapamil) → 칼슘채널차단제

(5) 맥박 177회/분로 빈맥이었으며, 치료는 N/S 100+이솝틴 2앰플 IV하고, 60cc (1.2 앰플)가 들어 갔을 때 갑자기 맥박이 정상으로 (78회/분) 돌아왔다. 맥박이 돌아온 후 심전도를 다시 체크하였는데 정상이었다.

5. AF c̄ RVR (심방세동 및 빠른 심실 반응) (atrial fibrillation c̄ rapid ventricular response)

Hx : 40대 남자, 술 마시다 쓰러져서 (실신) 119로 내원하였다.

CC : ① palpitation (심계항진) : 심장이 빨리 뛴다.

② 얼굴이 창백함, syncopal attack (실신발작)

S/R : chest pain (흉통), N/V (오심/구토), cold sweating (식은땀), dyspnea (호흡곤란)

PE : BP : 180/110 P : 158

PH : HTN Hx (−)

EKG : AF c̄ RVR

(1) Fluid Tx, EKG, EKG monitoring, O_2 inhalation (산소흡입)

(2) Lab : TnT (트로포닌 T), LDH, CPK

(3) Tx : verapamil 5mg IV × 2

NTG 1 T SL (설하), astrix 100mg PO (씹어 먹을 것)

5% D/W 500 + isodil 10 Ⓐ IV (20μgtt)

morphin 3mg IV

(4) Brain (뇌) CT → nonspecific (정상)

(5) Notify to 내과 & transfer (전원)하는 경우도 있다.

(항응고요법, 전기적 심조율전환)

(6) 리듬이 불규칙한 유일한 부정맥이다. 대부분의 환자는 일단 심방세동이 발생하면 저절로 정상으로 전환되지 않는다.

(7) 뇌경색 (cbr. infarction)이 발생할 가능성이 있다. 급성 심부전이나 급성 폐부종 (pul edema)을 일으킬 수 있다.

6. Acute pul edema (급성 폐부종) (pul : pulmonary)

원인 : Acute MI (심근경색), 심근허혈 (IHD)
→ 심인성 폐부종 (cardiogenic)

CC : ① dyspnea (갑자기 숨이 차다), cyanosis (청색증)
② tachycardia (빈맥), cold sweating (식은땀)
③ 붉고 거품나는 객담 (거품가래)

PE : rale (수포음), wheezing (천명음)

X-Ray : chest AP 'P' → pul edema sign (폐부종징후)
→ 나비모양의 폐포강 부종이 나타난다.

Lab : ABGA (동맥혈가스분석)

(1) O_2 inhalation (5L/min), EKG (심전도)
EKG monitoring (심전도감시장치)

(2) semifowler's position (반파울러체위) : 반좌위

(3) Tx : NTG (니트로글리세린) SL (설하)
Lasix 20mg IV (이뇨제)
AMP (아미노필린) 250mg + N/S 100cc IV
5% D/W 500 + isodil (이소딜) 10 Ⓐ IV
(20 μgtt, 20cc/hr)

(4) 호흡곤란이 심해지면 intubation (기관내삽관)
ventolin nebulizer (증기흡입치료)
5% D/W 500 + dopamin 400mg IV (if BP 〈 90mmHg)

(5) NTG (nitroglycerin) : 혈압을 낮추고 폐울혈을 감소시킨다.
심한 저혈압 (BP ⟨ 90mmHg) 에서는 금기

(6) 50대 남자가 갑자기 생긴 심한 호흡곤란으로 내원하였다. 심전도상 ST 분절의 하강이 있었으며 흉부 X-Ray상 심장이 커져 있고 (심비대), 폐부종이 있었다. 혈압 150/90, 맥박 92회/분, 호흡 32회/분 (빈호흡), 혈액검사상 심장효소 TnT는 음성이고, 동맥혈 산소분압 (PO_2) 62 mmHg, 동맥혈 이산화탄소분압 (PCO_2) 41mmHg, 저산소증이 있었고, 산소포화도 78%이며, 심전도 모니터링과 맥박산소측정기로 산소포화도 모니터링을 하고 폴리 (도뇨관)를 삽입하였다.

(7) 진단명은 심인성 폐부종, 급성 심부전이며, 치료는 산소흡입 (5L/분), 이뇨제 (라식스 1 앰플 IV), NTG 1T SL, 아스트릭스 1T po, N/S 100+NTG (니트로글리세린) 2 앰플 IV (10cc/시간), 헤파린 5천 단위 (1cc) IV, 5%D/W 500+헤파린 2만 단위 (4cc) IV (20cc/시간) NTG는 전부하와 후부하를 감소시키며, 라식스는 전부하를 감소시켜서 급성 폐부종에 효과적이다.

7. PVC (심실 조기 박동) : 기외수축 (PVC : premature ventricular contraction)

Hx : 40대 여자, 술을 마신 후 가슴이 갑갑해져서 내원하였다.

CC : 숨이 가쁘다. 가슴이 갑갑하다. chest pain (−)

PE : BP : 140/90 P : 60

(1) Fluid Tx, O_2 inhalation, EKG, EKG monitoring

(2) 심질환이 있는 사람이 기외수축이 있으면 급사 가능성이 높다. 그러나 정상인에게는 가능성이 높지 않다. 심질환이 없고 증상이 없는 환자는 치료할 필요가 없다.

(3) EKG : QRS파가 정상보다 넓어지고 보상성 휴지기를 가진다.

(4) 이단맥 (bigeminy), 삼단맥 (trigeminy)

8. Aortic dissection (대동맥 박리)

Hx : 40대 남자, 스쿠버 다이빙 도중 (잠수작업 중) 갑자기 등쪽에 심한 통증이 생겨서 ER에 내원하였다.

숨쉴 때 chest pain이 있다함

CC : thoracic back pain (흉통), dyspnea (+), 가슴이 답답함

PE : BP : 140/90 P : 68 (우측, 좌측 동일함)

Motor : symmetric, T-spine area tenderness (+)

EKG : LVH, CPK : 739, CK-MB : 정상

X-Ray : Chest PA → mediastinal widening (종격동 확장)

Chest CT $\bar{c}$ enhancement → 대동맥 박리

PH : 고혈압 Hx (-)

(1) Transfer to 3차 병원 (흉부외과) → 응급수술 시행함

(2) 대동맥 박리 환자는 사망률이 높으며 매우 치명적인 질환이다. 갑자기 하반신 마비의 신경학적 증상이 나타나서 ER에 내원하는 경우도 있다. 맥박이 좌우가 다르게 측정되는 경우도 있다.

(3) 본 환자는 처음에 잠수병 (감압병)으로 생각되어 입원하였으나 계속 chest pain이 있어 chest CT를 찍어 확진됨. 갑자기 시작되고 심한 chest pain이 계속 지속되거나 맥박이 양쪽이 비대칭인 경우 대동맥 박리를 의심해야 한다. 급사하는 경우도 있다.

(4) 70대 여자, 승용차 뒷좌석에타고 가다가 호흡곤란이 있으면서 갑자기 쓰러져서 사망하였다고 하며, 사망상태로 응급실에 내원하였다. 흉통은 없었다. Chest AP상 우측 폐전체에 출혈이 있었고 심장이 좌측으로 밀려 있었다. Chest CT를 찍었으며 대동맥류 파열에 의한 대량출혈로 급사한 것으로 추정되었다.

9. HTN (hypertension, 고혈압)

(1) ACE inhibitor (ACE 억제제) : 인히베이스 (inhibace),
유니바스크 (univasc), 모노프릴 (monopril), 타나트릴 (tanatril)

(2) Ca channel blocker (칼슘차단제) : 스프렌딜 (splendil)
노바스크 (norvasc), 시나롱 (cinalong), 자니딥 (zanidip)
아달라트 (adalat)

(3)Beta blocker (베타차단제) : 딜라트렌 (dilatrend), 아테놀올 (atenolol)

(4) Diuretic (이뇨제) : 라식스 (lasix), 다이크로진 (DCZ),
후루덱스 (fludex)

(5) ACE 억제제 와 칼슘차단제의 병용 → 인히베이스 + 스프렌딜
유니바스크 + 노바스크, 타나트릴 + 스프렌딜

(6) 고혈압 주사 : hydralazine (ablocker), labesine (β blocker)

(7) 50대 여자가 갑자기 혈압이 오르는 느낌이 들면서, 가슴이 뛰고 어지러워서 내원하였다. 혈압 200/120, 맥박 120회/분이고, 치료는 아달라트 1캡슐을 설하투여 하였으며 산소흡입을 하고 심전도와 혈액검사 (TnT)를 하였다. 심전도와 TnT는 정상이었다.

10. 기타

1) cardiogenic syncope (심인성 실신)

주로 운동 시나 운동 후에 발생한다.
원인 : 전도장애, 부정맥

2) AV block (방실 차단) (atrioventricular block)

2도 방실차단 (2°A-V block) : 간헐적인 방실차단
3도 방실차단 (3°A-V block) : 완전 방실차단

(1) 20대 여자가 술을 많이 마신상태에서 화장실가서 정신을 잃고 (실신), 쓰러져 있어서 내원하였다. 수액요법, 산소흡입, 심전도 모니터링하였으며, 심전도상 2도 방실차단 (모비츠 1형)이 있었다.

(2) 2도 방실차단 :

모비츠 1형 : RR 간격이 점차 연장되면서 방실차단이 일어난다.

모비츠 2형 : RR 간격의 변화없이 갑작스런 방실차단이 일어난다.

3) CHF (울혈성 심부전) (congestive heart failure)

CC : 호흡곤란이 심해서 앉아 있으며 흉통은 없었다.

EKG : atrial flutter (심방조동)

X-Ray : 흉부 X-Ray (CXR) AP 'P'에서 심장이 커져 있었고 (심비대), 폐부종이 있었다.

(1) 치료는 산소흡입 (5L/분), 반좌위, 이뇨제 (라식스 1 앰플 IV), 혈관확장제 (NTG 1T SL), 수액요법 (N/S 500+KCl 10cc IV, 5gtt/분), 폴리 (도뇨관)를 삽입하였다. 라식스를 쓰면 KCl이 빠져나가기 때문에 KCl을 수액에 믹스한다.

(2) 라식스 주사 후 소변이 많이 나왔으며 호흡곤란이 호전되었다. 다시 흉부 X-Ray를 찍었는데 심장크기가 감소되었고 폐부종이 감소되었다. 라식스는 급성 심장기능상실의 치료에 사용되며, 직접 정맥을 확장시켜 전부하를 줄인다.

(3) 급성 심장기능상실은 폐울혈에 의한 심한 호흡곤란이 주증상이며, 라식스를 가장 먼저 사용하며 혈관확장제 (NTG)도 사용할 수 있다.

(4) Lab : pro-BNP (brain natriuretic peptide) : 15900으로 상승되었다. (정상 0-125) BNP는 체액 용적이 확장되고 압력이 증가하면 심실에서분비되는 신경 호르몬의 일종이며 심장의 근육세포가 스트레스를 받으면 증가한다.

4) Hypertensive encephalopathy (고혈압성 뇌증)

Hx : 혈압약을 먹던 사람이 며칠 전부터 약 복용 안함

CC : Headache (두통), vomiting (구토)

PE : BP : 180/100

Tx : Adalat 1C SL (설하), 진통제 주사

X-Ray : Brain CT : normal

뇌부종에 의한 현상이며 빨리 치료하면 가역적이다.

※ 우리말로 제정된 신의학용어 및 구의학용어

- fibrillation : 잔떨림 (세동)
- flutter : 된떨림 (조동)
- cheyne-stokes respiration : 교대성무호흡 (체인-스토크스호흡)
- angina pectoris : 가슴조임증 (협심증)
- palpitation : 두근거림 (심계항진)
- defibrilltion ; 잔떨림제거 (제세동)
- defibrillator : 잔떨림제거기 (제세동기)

03 소화기

1. AGE (급성 위장염) (acute gastroenteritis)

Hx : 생선회를 먹은 후 심한 복통과 구토, 설사로 ER 내원하였다.

CC : 설사 (watery, 수양성), 구토, severe abd pain (심한 복통)

S/R : fever (발열), myalgia (근육통), dehydration (탈수증)

Lab : Widal test, stool D/S & C/S (대변배양검사)

(1) 주사 : Fluid Tx, 진경제 (Algiron), 진토제 (MXL), 소염진통제
항생제 (cycin, ucillin), 제산제 (ranitidine)

(2) 투약 : 진경제 (dicetel, tiram, tiropa), 진토제 (MXL)
항생제 (bearcef, megalocin), 정장제 (medilac-ds)
소염진통제 (tylenolER), 지사제 (smecta, loperin)

(3) shigellosis (세균성이질) : 혈액과 점액을 동반하는 설사
cholera (콜레라) : 쌀뜨물과 같은 변 (rice water stool)
설사가 혈성이거나 점액성이면 입원을 권유한다.

(4) 설사증상이 없고 구토증상만 있는 AGE환자는 응급실에서 치료 받은 후 다음날 급성충수염 (Appe)이 되어 수술하는 경우가 있기 때문에, 혹시 아페가 아닌지 주의 깊게 관찰하여야 한다. 특히 혈액 검사상 백혈구 수치가 높은 경우는, 다시 신체검사를 해서 다시 배를 눌러보고 약간이라도 아페가 의심스러우면 입원을 권유한다.

(5) 복통, 설사가 심해서 내원하였다. : 복부 X-Ray, 수액요법, Lab. (혈액검사) 5%D/S 500cc+부스코판 2앰플, 에치투 1앰플 믹스 IV 구토증상 동반시 N/S 100+맥페란 1앰플 IV (진토제), 열이 있으면 해열제 (디클로페낙) IM, 항생제 (N/S 100+아미카신 1앰플 IV)

① 주사 : 진경제 (tiropramide, 부스코판, 티램), 산분비 억제제 (에치투)

② 투약 : 정장제 (비스칸, 바이칸, 메디락에스), 지사제 (스멕타 현탁액), 진경제 (부스코판, 후로스판, 티로파), 제산제 (스티렌)

(6) 식중독은 섭취한 음식물의 독성물질때문에 발생한 증상이며 오염된 음식을 먹은지 6~12시간 이내에 일어난다. 그러나 바이러스 감염에 의한 설사는 1~2일이 지나서 설사가 시작되며구토, 고열의 증세를 동반한다. 장염은 대부분 음식 섭취와 관련이 있기 때문에 식중독과 구분하기 어렵다.

2. UGI bleeding (상부위장관 출혈) (UGI : upper gastrointestinal)

Hx : 40대 남자, 2일전 부터 melena (흑색변)가 있었으며 금일 dizziness 가 있어서 ER 내원함. hematochezia (혈변)

CC : melena (흑변), dizziness (현기증), hematemesis (토혈)

PE : BP : 90/60 P : 100

anemic conjunctiva (창백한결막) → 빈혈상 결막

(1) Fluid Tx $\bar{c}$ M/C 18 G (full dropping)

(2) O_2 inhalation, shock position (쇼크자세)

(3) P/C 4 pt X-matching → Transfusion 2 pt (pint, 파인트)

(4) 주사 : 지혈제 (transamin), 제산제 (ranitidine)

(5) BP가 떨어지면 fluid를 빨리주고 (200gtt) 가능한 빨리 수혈한다.
Hb/Hct치가 정상으로 나오더라도 BP가 떨어지면 수혈을 시작한다.
출혈이 갑자기 생긴 경우 처음에는 정상치로 나옴

(6) Admission to ICU : check V/S (활력징후) $\bar{q}$ 2 hr
X-Ray : chest AP 'P' (portable)

(7) L-tube keep (비위관 삽입, 18 Fr) :
N/S 1L irrigation (위세척) → 일시적으로 출혈을 멈추게 한다.

L-tube natural drainage → 현재 출혈유무를 알 수 있다.

CBC, electrolyte, BUN/Cr (수혈 후 2 hr)

GFS (예정) : 위내시경

(8) 투약 : 위산분비억제제 : lanston (란스톤) :

제산제 : L-gel 1 ⓟ gid

(9) BP, P (혈압, 맥박)이 정상이면 급하게 수혈하지 않는다

→ Hb/Hct 결과 나온 후 수혈한다. (가벼운 출혈임을 나타낸다)

(10) 누워 있을 때 혈압은 정상이나, 앉아 있을 때 혈압이 떨어지고 (10 mmHg 이상), 맥박이 빨라지면 (20회 이상) 심한 출혈을 의미한다.

→ 기립시 저혈압 : 20%의 출혈

그러나 누워 있을 때의 저혈압은 더 심한 출혈을 의미한다.

→ 앙와위 저혈압 : 20% 이상의 출혈

(11) P/C 2 pt IV c̄ peniramin 1 Ⓐ IV

P/C = PRC (packed red cell, 농축 적혈구)

(12) 혈압, 맥박이 정상이고 활동성 출혈 (active bleeding)이 없으며, 혈색소 (Hb) 7g/dl이고 빈혈이 심했다. 치료는 수액요법 (3L/일), 금식 (약복용 제외), 지혈제 (보트로파제 IV), 제산제 (라니티딘 IV, 라미나지 po), 수혈 (PRC 2파인트), 교차적합시험 (cross matching), 항히스타민제 (N/S 100+페니라민 1 앰플 IV), 수혈부작용 (호흡곤란, 발열, 두드러기 등)을 설명하였다.

3. M-W synd (말로리-웨이즈 증후군) (Mallory-Weiss syndrome)

정의 : 토하면서 위식도 접합부위에 열상이 있다. (점막파열)

Hx : 20대 남자, 술을 많이 마신 후 밤새 심하게 토함

CC : bloody vomiting (혈성구토), hematemesis (토혈)

S/R : sore throat (인후통) 식도 부위가 아프다. (목~가슴)

물도 못마심 → esophagitis (식도염)

(1) Fluid Tx, 제산제 (ranitidine), Admission & GFS (위내시경)

(2) 투약 : 제산제 (gastrex), 위산분비억제제 (lanston)
장운동촉진제 (ganaton, elpride)

(3) 심한 구토를 하면서, 구토에 의한 충격으로 위식도접합부 열상에 의해서 출혈되면서 토혈이 나타나며, 상부위장관 출혈의 원인이 된다.
치료는 제산제 (라니티딘), 구토억제제 (맥페란), 지혈제 (보트로파제)를 주사하였다.

(4) 한글번역은 말로리-웨이즈 증후군 또는 맬러리-바이스 증후군

4. GERD (위식도 역류질환) (gastroesophageal reflux disease) Reflux esophagitis (역류성 식도염)

Hx : 30대 여자, 가슴이 심하게 아프다고 하고 (흉통) 숨쉴 때 마다 아프다고 함. 전날 신경을 많이 쓴 후 증상이 생김

CC : severe chest pain (substernal pain) : 흉골후방의 타는 듯한 느낌 (heartburn, 가슴쓰림) → 산역류에 의함

PE : epigastric tender (+) (심와부압통)

EKG : 정상

S/R : 위장장애 (+), 구토 (+), 음주 Hx (+), epigastric pain (+)

(1) 주사 : Fluid Tx, 소염진통제, 제산제 (ranitidine), 진토제 (MXL)

(2) 투약 : 위장운동촉진제 (ganaton, elpride), 진경제 (tiram)
제산제 (gastrex, mucosta), 위산분비억제제 (raticon, pariet)

(3) EKG, EKG monitoring (심전도감시장치)
→ 협심증에 의한 흉통과 감별 진단이 어렵다.

5. Acute gastritis (급성 위염)
R/O PUD (소화성 궤양) : peptic ulcer disease

Hx : 20대 남자, 최근에 감기약을 며칠간 복용하였으며 내원 전 심한 복부 통증과 구토 증상이 있어서 ER에 내원하였다.

CC : epigastric pain (심와부동통), 구토

S/R : 속이 쓰리다 (ulcer pain) : 속쓰림, 신물이 올라온다 (신트림)

(1) Lab : amylase (아밀라제)

(2) 주사 : 진경제 (algiron), 진토제 (MXL)

(3) 투약 : 진경제 : tiram, tiropa

신경안정제 : rize, grandaxin

위장운동촉진제 : ganaton, elpride, dicetel, motilium M

제산제 : gastrex, albis, mucosta, L-gel (lamina gel)

위산분비억제제 : raticon, meticon, curan 75, lanston

(4) Admission : GFS (위내시경 검사)

6. 기타

1) Hiccups (딸꾹질)

CC : 딸꾹질이 몇 시간째 안 멈춘다.

(1) 원인은 ① 위가 팽창해서 (위팽만)

② 음주 후

③ 뇌의 이상이나 전해질 불균형

(2) 수액요법, 구토억제제 (맥페란)를 주사한다.

(3) 혈액검사를 해서 원인을 찾아보고, 항불안제 (디아제팜 0.5 앰플), 정신안정제 (할로페리돌 1앰플)를 주사하는 경우도 있다.

2) Fecal impaction, constipation (변비)

(1) X-Ray : simple abd E/S (단순복부촬영)

(2) glycerin enema (글리세린 관장) finger enema (직장분변제거술)

(3) 투약 : 하제 (sylcon, duphalac syr)

(4) 70대 여자가 심한 복통으로 내원하였다. 진통제를 주사했으나 계속 아프고, 안절부절 못하였다. 복부 X-Ray상 대변이 차 있어서 (분변매복) 글리세린 관장을 한 후 복통이 없어졌다.

(5) 글리세린 관장 (50cc)은 직장관 (24-28 Fr.)으로 관장을 하며, 10분이상 참았다가 대변을 봐야 대변이 녹아서 잘 나온다.

(6) 수지 관장은 손가락으로 대변을 파낸 후에 직장관을 넣고 글리세린 관장을 한다.

(7) 투약은 위장운동촉진제 (돔페리돈), 하제 (산화마그네슘, 듀파락시럽, 아락실), ① 산화마그네슘 (MgO)은 2T tid. ② 듀파락시럽은 대변의 삼투압을 증가시키는 작용 (고삼투성하제)을 하며 25cc bid. ③ 아락실은 대변양을 팽창시키는 작용 (팽변완화제)을 하며 1팩 bid로 투여한다.

3) Electrolyte imbalance (전해질 불균형)

(1) K 〈 2.5 → hypokalemia (저칼륨혈증) :

5% D/W 1L + KCl 60 mEq IV (속도 : 10mEq/hr 이하)

(2) 2.5 〈 K 〈 3 → KCl 40 mEq mix to fluid

(3) 식사가 가능할 때 : orange juice 1캔 bid, K-contin 1T bid

(4) Na : 125 → hyponatremia (저나트륨혈증) :

5% D/S 1L + NaCl 5 Ⓐ IV Na : 120 이하가 되어서 신경학적 이상이 발생하는 경우에만 응급치료의 적응이 된다.

(5) Na : 125 (60kg) → Na : 135까지 교정

부족한 양 : (135-125) × 0.6 × 60 = 360mEq

유지량 : 3 mEq/kg × 60 = 180mEq → 필요량 : 540mEq

Tx : N/S 1L+ NaCl 5 Ⓐ = 150mEq + 40×5mEq

(6) 30대 남자가 PC방에서 오랫동안 앉아 있다가 일어서려는데 하체에 힘이 빠져 일어나지 못해서 내원하였다. 양쪽 다리를 들지 못하고 움직이지 못하나 발가락은 움직이고 발에 감각은 정상이었다. 전해질 검사상 칼륨 2.2로 감소되어 있었다. 진단명은 저칼륨혈성 마비이며, 치료는 수액요법, 칼륨투여 (KCl 1 앰플 수액에 믹스), 케이콘틴 1T tid로 투여하였다.

4) Irritable bowel syndrome (IBS, 과민성 장증후군)

Sx : (1) 복부 통증 (배변 후에 없어짐)

(2) 복부 팽만감

(3) 배변 습관의 변화 (푸른변, 잦은 배변, 설사, 변비)

복부통증 : 하복부가 간헐적이며 경련성으로 나타난다.

배변 후 소실되며 스트레스나 음식 섭취 후 악화된다.

※ 우리말로 제정된 신의학용어 및 구의학용어

- gastroenteritis : 위창자염 (위장염)
- irritable bowel syndrome : 과민성 큰창자증후군 (과민성장증후군)
- fecal impaction : 대변메막힘 (분변매복)
- epigastric pain : 명치통증 (심와부 동통)

04 간, 췌장

1. CAH-B (만성 활동성 B형 간염) (CAH : chronic active hepatitis)

HBs Ag (+), HBs Ab (−), HBe Ag (+), HBe Ab (−)

HBV DNA probe (+), AFP (α−fetoprotein) (−)

Tx : Zeffix (제픽스) → HBe Ag 과 HBV DNA 양성인 만성 B형 간염 환자로서 SGOT 또는 SGPT가 100 단위 이상일 때 보험적용가능

2. ALD (알코올성 간염) (ALD : alcoholic liver disease)

Hx : 40대 남자, 5일 전부터 식사 안하고 계속 술마심 (alcoholism)

CC : 음주상태, 구토, 기운이 없다. 손마비 증상 (+)

Lab : 동맥혈가스검사상 pH 7.1, HCO_3 (중탄산염) 8, ABE −30,
혈액검사상 백혈구 18000 (백혈구증가증), AST/ALT 160/50, BUN 30,
크레아티닌 1.7, Na 129 (저나트륨혈증), K 3.6

Dx : 알코올성 간염, 알코올 중독 (알코올 의존)
대사성산증 (알코올성 케톤산증), 탈수증

(1) 주사 : Fluid Tx. (5% D/W), 제산제 (ranitidine), 진토제 (MXL)
비타민 B_1제 (thiamine, 치아민)

(2) 투약 : 간장약 (omitan, livastal), 장운동촉진제 (ganaton, elpride, MXL)
제산제 (gastrex, raticon), 신경안정제 (rize)

(3) prn ativan (아티반) IV : 신경안정제

prn) peridol (페리돌) IV : 최면진정제 (정신질환치료제)

(4) DT 시 사망할 수 있다. DT (진전섬망, delirium tremens)

→ 알코올 금단 증상 (withdrawal Sx)

(5) 수액요법 (10% D/W, 5% D/S), 신경안정제 (아티반 1 앰플 수액에 믹스), 간보호제 (헤파멜즈 2 앰플 수액에 믹스)

3. LC c̄ ascites (간경변증 및 복수) (LC : liver cirrhosis)

CC : ascites (복수), heavy alcoholism (알코올중독), 하지부종

PE : pitting edema (함몰부종) on leg

icteric sclera : 공막에 황달이 있다.

Lab : 알부민 : 2.2 , 빌리루빈 : 5.3 , 혈소판 : 7만

혈색소 : 9.7 , 백혈구 : 2000 , OT/PT : 31/11

Dx : Child 분류 C 급, 저알부민혈증 (hypoalbuminemia)

식도 정맥류 (esophageal varix)

(1) low salt diet (〈 8 gr, 저염식)

check BWt (체중) daily, check I/O (섭취량과 배설량)

(2) Tx : paracentesis (2L) (복수천자)

이뇨제 주사 (lasix), 비타민 (B, C)

20% albumin 100cc (알부민 3.0 이하 시)

(3) Fluid (10% D/W) 10 gtt

Na치가 떨어져 있어도 N/S 주지 않는다.

(복수가 증가하기 때문임. 만일 교정하려면 3% NaCl로 교정함)

(4) 근육주사 금지 (if platelet 감소, 10만 이하시)

(5) 투약 : 제산제 (gastrex, lanston), 이뇨제 (lasix, aldacton)

하제 (duphalac syr), 간장약 (omitan, livastal)

장운동촉진제 (ganaton)

(6) Child 분류 A급	Child 분류 C급
빌리루빈 〈 2.0	빌리루빈 〉 3.0
알부민 〉 3.5	알부민 〈 3.0
복 수 : 없음	복 수 : 조절 안됨

4. UGI bleeding, liver cirrhosis c̄ ascites (상부위장관출혈, 간경변증 및 복수) Varix bleedig, hepatic coma, alcoholism (식도정맥류출혈, 간성혼수, 알코올중독)

Hx : 40대 남자, 2년 전부터 간경화가 있었으며 매일 술마시다가 당일 melena가 있고 의식이 흐려져서 119로 ER에 내원하였다.

CC : decreased mentality (stuporose M/S) : 혼미 정신상태

melena (흑변, 흑색변), hematemesis (토혈)

PE : BP : 80/40 P : 112 → shock state (쇼크상태)

Lab : 혈색소 : 4.7 OT/PT : 732 / 222 BUN/Cr : 57 / 2.4

(1) Fluid Tx (H/D) : full dropping (200 gtt/min)

P/C 3 pt X-matching → transfusion 3 pt

제산제 (ranitidine), 지혈제 (transamin)

CBC (수혈 후 2 hr)

(2) vasopressin (바소프레신) IV 20μgtt → 문맥압을 낮춘다.

5% D/W 500 + dopamin 400mg IV (20μgtt)

이뇨제 (lasix), shock positon (쇼크자세)

O_2 inhalation (산소흡입), EKG monitoring

(3) KM enema 3 g c̄ N/S 40cc (till diarrhea)

(4) Foley insert c̄ urin meter (시간당 소변측정)

(5) check I/O (섭취량과 배설량), diper(기저귀)

X-Ray : chest AP 'P' (portable)

5. Hepatic coma (간성 혼수)

CC : 의식이 흐려진다. 간경화 Hx. (+)

(1) Fluid Tx. (10% D/W)

(2) Lab : S-NH_3 (ammonia)

(3) Tx : 50% D/W 30cc IV

비타민 (B, C), 제산제 (ranitidine)

(4) Duphalac syr (듀파락시럽, lactulose) : 대장내에서 암모니아 (NH_3)의 흡수를 억제하고 설사를 하게 한다.

① 경구복용 (PO) : duphalac 30cc $\bar{q}$ 3 hr (설사할 때까지)

② 관장 (enema) : duphalac 50cc + mannitol 250cc

6. Acute pancreatitis (급성 췌장염)

Hx : 50대 남자, heavy alcoholism (심한 알코올중독) 매일 술 마시며 음주상태로 내원함

CC : severe epigastric pain (극심한 심와부 동통)

(1) Lab : amylase (아밀라제) / lipase (리파아제)

→ amylase : 290 (정상치의 3배 이상 증가시 진단됨)

(2) Tx : Fluid Tx, 제산제 (rantidine), 진경제 (algiron), 진통제 (demerol), 항생제 (cycin), 단백분해효소 억제제 (Foy, 포이)

(3) Admission : NPO (금식)

whole abd CT $\bar{c}$ enhance

(4) 57세 비만한 남자가 계속 술을 마신 후 심한 상복부 복통과 구토증상이 있어서 내원하였다. 허리도 심하게 아프다고 (요통) 하였으며, 혈압 90/60 (저혈압), 맥박 120회/분 (빈맥), 혈액검사상 혈당치 120, 백혈구 18000 (백혈구증가증), AST/ALT 320/200, 아밀라제 5700, 진단명은

급성췌장염, 알코올성간염, 알코올의존, 탈수증 및 저혈압이며, 치료는 금식, 수액요법 (3L/일), 제산제, 호의 (2바이알 수액에 믹스), 구토억제제(맥페란), 진경제, 진통제, 간보호제(헤파멜즈2앰플수액에 믹스)를 주사하였다.

(5) 호의 (Foy)는 소화효소를 억제하며 1바이알을 식염수 100cc에 믹스해서 1일 2회 투여하며, 심하면 1일 3회 줄 수도 있다. 혈액검사로 LDH와 리파아제를 검사하며, 응급실에서 예후의 불량함을 예측할 수 있는 기준은 LDH (〉350), AST (〉250), 혈당치 (〉200), 백혈구수 (〉16000), 연령 (〉55세), 저혈압 (SBP〈90), 빈맥 (〉130), 비만 (obesity) 등이며, 심하면 사망하는 경우도 있다는 것을 설명해야 한다. (사망률 : 5%)

7. Acute cholecystitis c̄ GB stone (급성 담낭염 및 담석증) (GB : gallbladder)

Hx : 40대 남자, 저녁 8시경 갑자기 상복부에 극심한 복통이 생겨서 숨을 못쉴 지경이며 눕지 못하고 앉아 있음. 구토증상도 있음

CC : epigastric pain (심와부 동통), vomiting (구토)

(1) Tx : Fluid Tx, 소염진통제, 진경제 (algiron), 제산제 (ranitidine)

(2) Lab : CBC → 백혈구 : 12100 (백혈구증가증)

Amylase (아밀라제) : 정상

OT/PT : 정상

(3) Admission : U/S (초음파검사) → Acute cholecystitis

일반외과 consult

(4) 머피징후 (Murphy's sign)는 복직근의 외측경계와 늑골경계가 만나는 부위에 손가락을 깊게 넣고 심호흡을 시키면 압통이 갑자기 증가하며, 급성 담낭염에서 나타나는 징후이다.

(5) 진통제를 맞았는데도 계속 아프다고 환자가 호소할 때, 통증으로 병을 진단을 하는 것인데, 원인을 모른채 계속 강한 진통제 (마약)를 써서

통증만 없애면 치료되는 것이 아니라, 오히려 근본적인 치료가 지연되기 때문에 입원해서 검사해 보자고 권유한다.

8. Acute hepatitis (급성 간염)

Hx : 30대 여자가 6일 전부터 고열과 몸살 감기증상이 있어서 감기약을 복용했으며, 어제 저녁에 고기 먹은 후 심한 복통으로 내원하였다. 한약을 복용한 과거력이 있다고 한다.

CC : 심한 상복부동통, 구토, 고열, 근육통, 식욕부진

Lab : CBC상 백혈구 3100, 간기능검사상 AST/ALT 2800/1800

(1) 치료는 수액요법 (10% D/W), 구토억제제 (맥페란), 제산제 (라니티딘), 진경제 (스파몬), 진통제, 간보호제 (헤파멜즈 2 앰플 수액에 믹스), 간보호제 (리카바 po)

(2) 입원해서 초음파검사 (U/S)를 시행하였다. 추정진단명은 급성 전격성 간염 (급성 황색위축증)이며 간세포가 괴사상태로되어 급성간부전으로 진행될 가능성이 있으며, 황달, 간성혼수, 사망가능성도 있을 수 있다. AST/ALT가 2000 이상이면 급성 전격성 간염을 의심할 수 있으며 대학병원으로 전원하는 경우도 있다.

(3) 응급실에 고열과 몸살 감기증상으로 오는 환자는 간기능검사를 하는 것이 좋다.

05 비뇨기과

1. APN (급성 신우신염) (acute pyelonephritis) 상부요로감염증 (upper UTI)

Hx : 40대 여자, 몸살 기운이 있고 열, 오한이 심하고 옆구리 (측복부)에 통증이 있어 ER에 내원하였다.

CC : fever c̄ chill, myalgia (근육통), flank pain (측복부동통)

S/R : dysuria (배뇨통), frequency (빈뇨), HA (두통)

PH : 1주 전 오줌소태가 있어서 약국에서 약 복용함

PE : CVA tender (+) (늑척추각 압통), T : 39℃

CVA : costovertebral angle (늑척추각)

(1) U/A c̄ micro (요검사) :

백혈구 → many (농뇨) (정상 : 5~10 /HPF)

bacteria (세균) → a few found (세균뇨)

(2) Fluid Tx. urine G/S & C/S (요배양검사), blood culture

소염진통제, 항생제 (cycin, ucillin, AMK)

(3) Admission : U/S of kidney (신장 초음파검사)

(4) 1주간 입원 예정, 퇴원 후 2주간 항생제 복용함. 소변검사해서 완전히 치료 될 때까지 약을 복용하여 재발이 안되도록 한다.

(5) 합병증 : 재발, 재감염, 만성 신우신염, 신농양

(6) 소변 배양검사하면 대부분 대장균 (*E coli*)이 검출된다. 여자의 경우 대변이 오염되어 소변에 염증이 생기는 경우가 많다.

대장균이 오염되어 신장조직까지 염증이 생기면 입원해서 치료해야 한다. 생리 중일 때는 Nelaton으로 U/A검사한다.

(7) 요검사상 고름뇨 (백혈구 다수/HPF), 박테리아 3+이고, 크레아티닌이 3으로 증가되어 있었다. 진단명은 급성 신우신염 (급성 깔대기콩팥염), 급성 콩팥기능상실 (ARF)이며, 입원하여 수액요법, 항생제 (퀴놀론계, 시프로플록사신), 해열제 (N/S 100+데노간 1 앰플)를 주사하였고, 만성 콩팥기능상실 (CRF)로 진행가능성을 설명하였다.

2. Cystitis (방광염) 하부요로감염증 (lower UTI)

Hx : 40대 여자, 금일 낮에 산부인과에 다녀 왔다고 함. 소변 볼 때 찌릿하고 계속 화장실에 앉아 있어 밤 11시에 내원하였다.

CC : dysuria (배뇨통), frequency (빈뇨), 배뇨곤란, 요의절박

(1) 요검사 : 백혈구 → many (농뇨), 적혈구 → 10~15 (혈뇨)
소변채취법 : clean catched midsteam (깨끗한 중간뇨)
요검사 : WBC (백혈구) → 시야당 5~10개 까지는 정상

(2) urine G/S & C/S (요배양검사), 소염진통제, 항생제 (ucillin)

(3) 투약 : 항생제 (megalocin), 소염진통제, 위장약

(4) 치료기간 : 1주간, 재발하면 2주간 치료한다.
또 재발하면 6주간하고 또 재발하면 6개월간 치료한다.
(남자의 경우는 해당되지 않음)

(5) 주사 : 항생제 (토브라마이신 IM), 심할 때는 진통제도 주사한다.
항생제는 아미카신 IM이나, 시프로플록사신 IV를 주사하는 경우도 있다.

(6) 투약 : 항생제 (시프로플록사신), 소염진통제 (로날, 바리다제), 빈뇨 치료제 (스파게린)

(7) 여자환자에게 방광염은 대변오염이 원인이라고 설명하면 환자는 민망하다고 하며, 피로해서 생기는 것이라고 주장하였다.

3. ARF (급성 신부전) (acute renal failure)

Hx : 60세 남자, 당뇨약 복용 중이며 어제부터 심한 설사, 구토 증상이 있어서 ER에 내원하였다.

CC : watery diarrhea (수양성설사), vomiting (구토), known DM

PE : BP : 100/70 P : 96

Lab : CBC : 백혈구 → 17800 BUN/Cr : 52/4.5

Na/K/Cl : 136/6.6/103 → hyperkalemia (고칼륨혈증)

Dx : AGE (급성위장염), dehydration (탈수증), ARF, DM

(1) Transfer for A.K (인공신장실, artificial kidney)

→ 응급 혈액투석 (hemodialysis, HD)

(2) creatinin (크레아티닌) 2.0 이상이면 신부전을 의미한다.

(3) 고칼륨혈증의 치료는

① 포도당에 인슐린을 믹스해서 투여하면 칼륨을 세포내로 이동시켜서 칼륨이 떨어진다. (5% D/W 1L+RI 10 단위 IV)

② 대사성산증에서도 칼륨이 증가하기 때문에 탄산수소나트륨 (비본 IV)을 투여한다.

③ 카리메트산은 양이온교환수지 (칼슘제제, kalimate)로써 칼륨을 제거하며, 카리메트산 2포 bid 또는 카리메트관장 50gm을 한다.

④ 이뇨제 (라식스)를 주사하여 소변량을 증가시켜서 칼륨의 배출을 촉진한다.

Hx : 70세 여자, 10일 전부터 급성 편도선염으로 열이 나고 식사를 거의 못해 탈수증이 있는 상태로 보호자 부축받아 ER 내원함

CC : sore throat (인후통), fever (발열), oral intake poor

PE : BP : 90/60 P : 110 T : 38.5 ℃

tonsil : hyperemic c̄ white patch (백색반점)

Lab : BUN/Cr : 33/2.0 혈색소 : 8.4 백혈구 : 26000

Dx : Acute tonsillitis, ARF, sepsis (패혈증), anemia (빈혈)

(1) blood culture, Foley insert c̄ urin meter

check U/O q 1 hr, check I/O (섭취량과 배설량)

O_2 inhalation, EKG monitoring (심전도감시장치)

(2) 주사 : 항생제 (cycin), 소염진통제, 제산제 (ranitidine)

Fluid Tx (수액요법) (약 용량을 $\frac{1}{2}$ 로 줄임)

(3) urine 10cc/hr → N/S 300cc IV full dropping

→ lasix 20mg IV

(4) Admission to ICU : 5일 후 → BUN/Cr : 21/1.0 (정상)

Hx : 50대 남자, 매일 술 마시는 alcoholism (알코올중독) 환자로서 며칠 전부터 계속 설사와 구토 증상이 있었으나 치료 안 하다가 다리가 붓고 숨이 차서 ER에 내원하였다.

CC : diarrhea (설사), vomiting (구토)

leg edema (하지부종), dyspnea (호흡곤란)

X-Ray : chest PA : pul edema sign (폐부종징후)

Lab : BUN/Cr : 71 / 5.6, OT/PT : 75 / 60, 요검사 : protein (+)

Dx : AGE (급성위장염), ARF, alcoholism (알코올중독)

Adimission : 4일 후 → BUN/Cr : 10/0.8 (정상)

※ 우리말로 제정된 신의학용어 및 구의학용어

- pneumonia : 허파염 (폐렴)
- pancreatitis : 이자염 (췌장염)
- pyelonephritis : 깔때기콩팥염 (신우신염)
- pneumoconiosis : 허파먼지증 (진폐증)
- cholecystitis : 쓸개염 (담낭염)

4. CRF (만성 신부전) (CRF : chronic renal failure)

Hx : 60대 여자, 혈압약을 복용하고 있으며 1개월 전부터 힘이 없고 식사를 못하고 숨이 차서 ER에 내원하였다.

CC : nausea (오심), anorexia (식욕부진)
oral intake poor (식사 잘 못함), dyspnea (호흡곤란)

Lab : BUN/Cr : 39/4.1, 혈색소 : 8.4

Dx : CRF, HTN (고혈압), anemia (빈혈)

Tx : Fluid제한 : 5% D/W 500cc/day
low salt diet (저염식이) (〈 8 gr)
혈압약 (고혈압 Tx)
Transfer for AK (인공신장실 : hemodialysis, 혈액투석)
(AK : artificial kidney)

(1) 급성 신부전 : 일시적인 신기능 상실로써 Fluid Tx, lasix로 빨리 치료하면 정상으로 회복되는 경우가 많다.

(2) 만성 신부전 : 정상으로 회복이 불가능한 상태

(3) 당뇨병과 고혈압이 있고, 말기 신부전증 (ESRD)으로 혈액투석 (HD, hemodialysis)환자이며, 갑자기 숨이 차서 (호흡곤란) 내원하였다. (ESRD:end-stage renal disease, 말기 신장질환) 어제 투석을 했으며, 산소포화도는 87%이고 흉부 X-Ray AP 'P'에서 폐부종이 있었다.
치료는 산소흡입 (2L)하고, 혈액검사상 칼륨 (K)이 7 이상이면 투석실 call하고 응급투석을 한다.

06 당뇨병

1. DM c̄ hypoglycemia (당뇨병 및 저혈당증) (DM : diabetes mellitus)

Hx : 60대 여자, 20년 전부터 당뇨병이 있었으며 가족이 집에 와보니 말을 못하고 누워 있고, 정신이 혼미해져 119로 ER에 내원하였다. 요즘 입맛이 없어서 식사를 잘 못했다고 함

CC : decreased mentality (의식저하), known DM

(1) BST : 22mg/dl, O_2 inhalation, Fluid Tx
50% D/W 50cc IV → 의식이 깨어남

(2) BST (30분 후) : 139mg/dl, BST 2 hr × 5
혈당을 100mg/dl 이상으로 유지해야 한다.

(3) Admission to ICU, Hb A1C, C-peptide (AC/ 2hr PC)
7 glass test (다음날부터 RI cover), DM diet 1800 cal
if BST 〈 80 → 20% D/W 20cc IV (prn)

(4) 10% D/W 1L+ RI 10 u + KCl 20 mEq IV (10 gtt)
H/S 1L+ B1C1 IV (20 gtt) (3 way)

(5) Hb A_1C (당화혈색소) : 수치가 높으면 만성 고혈당증이다.

(6) 혈당 (혈중 포도당농도)이 50 이하일 때 저혈당으로 정의하며 혈당을 150~250mg/dl 사이로 유지시킨다. 수액은 10% D/W 1L (10gtt)와 N/S 1L (10gtt)를 동시에 3way (3방)으로 연결 후 혈당검사에 따라 수액을 변경한다. 혈당이 250 이상이면 N/S만 20gtt로 준다. 한번 혈당이 떨어지면 2~3일간 또 혈당이 떨어질 가능성이 있으며, 몸에 세균의 감염이나 염증이 있으면 항생제를 투여해야 하기 때문에 며칠간 입원을 권유한다.

2. DM $\bar{c}$ hyperglycemia (당뇨병 및 고혈당증)

Hx : 50대 여자, 1주 전부터 어지럽고 기운이 없으며 급격한 체중 감소가 있었음 (wt. loss : 4kg/ 1 month)

CC : dizziness (현기증), G-weakness (general, 전신쇠약)

S/R : polydipsia (다음다갈증), polyphagia (다식), polyuria (다뇨)
blindness (실명), N/V (오심, 구토), fatigue (피로감)
tingling sensation of U/E (상지의 따끔거림, 쑤심)

(1) BST : 527mg/dl, Fluid Tx. : 처음에 수축된 혈관 용적을 다시 확대시키는데 N/S이 제일 좋은 수액이다.

(2) 7 glass test & RI cover

(3) 항생제 (cycin) : infection이 의심되면 항생제 치료를 시작한다. 세균 감염이 가장 흔한 합병증이다.

(4) DM diet 1800 cal

(5) Lab : Hb A_1C, C-peptide (AC/ 2hr PC)
urine osmolarity, serum osmolarity (혈청삼투압농도)

(6) 5% D/W 1L+ RI 10 u + KCl 20 mEq IV $\bar{c}$ 20 gtt

(7) 투약 : ① 경구 혈당강하제 : amaryl (아마릴), glucobay (글루코바이), glucophage (글루코파지)
② 당뇨병성 신경병증 : neuropathid (뉴로패시드)
neurontin (뉴론틴)
③ 신경안정제 (rize, etravil), 제산제, 장운동촉진제

(8) Triopathy : neuropathy (신경병증), retinopathy (망막증)
nephropathy (신증, 신장병증)

(9) 다뇨와 구토로 인하여 체내 K^+은 부족하지만 혈청 K^+은 흔히 상승되어 있다. 혈청의 고삼투압 농도로써 정신 혼미가 올 수 있다.
DM 진단기준 : FBS (공복시혈당)이 2번 이상 140mg/dl 이상일 때

(10) Hyponatremia (저나트륨혈증) 의 원인 : 심한 고혈당증에서 삼투압에

의한 수분의 이동으로 혈청내 Na^{+}이 낮아진다. 고농도 식염수를 주면 치명적이다. Na 120 이하가 되어 심한 신경학적 이상이 발생하는 경우만 고농도 식염수를 투여한다.

→ Na 125 이상 되면 식염수 투여를 중단한다.

(11) RI 슬라이딩 (sliding) : 혈당치에 따라서 오르내리며 이동하는 것

혈당치 250~300 : RI 4단위 SC

혈당치 300~350 : RI 6단위 SC

혈당치 350이상 : RI 8단위 SC

3. Diabetic ketoacidosis (DKA) (당뇨병성 케톤산혈증)

Hx : 60대 여자가 당뇨병이 있고, 인슐린 주사맞고 있으며 2일 전부터 계속 토하고 식사를 못하다가 의식을 잃은 상태로 내원하였다.

CC : 의식소실상태, 당뇨병, 구토, poor oral intake

PE : 고혈당증 (BST : high), 혈압은 90/60 (저혈압), 맥박 120회/분 (빈맥), 호흡 28회/분 (빈호흡, 보상성과호흡), 의식은 혼수상태였으며, 신체검사상 탈수증이 심했다.

Lab : 혈당치 (BST) 720mg/dl, 혈액검사상 백혈구 23000 (백혈구증가증), Na 126 (저나트륨혈증), K 5.2, BUN 190, 크레아티닌 7, 요검사상 케톤 3^{+}, 요당 4^{+}, 동맥혈가스검사 (ABGA)상 pH는 6.9, HCO_3 (중탄산염) 5, ABE −30, 당화혈색소 (HbA1c) 12%, 정상치의 2배였다.

(1) 진단명은 당뇨병성 케톤산혈증, 급성 콩팥기능상실 (ARF), 탈수증 및 저혈압, 저나트륨혈증, 혼수상태이며, 백혈구증가증은 감염이나 염증이 없이도, 혈액의 농축에 의해서 나타날 수 있다.

(2) 혈중 칼륨은 5.2로 증가되어 있으나 전체 칼륨은 체외로 많이 빠져나간 상태이기 때문에 대사성산증이 교정되면 혈중 칼륨이 급격히 감소한다.

(3) 치료는 급속수액요법 (생리식염수 200gtt/분, 처음 2시간 동안에 2L

주입), 인슈린 피하주사 (RI 10 단위), 인슈린 혈관주사 (N/S 100+RI 100 단위, 10cc/시간), 구토억제제 (맥페란IV), 이뇨제 (라식스IV), 탄산수소나트륨 (비본IV), 기관내삽관, 산소흡입, 폴리 (도뇨관)삽입, 도파민 수액에 믹스하고 3차 병원으로 전원하였다.

(4) 혈당치가 400mg/dl 이상일 때에는 당뇨병성 케톤산혈증을 의심하고 동맥혈가스검사를 한다. ABGA상 대사성산증 (pH가 7.2 이하)이면 DKA로 추정진단하고 혈당치가 300mg/dl 이하라도 호흡곤란이 있으면 DKA를 의심한다.

(5) 50대 남자가 당뇨병이 있는 환자로서 술을 계속 마시고 물설사를 여러 번하고 구토증상이 있으며 숨이 차서 내원하였다. 혈당치 140, 혈액검사상 백혈구 26000, AST/ALT 180/50, BUN 40, 크레아티닌 3, 동맥혈가스검사상 대사성산증 (pH 7)이고, 진단명은 급성장염 및 탈수증, 급성콩팥기능상실, 알코올성 간염, 당뇨병성 케톤산혈증이며, 치료는 급속수액요법, 제산제 (라니티딘), 구토억제제, 항생제, 진경제 (스파몬)를 주사하고, 정장제 (메디락DS po), 지사제 (스멕타 po)를 투여하였다.

4. HNKC (Hyperosmolar nonketotic coma) (고삼투압성 비케톤성 혼수)

Hx : 70대 여자가 당뇨병이 있으며 3일 전부터 식사를 못하다가 오늘 아침부터 의식이 흐려지고 (의식저하), 탈진상태로 응급실에 내원하였다.

CC : 의식저하, 당뇨병, poor oral intake

PE : 고혈당증 (BST : high), 혈압 90/60 (저혈압), 맥박 94회/분, 혼미정신상태 (통증에 의해서만 깨어나는 의식저하상태), 신체검사상 탈수증이 심했다.

Lab : 혈당치는 1020mg/dl, 심한 고혈당이며, 혈액검사상 백혈구 13500 (백혈구증가증), Na 165 (고나트륨혈증), K 3.5, BUN 101, 크레아티닌 2.5, 삼투압 (osmolarity) 380 mOsm, 고삼투압이며 (삼투압 정상치 : 300), 동맥혈가스검사상 pH 7.3, 대사성산증은 없었다

(1) 진단명은 고삼투압성 비케톤성혼수, 급성 콩팥기능상실 (ARF), 의식저하 (혼미), 탈수증 및 저혈압, 고나트륨혈증

(2) 치료는 급속수액요법 (생리식염수 200gtt/분, 처음 2시간 동안에 2L 주입), 산소흡입, RI 10단위 피하주사, N/S 100+RI 100단위 (10cc/시간), 탄산수소나트륨 (비본IV), 폴리 (도뇨관) 삽입

(3) 나트륨이 155 이상으로 증가되면 의식이 떨어지며, 탈수증을 동반한 고나트륨혈증 (Na 165)이 있으며 저혈압이 있으면 나트륨이 증가되어 있더라도 생리식염수로 치료해야 한다. 사망가능성이 있다는 것을 보호자에게 설명한다. (사망률 : 30%)

07 감염질환

1. Tsutsugamushi dis (쯔쯔가무시병) (Scrub typhus, 리케치아 질환)

Hx : 30대 남자, 전신에 발진이 있고 근육통과 고열이 있으며 등쪽에 진드기에 물린 부위에 검은 가피 (검은 딱지)가 있음

CC : whole body skin rash (발진), myalgia (근육통)
high fever (고열), eschar (가피) on back

S/R : URI Sx (감기증상), N/V (오심/구토), headache (두통)

(1) 들쥐의 진드기에 의해서 전염된다.

(2) Lab : blood culture, widal test
R. tsutsugamushi Ab
Leptospira Ab
Hantaan virus Ab

(3) 주사 : Fluid Tx. 항생제 (cycin, ucillin, AMK), 제산제
소염진통제 (ATG), 간장약 (heltan)

(4) 투약 : doxycycline (독시사이클린)
소염진통제 (tylER, mucolase)
진해거담제 (c-syr), 간장약 (omitan, livastal)
제산제, 장운동촉진제 (ganaton)

(5) 합병증 : hepatopathy (간질환), pneumonia (폐렴)

(6) 간기능검사상 AST/ALT 140/110으로 증가되어 있었으며,
바이브라마이신 (독시사이클린) 1T bid로 투여하였다.

(7) 사전에는 쓰쓰가무시병으로 번역되어 있다. (쓰쓰가무시는 진드기를

뜻하는 일본어) 쓰쓰가무시병은 쓰쓰가무시균에 감염된 진드기에 물렸을 때 생기며, 심한 감기몸살 증상과 비슷하나 치료받지 않고 방치하면 사망하는 경우도 있다. 밭에서 일하는 농부에게 주로 발생하나 야외로 나가서 풀밭에 앉았을 때도 발생할 수 있다.

2. Malaria (말라리아)

Hx : 20대 남자, 경기도 말라리아 유행지역에 살았으며 말라리아 환자가 주위에 있었다고 한다. 4일 전부터 주기적으로 심한 오한과 고열이 있었다고 한다. (특징적인 주기성이 있다.)

CC : high fever c̄ chill (고열, 오한) headache, vomiting, abd pain

PE : T : 39.4 ℃

3일열 말라리아는 48시간마다 고열과 오한이 있다.

(1) blood smear for malaria : 혈액 도말검사상 malaria 원충이 보임

(2) CBC : 백혈구감소증 (leukopenia)

혈소판감소증 (thrombocytopenia)

(3) Tx : Antimalarial agent (항말라리아 약제)

08 물리적인자에 의한 질환

1. Near-drowning (임박익사)

Hx : 30대 남자, 애기가 물에 빠진 것을 구하다 기진맥진하여 물속에서 물을 많이 마시고 구조되어 119로 내원하였다. 옷이 물에 젖어 있고 추워서 떨고 있으며 심한 불안상태이며 입, 코에서 물을 토해내고 있음

CC : rapid respiration (빠른호흡), dyspnea (호흡곤란)
chilling (오한), irritable state

PE : wheezing (천명음), cyanosis (청색증)

(1) O_2 inhalation (5L/min) (산소흡입)
heat lamp & hot bag apply, frequent suction
Fluid Tx, 제산제, 항생제, 기관지확장제

(2) EKG, EKG monitoring, ABGA (동맥혈가스분석)

(3) X-Ray : chest AP 'P' (portable)

(4) 합병증 : aspiration pneumonia (흡인성 폐렴)
hypoxia (저산소증)
seizure (발작), hypothermia (저체온증)
pul.edema (폐부종), brain edema (뇌부종)
intubation (기관내삽관)하는 경우도 있다.

(5) 소생의 희망이 없다고 보여지는 환자라도 심폐소생술을 시행해야 한다. 저체온증 환자에서 오랫동안 CPR을 시행하였을 때 회복되는 경우도 있기 때문이다.

2. Decompression sickness (감압병)

Hx : 잠수부이며 물속에 10m 이상 깊이에서 작업을 한 후에 근육통이 심해져서 내원하였다. (잠수병)

CC : myalgia (근육통), headache (두통), arthalgia (관절통)

(1) O_2 inhalation (산소흡입), 소염진통제, Fluid Tx

(2) 해군 통제부로 transfer 하는 경우도 있다.
(고압산소통에 들어가서 재가압, 고압산소치료)

3. Heat exhaustion (열탈진)

Hx : 고온에서 오랫동안 육체노동 후 탈수현상이 생김

CC : fever (발열), headche (두통)
decreased mentality (의식저하)

PE : tachycardia (빈맥), dehydration (탈수증)

Tx : Fluid Tx (N/S, 생리적 식염수)
O_2 inhalation (산소흡입)

09 중독

1. DI (농약, 살충제) (DI : drug intoxication, 약물중독)

Hx : 2 시간전 농약을 100cc 정도를 술과 함께 마심

농약병 가지고 옴. 많이 토했다고함

CC : ① DI (농약, 살충제) ② 음주상태

→ 살충제 (유기인제)

(1) Fluid Tx, EKG, 위세척서약서

(2) Gastric lavage (10L) (위세척)

O_2 inhalation (산소흡입), 제산제 (ranitidine)

X-Ray : chest AP 'P' (portable), EKG monitoring

Foley insert c̄ urine bag

(3) 해독제 : PAM (파무) (카바메이트 중독에는 사용안함)

PAM 2 Ⓐ (1.0g) + N/S 100cc IV

→ PAM 2 Ⓐ mix to fluid

(4) 해독제 : atropine (아트로핀) (A/S : atropine sulfate)

→ 5% D/W 500 + A/S 30 Ⓐ IV (10 gtt/min)

if pupil dilated (동공이 커짐) or PR (맥박수) 〉 120

→ atropine fluid를 더 줄인다 (5 gtt/min)

(5) Admission : check pupil size, PR q̄ 1 hr

check I/O (섭취량과 배설량)

(6) 살충제 (카바메이트계) : PAM은 사용안하고 atropine만 사용한다.

(7) N/S 100+아트로핀 5 앰플 IV (20cc/시간) : 동공이 커질 때까지 반복

해서 주사한다. 위세척한 후 활성탄 (charcoal) 1통을 투여하며, 금식 (약 복용 제외)하고 제산제 (라미나지 po, tid)를 투여한다.

2. DI (제초제) (그라목손, 파라쿼트)

Hx : 1시간 전에 제초제 50cc 정도 마심 (풀 죽이는 약을 샀다고 함)
집에서 많이 토함. 손과 입에 초록색 액이 묻어 있음.

CC : DI (그라목손)

(1) O_2는 주지 않는다. 산소를 주면 지질 과산화작용으로 폐손상을 일으킬 수 있다. (제초제 중독에는 해독제가 없다.)

(2) 예후 : 치명적인 작용이 급속히 나타나 사망하거나, 폐섬유화를 일으켜 2~3주 후에 사망한다.
(사인 : 폐섬유화에 의한 호흡부전)

(3) Gastric lavage (위세척) (10L) :
제초제가 의료진의 몸에 안 닿도록 주의한다.
글러브끼고 에프런을 입고 마스크를 하고 위세척을 하며 제초제가 묻으면 즉시 닦는다. (치사량 : 2~4 g)

(4) transfer (사망 가능성이 높다, 혈액투석, fuller's earth)

(5) 혈액투석하기 위해서 순천향병원으로 TR (transfer)갔으나, 그라목손 시약으로 소변검사상 (4^+)이며 사망가능성이 98%라는 설명을 듣고 보호자가 혈액투석을 거부하고 hopeless 퇴원하여 다시 내원하였다. DNR (do not resuscitate, 심폐소생술 거부각서)을 받고 1인실로 입원하였다.

(6) 치료는 위세척 후 활성탄 (charcoal) 1통 투여, 수액요법, 금식, fuller's earth 60gm + 만니톨 200cc (L-튜브로 투여), 모르핀 (0.5 앰플 IV 4시간 간격으로), 스테로이드제 (덱사메타손 IV bid), 제산제 (라니티딘), 이뇨제 (라식스)를 주사하였으며, 산소는 투여하지 않았으나 동맥혈 가스검사상 산소분압이 60 이하로 떨어지면 최소한의 산소를 투여할

수 있다.

3. 기타 D I (약물중독)

1) D I (수면제)

20대 여자가 6시간 전에 술을 마시고 수면제 40알을 먹은 후 속이 안좋고 정신이 멍하고 어지러워서 내원하였다. 치료는 수액요법 (H/D 1L), 심전도, 제산제 (라니티딘), 이뇨제 (라식스)를 주사하고, 의식저하가 있을 경우 폴리 (도뇨관)를 삽입하는 경우도 있다. 수면제를 먹고 의식이 안 좋은 상태에서 위세척하다가 기도에 물이 들어갈 수 있기 때문에 수면제 중독은 L-튜브 (레빈튜브)로 위세척을 하는 것이 안전하다. Y-연결관을 사용해서 생리식염수 (5L)로 세척한다. 위세척이 끝난 후 활성탄 1통 (250cc)을 관장주사기로 L-튜브에 밀어 넣는다. 위험하게 되는 경우도 있고, 또 자살을 시도할 수 있기 때문에 중환자실로 입원한다. 인터넷 검색으로 어떤 성분이며, 치사량이 얼마인지 알아본다.

2) D I (락스)

30대 여자가 내원 전 옥상에서 소주 1병을 마신 후 락스를 30cc 정도 마시고 구토를 많이 했으며 흥분한 상태로 내원하였다. 치료는 수액요법, 제산제 (라니티딘) 주사 후, 보호자에게 우유 1L를 사다가 먹이도록 하였다. 부식성 약물을 복용했기 때문에 위세척은 할 수 없었다.

3) D I (쥐약, 살서제)

30대 남자가 쥐약 3병을 마시고 내원하였다. 해독제는 비타민 K이며, 치료는 수액요법, N/S 100+비타민K 1 앰플 IV, 산소흡입, L-튜브로 위세척 (5L)하고 활성탄 1통을 L-튜브로 투여하였으며, 제산제 (라니티딘), 진해거담제 (비졸본), 주사 후 중환자실로 입원하였다. 합병증으로 호흡곤란, 의식저하, 전신발작, 고칼륨혈증, 뇌출혈, 위장관출혈이 발생할 수 있으며, 악화 시 사망가능성에 대해서 보호자에게 설명하였다. 검사는 매일 PT, aPTT, 전해질검사를 하였다. 그러나 중환자실에서 관찰하는 도중 의식이 떨어지고 전신발작이 있어서 3차 병원으로 전원하였다.

4. Gastric lavage (위세척)

(1) 썩션을 준비하고, 썩션튜브는 굵은 것으로 준비한다. 입에 마우스피스를 끼우고 고무줄로 머리에 고정한다. 머리 밑에 비닐을 깔고 머리를 옆으로 돌린다.

(2) EO소독된 세척관을 꺼내 젤리를 바르고 토하지 말고 침을 삼키라고 하면서 세척관을 삽입한다. 50cc 관장주사기로 공기를 넣어 청진기로 들어서 세척관이 위속에 잘 들어갔는지 확인한다. 토하면 썩션을 하며 가제로 음식물을 닦아낸다.

(3) 거즈로 세척관을 잡고, 환자가 안정이 되면 위세척을 시작한다. SS관장하는 통에 식염수를 붓고 처음에는 200cc 정도씩 넣고 빼다가 500cc까지 양을 늘린다. 세척액의 색깔을 기록하고 썩션을 항상 준비하여 물이 기도로 넘어가지 않도록 한다.

(4) 위세척이 끝나면 배를 지그시 눌러 위속의 물을 다 빼준다. 세척관을 빼기 전에 활성탄 1통 (250cc)을 잘 흔든 후 바울에 붓고 관장주사기로 세척관에 밀어 넣는다. 토하지 말라고 환자에게 말하고 세척관을 뺀다. 세척관을 뺀 후 입속에 썩션을 한다.

(5) 흉부 X-Ray (CXR)를 찍어 폐속에 물이 들어 갔는지 확인한다.

(6) 활성탄 (차코도트 현탁액)은 약용탄이며, 독성물질을 흡착하여 제거하는 위장정화제제로, 활성탄과 솔비톨이 혼합된 상품이며 거의 모든 약물중독에 투여한다.

(7) 활성탄 금기증

① 부식성 약물 (강산 또는 강알카리)은 거의 효과가 없다.

② 석유화학제품은 활성탄에 흡수되지 않는다.

③ 기도가 보호되어 있지 않은 환자나 장폐쇄증 환자는 토해서 흡인성 폐렴이 생길 수 있다.

(8) 보호자가 거부해서 위세척을 안한 경우라도, 환자가 사망하면 의사에게 사망의 책임이 있다고 법원의 판결이 있었다. 보호자가 거부하더라도 설득해서 위세척을 해야 한다.

(9) 위세척 금기증

① 약 복용 후 12시간이 경과된 경우

② 부식성 약물을 복용했을 때 (강산, 강알카리) 위세척을 하면, 위, 식도의 천공이 될 수 있다.

③ 식도정맥류가 심할 때 (간경화환자), 식도협착, 위절제수술의 과거력이 있는 환자

④ 의식이 없을 때 (혼수상태), 혈압이 떨어진 경우 (쇼크상태)

⑤ 호흡이 10회 미만이거나 호흡곤란이 심할 때

10 DOA

1. DOA : 병사
도착시 사망 (DOA : dead on arrival)

(1) Cardiac, Resp arrest, EKG : flat

pupil : full dilated, LR (−/−)

(2) Expire time : 년 월 일 시경 (추정) (보호자 진술에 의함)

(3) 사인 : ① 심폐기능부전

② 급성 심근경색증에 의한 심폐기능정지 (추정)

③ 뇌졸중에 의한 심폐기능정지 (추정)

④ 호흡부전, 다장기부전, 위암

⑤ 다장기부전, 식도정맥류 출혈, 간경변증

⑥ 다장기부전, 만성신부전, 폐암

⑦ 전신 쇠약, 노환

(4) PE : cachectic state (cachexia state)

cyanotic face, 욕창 (+)

기저귀 찬 상태 (+), Op. scar, 외상 (−)

(5) EKG

(6) X−Ray : chest AP, abdomen supine

(7) Hx : 진술한 보호자 (아들), 사망장소 (자택)

DM, HTN, cancer, Op. Hx, 입원 Hx, 치료한 Hx

최근 약복용 Hx, 식사 못한 시기, 거동 못한 시기

말을 못하고 의식이 흐려진 시기

(8) DOA로 응급실에 내원하였을 때 사인 불상인 시체를 지방이나

다른 곳으로 옮길 때는 반드시 경찰에 연락하고 옮겨야 한다.

2. DOA : 외인사 (TA, 자살, 타살)

(1) polaroid 3장, 심전도검사 (EKG)

X-ray는 사인이 되는 곳을 찍는다.

X-ray : chest AP, abdomen supine,

C-spine AP/Lat, L-spine AP/Lat, Pelvis AP, skull AP/Lat

Brain CT : 교통사고 등 사인을 알기 위해 찍는다.

(2) 사망한지 오래된 사체는 EKG, X-Ray 안 찍을 수 있다. ER에 안들리고 직접 영안실로 가서 검안하고 polaroid 사진 찍는다.

(3) Hx : 발견시각, 발견장소, 보호자 (유무, 경찰내원함)

발견 경위 : 나무에 목을 매어 사망한 채로 야산에서 발견됨

(등산 로프로 목을 맴)

산불 감시원이 발견해서 신고함

(4) PE : 목에 목맨 자국이 깊게 있음. 그 외 외상 (-)

경부에 〈색흔〉 소견이 있음. 색흔 (ligature mark)은 끈에 의하여 경부가 압박받을 때 생기는 압박흔적을 말한다.

(5) 사망일시 : 사체를 발견한 시각을 적고 그 이전에 사망 (추정)으로 기록한다. 또는 경찰과 상의해서 사망 일시를 추정해서 기록한다. 사망의 원인에서 직접사인을 '의사'라고 기록하고 선행사인은 기록하지 않는다. 사망의 종류는 외인사가 확실하지 않을 때 (기타 및 불상)으로 하고 외인사의 추가사항은 기록하지 않는다.

① 각막의 경한 혼탁 : 12시간

② 각막의 심한 혼탁 : 48시간

③ 시반 (전신에 출현) : 12시간

④ 시반이 지압에의해 소실됨 : 4~5시간

⑤ 복부부패 변색시작 : 24시간

⑥ 마지막으로 살아 있던 시각, 사망 발견 시각

(6) 사인 :

① 의사 (목을 맴) : 목에 감겨진 끈이 자기체중으로 졸려서 사망하는 질식사

교사 : 목에 감겨진 끈이 자기체중 이외의 힘으로 졸려서 사망하는 질식사

액사 : 목을 손으로 압박하여 사망하는 질식사

② 두개골 골절 및 중증 뇌좌상 (추정)

③ 다발성 늑골 골절 및 혈흉

④ 추락, 교통사고

⑤ 심장 및 폐손상에 의한 심폐기능정지 (추정)

⑥ 기도폐쇄에 의한 호흡부전 (음식물이 기도폐쇄)

⑦ 대량출혈에 의한 출혈성 쇼크

(7) 폴라로이드 사진을 찍을 때 옷을 벗기지 않고 찍는다. 경찰이 사진을 찍고 난 후에 옷을 벗기고 찍는다.

3. CPR (심폐소생술) (cardiopulmonary resuscitation)

(1) intubation (기관내삽관) :

상체를 위로 당겨서 머리를 침대 밑으로 떨어뜨린다.

(목뒤에 벼개를 받혀서 고개를 뒤로 재낀후 하는 경우도 있다.)

suction (흡인)을 준비한다.

laryngoscope, blade (대자)로 intubation을 한다.

endotracheal tube는 7.5 Fr. 사용한다. (남자)

E tube 에 stylet (탐침) 끼우고 셀라인 (N/S)에 담군다.

cuff (커프)에 공기를 주입해서 ballooning 시킨다.

airway넣고 E-tube (endotracheal)를 면 반창고로 고정한다.

(2) Ambu bagging : 인공호흡시킨다. (12~15 회/min)

O_2는 10L/min.

(3) H/S 1L IV c̄ M/C 18 G :

elbow 큰 정맥에 IV하고 sampling (혈액채취)은 안 한다.

심정지 시에는 regurge (역류)가 안될 수 있다.

(4) cardiac compression (심압박) : 인공순환 80~100회/min

자발적인박동 (순환)이 재개하였는지 알기 위해서 2~3분에 한번씩 5초 이내로 흉부압박 (chest compression)을 중단한다.

① M 5873 (자 587 가) : 심폐소생술 15분까지

② M 5874 (자 587 나) : 심폐소생술 15분을 초과하여 30분까지

③ M 5875 (자 587 다) : 심폐소생술 30분을 초과하여 45분까지

④ M 5876 (자 587 라) : 심폐소생술 45분을 초과하여 60분까지

⑤ M 5877 (자 587 마) : 심폐소생술 60분 초과 1일당

(5) 제세동기 (defibrillator)로 제세동 (defibrillation)을 시행한다.

paddle (패들) 표면에 젤리를 바른 후 200 J × 2번, 360 J × 5번 시행한다. charge (충전) 된 후에 환자로부터 물러서라고 외친 후 방전단추를 누른다. Ambu bag하는 사람도 물러선다.

(6) 주사 : ① epinephrine 1 Ⓐ, bivon 2 Ⓐ IV

→ 5 분 후에 다시 반복한다. (3 번)

② bradycardia (서맥)가 있으면 atropine 1 Ⓐ IV

③ 칼슘 (calcium)을 투여하는 것은 권장되지 않는다.

④ 스테로이드제 (solucotef, solumedrol)

(7) Expire 선언 : CPR을 30분 시행 후 안돌아오면 CPR을 중단한다.

심폐소생술을 중단하는 것에 대해서는 어떤 지침도 나와 있지 않다. 30분이상 소생술은 대부분 성공하지 못했다는 연구가 있다. 소생술을 중단하는 것은 사람마다 차별화되어야 하며 심혈관계의 반응이 있는지 없는지에 달려있다. CPR이 시작되기전까지의 시간이 생존을 결정하는 중요한 인자이며, 보호자가 중단을 인정하는 것이 중요하다.

(8) 심폐소생술 성공 후 조치 :

저혈압과 폐부종을 치료한다.

EKG, 응급 Lab, ABGA (동맥혈가스분석)

X-Ray : chest AP 'P'

5% D/W 500 + dopamine 800mg IV (4 Ⓐ) (10gtt)

5% D/W 500 + dobutamine 1000mg IV (4 Ⓐ) (10gtt)

5% D/W 500 + epinephrine 20mg IV (20 Ⓐ) (10gtt)

(9) cardiac arrest (심정지)의 증상 및 징후 :

① 맥박이 없어진다. (경동맥, 대퇴정맥)

② 의식이 소실된다. (LOC)

③ 눈이 돌아간다. (rolling back of eye)

④ Cheyne-Stoke respiration (체인스톡 호흡)

⑤ cyanotic face (안면부 청색증)

⑥ EKG monitoring (심전도 감시장치) : flat or 심실세동

(10) Child : CPR (2세)

① intubation : E-tube (endotracheal) 3.5 Fr

② O_2 inhalation : 10L/min

③ epinephrine 1 Ⓐ IV

④ epinephrine 1 Ⓐ intracardiac

⑤ 1:4 sol 500 + dopa 400mg IV (20μgtt)

(11) 제세동 (defibrillation)은 심정지나 심실세동에 사용하며, 심장율동전환 (cardioversion)은 심방세동과 같은 부정맥에 사용한다.

(12) 응급실로 호흡정지 환자가 들어 왔을 때 심폐소생술을 시작할 것인지 아닌지를 빨리 결정하여야 하며 즉시 CPR을 하는 경우 :

① 119에 실려오면서 CPR을 하면서 오는 경우

② 갑자기 호흡정지가 되면서 30분 이상를 경과하지 않은 경우

③ 병원 내 입원환자가 갑자기 호흡정지가 된 경우

(13) 응급실로 호흡이 안 좋은 환자가 들어 왔을 때 즉시 CPR을 하는 경우 :

① 의식이 없으면서 숨쉬는 것이 고르지 못하고 가래가 끓을 때
② 의식이 없으면서 음식물을 토하거나 객혈을 할 때
③ 호흡곤란이 심하고 의식이 떨어지면서 산소포화도가 떨어질 때
④ 체인-스토크스 호흡이 있거나, 안면부에 청색증이 있을 때

(14) 불완전 CPR을 하는 경우 : 50대 남자가 집에서 갑자기 쓰러져서 호흡정지가 되어 119에 신고했다. 119가 현장 도착 시 맥박, 호흡이 없었으며 심폐소생술을 하면서 응급실에 도착했는데 호흡이 멈춘 후 30분이 경과된 상태였다. 응급실 도착 당시 보호자에게 사망했다고 1차 사망선언을 하였다. 호흡이 멈춘 후 10분 이상 경과하면 뇌사상태가 되어 사망한 것이라고 보호자에게 설명한 후, 기관내삽관, 인공호흡, 심장마사지, 제세동기로 제세동만 하고, 수액요법이나 주사처치는 하지 않았다. 심폐소생술을 15분간 시행하고 다시 보호자에게 사망선언을 하고 보호자가 동의한 후 심폐소생술을 중지하였다.

(15) 응급실로 호흡정지 환자가 들어왔을 때 CPR을 안하는 경우 :

① 호흡정지가 된 후 1시간 이상 경과하였을 때 이미 사망하였다고 설명한다.
② 암말기 환자가 사망하여 내원하였을 때 편안하게 돌아가시도록 권유한다.
③ 노인이 만성병으로 사망하여 보호자가 CPR을 원하지 않을 때
④ DNR (do not resuscitate) 환자 (심폐소생술 거부환자)

(16) Ventilator (인공호흡기)를 하는 경우의 setting :

① CMV mode (controlled mechanical ventilation)
② SIMV mode (synchronized intermittent mandatory ventilation) : 환자의 호흡 주기에 맞추어서 인공호흡기가 흡기를 시켜준다.
③ TV (tidal volume, 일호흡량) : 60kg 일 때 600cc (10cc/kg)
④ RR (respration rate, 호흡수) : 12회/분 (10~14회/분)
⑤ FiO_2 (흡기내 산소분획) : 100%

11 아나필락시스

1. Bee allergy c̄ anaphylaxis (벌 알레르기 및 아나필락시스)

Hx : 40대 남자, 산에서 벌초하다가 전신에 10군데 이상 벌에 쏘인 후 (multiple bee sting) 두드러기가 생기고 숨이 차며 의식이 흐려지고 호흡곤란 증상이 생겨서 ER에 내원하였다.

CC : decreased mentality, whole body skin rash (전신 피부발적)
dyspnea (호흡곤란), cold sweating, multiple bee sting

PE : BP : 80/40 P : 80 R : 30
wheezing (+) (천명음)

Dx : ① 기도와 후두의 부종으로 인한 호흡곤란
② 저혈압성 쇼크

(1) Fluid Tx (H/S 1L), dexa 5mg IV (스테로이드제)
peniramin 1 Ⓐ IV (항히스타민제)
epinephrine 0.5cc SC : 15분 간격으로 반복 주사할 수 있다.
O_2 inhalation (5L/min), ventolin nebulizer (증기흡입치료)
N/S 100cc + AMP 250mg IV

(2) Fluid 500cc rapid dropping (200gtt/min), EKG monitoring

(3) 혈압이 떨어지고 쇼크가 의심되면 epinephrine 0.5cc를 피하 또는 근육에 주사함. 그리고 대량의 수액을 빨리 주사한다.

(4) dyspnea는 기관지 수축에 의한 것으로 epinephrine이나 아미노필린 주사를 하고 ventolin nebulizer를 한다.

(5) 만일 epinephrine주사 및 대량의 수액주사에도 불구하고 계속 저혈압이 보이면 dopamine (혈관수축제)을 쓸 수 있다.

(6) 항히스타민제는 두드러기, 위장관 근육수축 치료에 효과적이다.

(7) 스테로이드제는 dyspnea나 쇼크를 치료할 수 없다. (급성기 치료에는 도움이 되지 않으나 증상의 재발을 방지한다.)

(8) Admission to ICU : 입원해서 24시간까지 관찰하여야 한다.

(9) 오자마자 다음 3가지를 주사한 후 급속 수액요법을 한다. 페니라민 1 앰플 IM, 덱사메타손 1 앰플 IM, 에피네피린 1 앰플 피하주사한다. N/S 1L+페니라민 1 앰플을 200gtt로 빨리 주사하고, 혈압이 정상으로 된 후에 통증이 심하면 진통제 IM하고 신용카드로 벌침을 빼준다.

2. Penicillin allergy c̄ anaphylaxis (페니실린 알레르기 및 아나필락시스)

Hx : 60대 남자, 전부터 페니실린계 알레르기가 있는 사람으로 금일 페니실린계 주사 맞은 후 전신에 두드러기가 생기면서 의식을 잃고 쓰러져서 ER에 내원하였다.

CC : syncope (실신), shock state (쇼크 상태)

whole body urticaria (전신 두드러기)

face edema (안면부종), itching (소양감)

PE : BP : 60/30 → 쇼크 상태

wheezing (+) (천명음), dyspnea (+)

(1) Tx : epinephrine 1 Ⓐ IM, Fluid Tx (H/S 1L)

dexa 1 Ⓐ IV, peniramin 1 Ⓐ IV

O_2 inhalation (10L/min), ranitidine 1 Ⓐ IV

N/S 100cc + AMP 250mg IV

(2) EKG monitoring (심전도감시장치)

(3) chest AP ‘P’ (portable)

(4) 질식이나 저혈압성 쇼크 (shock)로 사망하려고 하면 제일 먼저 epinephrine 1 Ⓐ IM 한 후 심폐소생술과 shock 치료를 한다.

3. Food allergy c̄ Anaphylaxis (음식물 알레르기 및 아나필락시스)

Hx : 50대 여자, 음식물을 먹은 후 온몸에 두드러기가 나고 숨이 차서 내원하였으며 정신을 잃고 쓰러져서 ER에 내원하였다.

CC : syncope (실신), shock state (쇼크상태)
whole body urticaria (전신두드러기)
face swelling (안면부종), dyspnea (호흡곤란)

PE : BP : 60/30 → 쇼크 상태
wheezing (천명음), cyanosis (청색증)

Tx : 산소흡입 (5L/분), 쇼크자세 (shock position), 페니라민 1 앰플 IM,
덱사메타손 1 앰플 IM, 에피네프린 1 앰플 SC :
주사 : 급속 수액요법 (N/S 1L + 페니라민 1 앰플, 200gtt/분)

4. 기타

1) sputum study (객담검사) :

sputum G/S & C/S × 1
AFB smear × 3
cytology × 3
if AFB smear (+) → positive sputum으로 AFB C/S
→ isolation

2) anemia study (빈혈검사) :

transfusion (수혈)하기 전에 시행한다.
S-iron, S-ferritin, TIBC, UIBC, PB smear
TIBC (total iron binding capacity) : 총 철결합력
UIBC (unsaturated iron binding capacity) : 불포화 철결합력

PB smear (peripheral blood) : 말초혈액 도말검사

RC count (reticulocyte) : 망상적혈구 수

Stool OB (occult blood) : 대변 잠혈반응검사

3) blood culture (혈액배양 검사)

$\bar{q}$ 20 min × 2 if BT (체온) 〉 38 ℃

4) ventolin nebulizer tid (네뷸라이저, 증기흡입치료)

ventolin 2cc + saline 5cc

(pulmicort 2cc, berotec 2cc, BSV 2cc)

입원시 : ventolin 1cc + saline 3cc

5) O_2 inhalation (2L/min) 심할 때 : 5L/min

CPR : 10L/min

COPD : 1L/min

6) 암말기 환자의 통증조절 (pain control)

(1) 펜타닐 패취 (Fentanyl patch, 경피접착제) : 마약진통 보조치료제 3일마다 갈아 붙인다. 펜타스 패취, 듀로제식 패취 25mcg/h

(2) 5%D/W500 + 모르핀 2앰플 IV (5gtt) dosi flow

7) UB card Slip Link : (U)

주사제 (수액제1)

주사제 (수액제2)

주사제 (영양제)

주사제 (위장관)

주사제 (항생제)

주사제 (근골격)

협심증약물

신경통약물

위장관약물

위간장약물

호흡기약물

고혈압약물

순환계약물

주사제 (순환기)	당뇨병약물	
주사제 (호흡기)	항경련약물	향정신약물
주사제 (향마약)		피부과약물
주사제 (항경련)		갑상선약물
주사제 (당뇨병)	외상처방약	안약이용액
주사제 (예방접종)		감기약처방

8) UB care Slip Link : (B)

임상검사1 (일반)		내시경검사
임상검사2 (수술)		초음파검사
임상검사3 (독감)		골다공증검사
임상검사 (조직)		동맥경화검사
임상검사 (배양)		호흡기능검사
간염검사 (A, B, C)		
심장검사 (효소)	각종암검사	
갑상선기능검사	빈혈정밀검사	
CHOLES검사	대상포진검사	
종양표지자검사	췌장효소검사	
Triple항체검사	독사교상검사	
고엽제예비검사	성장호르몬검사	여성모르몬검사

9) UB card Slip Link : (c)

Dressing		Foley, L-tube
봉합술 (안면부)	SPO2/BST	내향성 손발톱
봉합술 (안면부외)	응급의료관리료	비출혈처치술
동물교상 (봉소염)		고정 및 정복술
D.O.A		티눈, 이물제거
열성경련		종양 (수술, 검사)

저혈당증		흉관삽관술 (폐쇄)
CO 중독		중심정맥내 카테터
심폐소생술		천자술 (관절,늑막)
DI (약물중독)		관장 (식염,듀파락)
CD 복사료	소모품재료	혈종제거술

10) UB card Slip Link : (a)

치매	고지혈	편두통약물
통풍	파킨슨병	빈혈증약물
무좀	발기부전	부정맥약물
치질		정맥염약물
건선		농약중독증
		각성제약물
	말라리아	골다공증약물
불면증	디스토마	전정성 신경원염
요실금	전립성비대증	하지불안증후군

11) UB care Slip Link : (r)

탈구, 골절정복술	희귀의약품
척추, 상박마취	파킨슨, 치매
C/R Fx, C/R D/L	류마티즘약물
Long-arm splint	무좀 (손,발톱)
Short-arm splint	통풍 (Gout)
Long-leg splint	BPH, 요실금
Short-leg splint	발기부전약물
Cast (Arm, Leg)	치질, 부종, 욕창
손가락 Splint	대상포진 (신경통)

12) UB card Slip Link 예

예1) 통풍 (Gout) :

CBC, LFT (BC1), 요산, 적혈구침강속도, C-반응성단백, RA factor, 콜킨, 세타돌, 스티렌, 세로나제, 케이스타, 자이로릭, 탈니플루메이트, K 297 : 위염, M 1009 : 통풍 M 1389 : 관절염

예2) 심폐소생술 :

M 5873 심폐소생술 (15분까지), M 5874 (15분을 초과하여30분까지), M 5875 (30분을 초과하여 45분까지), M 5876 (45분을 초과하여 60분까지), M 5877 (60분 초과 1일당), M 5880 제세동술및 전기적심조율전환, M 5850 인공호흡 (3시간까지), M 5857 (3시간을 초과하여8시간까지), M 5858 (8시간 초과 1일당), M 5859 기관내삽관술, endotube, 탄산수소나트륨주 8.4%, I 46 심장정지, R 0608 호흡곤란, I 219 급성심근경색증

예3) 주사제 (호흡기) :

아미노필린 10mL (0.5) (1), 프레디솔 주사 125mg, 암브록솔주사액, 5% 포도당주사액 500, 엔에스주사액 100, M 0045 증기흡입치료 (1일당), 풀미코트현탁액 (2mL), 벤토린흡입액 (5mL), M 0045 산소흡입 (1일당), 2L 산소, R 060 호흡곤란, J 209 급성기관지염, J 449 만성폐색성기도질환, J 066 급성상기도감염, J 459 천식, J 42 만성기관지염, J 303 알레르기비염, J 060 급성인후두염, J 159 세균폐렴, J 039 급성편도선염, R 509 열, K 120 아프타구내염

부 록 V

참고문헌

1) 「오늘의 진단 및 치료」 37판, 도서출판 한우리, 1999.
2) 「내과 지침서」 1판, 고려의학, 1999.
3) 「약처방 가이드」 초판, 고려의학, 2000.
4) 「최신 처방사례집」 도서출판 한우리, 2002.
5) 「정형외과학」 6판, 최신의학사, 2006.
6) 「골절학」 군자출판사, 2008.
7) 「신경외과학」 2판, 대한 신경외과학회, 2001.
8) 「신경학」 법문에듀케이션, 2012.
9) 「신경 방사선과학」 1판, 일조각, 2000.
10) 「도설 뇌신경외과학」 제일의학, 1992.
11) 「응급의학」 초판, 고려의학, 1994.
12) 「응급실 근무지침」 초판, 고려의학, 1996.
13) 「비뇨기과학」 3판, 고려의학, 2001.
14) 「최신 이비인후과학」 1판 5쇄, 일조각, 1999.
15) 「산부인과학」 초판, 군자출판사, 1999.
16) 「소아과진료」 9판, 고려의학, 2003.
17) 「최신정신의학」 5판, 일조각, 2006.
18) 「최신 법의학」 개정원색판, 일조각, 2007.
19) 「임상심전도학」 4판, 서울대학교 출판부, 2004.
20) 「Lab test 2000 Directory」 1판 2쇄, 고려의학, 1999.
21) 「의학약어와 해설」 현문사, 1997.
22) 「새로쓴 응급처치-진단과 치료」 서울대학교 출판문화원, 2012.
23) 「최신가정의학」 한국의학, 2007.
24) 「임상정형외과학개론」 현문사, 2011.

기술 순서(약어)

Hx (history) : 병력
CC (chief complaints) : 주소 (주 호소)
S/R (system review) : 계통적 문진
onset : 발병시기
sudden onset : 갑자기 발병함
PH (past history) : 과거력
PE (physical examination) : 신체검사
N/E (neurologic examination) : 신경학적 검사
Lab (laboratory finding) : 검사실 소견
Imp (impression) : 추정 진단 (초진)
R/O (rule out) : 추정 진단
Dx (diagnosis) : 진단
DDx (differential diagnosis) : 감별 진단
Tx (treatment) : 치료
Op. (operation) : 수술
Sx (symptom) : 증상
Sign : 징후
Cx (complication) : 합병증
OPD (outpatient department) : 외래
F/U (follow up) : 추적 조사
Rec (recommend) : 권유하다

약 품 명 (약어)

AAP (acetaminophen) : 아세트아미노펜
AMP (aminophylline) : 아미노필린
AMK (amikacin) : 아미카신
A/S (atropine sulfate) : 아트로핀
ATG (arthagyl) : 알타질
BSV (bisolvon) : 비졸본
C–syr (cotamin L syr) : 코타민 엘 시럽
DCZ (dichlozid) : 다이크로진
dexa (dexamethasone) : 덱사메타손
HTT (hypertet) : 하이퍼테트
H/S (Hartman's solution) : 하트만 액
L–gel (lamina gel) : 라미나겔
LM (lincomycin) : 린코마이신
MXL (maxolon) : 멕소롱
MNT (mannitol) : 만니톨
NLX (naloxone) : 나록손
N/S (normal saline) : 생리식염수
NTG (nitroglycerin) : 니트로글리세린
prs (prednisolon) : 프리드니소론
steroid : 스테로이드
TRD (tridol, tramadol) : 트리돌, 트라마돌
tyl ER (tylenol ER) : 타이레놀 이알

의학 용어 (약어)

A

abd pain (abdominal) : 복통

ABGA (arterial blood gas analysis) : 동맥 혈가스분석

ABR (absolute bed rest) : 절대침상안정

AGE (acute gastroenteritis) : 급성 위장염

AK (artificial kidney) : 인공신장

APN (acute pyelonephritis) : 급성 신우신염

A–S (arm sling) : 팔걸이

AST (after skin test) : 피부반응 검사 후

AUR (acute urinary retention) : 급성 요폐

AVN (avascular necrosis) : 무혈성괴사

B

BLLF (both lower lung field) : 양측 폐하부

BMD (bone mineral density) : 골밀도

BP (blood pressure) : 혈압

BR (bed rest) : 침상안정

BS (breath sound) : 호흡음

BST (blood sugar test) : 혈당검사

BT (body temperature) : 체온

BTDF (big toe dorsiflexion) : 제1족지 신전

C

C (capsule) : 캡슐제 (캡슐)

$\bar{C}$ (with) : ~와 함께

cachexia : 상태가 나쁨 (악액질), 피골이 상접함

cbr (cerebral) infarction : 뇌경색

cellulitis : 연조직염 (피하조직의 염증)

C/L (conscious level) : 의식수준

comminuted Fx : 분쇄골절

convulsion : 경련

COPD (chronic obstructive pulmonary dis–ease) : 만성 폐쇄성 폐질환

cotton : 솜

C/R (closed reduction) : 도수정복

CRP (C–reactive protein) : C 반응성 단백질

Cru (crutch) : 목발

crushing injury : 압궤손상

C–S (cast shoes) : 깁스신발

C/S (culture & sensitivity) : 배양검사 (배양과 민감도)

C–sprain (cervical) : 경추부 염좌

CT (computerized tomography) : 전산화 단층촬영

CVA (costovertebral angle) : 늑척추각

D

DIP joint (distal interphalangeal) : 원위지간 관절

dis (disease) : 질환(병)

DJD (degenerative joint disease) : 퇴행성 관절질환

D/L (dislocation) : 탈구

DM (diabetes mellitus) : 당뇨병

E

EB (elastic bandage) : 탄력붕대

ecchymosis : 반상출혈 (피하출혈)

E/S (erect & supine) : 서서 (기립위), 누워서 (앙와위)

F

fall down : 추락(떨어짐)

FBS (fasting blood sugar) : 공복시 혈당

FW (forward) : 앞으로

Fx (fracture) : 골절

G

g (gram) : 그람

GCS (Glasgow coma scale) : 글라스고우 혼수계수

GFS (gastrofibroscopy) : 위내시경

G/S (Gram stain) : 그람 염색

GS (general surgery) : 일반외과

G-weakness (general) : 전신쇠약

H

HA (headache) : 두통

Hb (hemoglobin) : 혈색소

HCD (herniated cervical intervertebral disc) : 경추부 추간판 탈출증

high density : 고밀도음영(고음영)

HLD (herniated lumbar intervertebral disc) : 요추부 추간판 탈출증

HNP (herniated nucleus pulposus) : 수핵 탈출증

hs (bed time) : 취침시간

HTN (hypertension) : 고혈압

Hx (history) : 병력

I

ICP (intracranial pressure) : 두개강내압 (뇌압)

ICU (intensive care unit) : 중환자실

I&D (incision and drainage) : 절개 및 배액

I/F (internal fixation) : 내고정

IHD (ischemic heart disease) : 허혈성 심질환 (심근허혈)

IM (imtramuscular) : 근육내 주사

I/O (intake and output) : 섭취량과 배설량

IV (intravenous) : 정맥내 주사

IVH (intraventricular hemorrhage) : 뇌실내 출혈

L

LA splint (long arm) : 장상지 부목

LBP (low back pain) : 요통

L/E (lower extremity) : 하지

lig (ligament) : 인대

limping : 파행 (절름거림, 보행장애)

LL splint (long leg) : 장하지부목

LMC (local medical clinic) : 동네의원

LMP (last menstrual period) : 최종월경시기

LOC (loss of consciousness) : 의식소실

LOM (limitation of motion) : 운동제한

low density : 저흡수영역 (저음영)

L/R (light reflex) : 대광반사

L-sprain (lumbar) : 요추부 염좌

Lt (left) : 왼쪽 (좌측)

M

M/C (medicut) : 메디컷

MCA (middle cerebral artery) : 중대뇌동맥

Mental = M/S (mental state) : 정신상태

MFPS (myofascial pain syndrome) : 근막통 증후군

M/N (midnight) : 자정

MPJ (metacarpo-phalangeal joint) : 중수수지 관절

MRA (MR angiography) : 자기공명 혈관조영술

MRI (magnetic resonance imaging) : 자기공명 영상

M/S (mental state) : 정신상태

M/S test (motor, sensory) : 운동, 지각검사

MTP (maximal tender point) : 최대 압통점

N

N/V (nausea, vomiting) : 오심, 구토

O

OB (occult blood) : 잠혈 (잠혈반응검사)

OD (oculus dextra) : 우안

OM (open mouth view) : 개구 전후방 상

OPD (outpatient department) : 외래

O/R (open reduction) : 수술적 정복

OS (oculus sinister) : 좌안

OT (orientation) : 지남력

P

P = PR (pulse rate) : 맥박 (맥박수)

'P' (portable) : 휴대용의

PB smear (peripheral) : 말초혈액도말검사

P/C = PRC (packed red cell) : 농축적혈구

pedestrian TA : 보행자 교통사고

percutaneous pinning : 경피성 핀 고정술

PI (present illness) : 현병력

PIP joint (proximal interphalangeal) : 근위지간 관절

PO (per os) : 경구투여

PR (per rectum) : 관장 (직장으로 투여)

PR (postreduction) : 정복한 후

prn (whenever necessary) : 필요할 때마다

P/S (pupil size) : 동공크기

PT (physical therapy) : 물리치료

pt (pint) : 파인트 (437cc)

PUD (peptic ulcer disease) : 소화성궤양질환

pul (pulmonary) : 폐의

R

R (respiration) : 호흡

RA (rheumatoid arthritis) : 류마티스성 관절염

RC count (reticulocyte) : 망상적혈구 수

RLQ (right lower quadrant) abd : 우하복부

RUQ (right upper quadrant) abd : 우상복부

Rt (right) : 우측 (오른쪽)

S

SA splint (short arm) : 단상지 부목

SC (subcutaneous) : 피하주사

scretching wound : 긁힌 상처

SL (sublingual) : 설하투여

SL splint (short leg) : 단하지 부목

slip down : 미끄러져 넘어짐

sol (solution) : 용액

sugar tong splint : 설탕집게부목 (U형의 석고부목)

swelling : 종창

Sz (seizure) : 발작

T

T (temperature) : 체온 (BT : body temperature)

T (tablet) : 정제 (정)

TA (traffic accident) : 교통사고

TIBC (total iron binding capacity) : 총 철결합력

TIA (transient ischemic attack) : 일과성 뇌허혈 발작

TM (tympanic membrane) : 고막

T–P area (temporo – parietal) : 측두부–두정부

TPR (temperature, pulse, respiration) : 체온, 맥박, 호흡

U

u (unit) : 단위

U/A (urinalysis) : 요검사 (소변검사)

U/E (upper extremity) : 상지

UIBC (unsaturated iron binding capacity) : 불포화 철결합력

U/O (urine output) : 요배설량

URI (upper respiratory infection) : 상기도염

U/S = USG (ultrasonography) : 초음파검사

UTI (urinary tract infection) : 요로감염증

V

V/S (vital sign) : 활력징후 (TPR, BP)

W

wt loss (weight) : 체중감소

편집후기

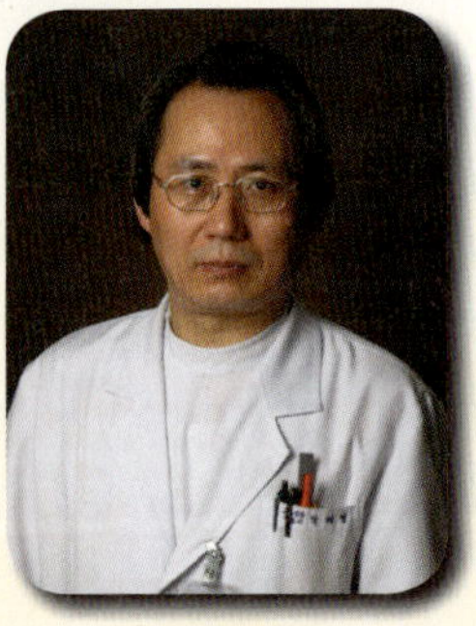

박 태 영
신마산병원 응급실장

편집후기

중소 병원 응급실을 야간에 방문하는 환자는 낮에 방문하는 환자와 다른점이 많다. 밤에는 술에 취해서 병원에 오는 경우가 많고 낮에는 점잖고 품위있는 사람이 밤이 되어 술이 취하면 이상하게 돌변하여 이성을 잃고 흥분하고 화를 내는 것이다. 또는 술을 마시고 싸우다가 다쳐서 피를 흘리면서 욕을 하고 소리를 지르기도 한다. 조금이라도 마음에 들지 않거나 요구조건을 들어주지 않으면 기물을 부수고 폭력을 행사하기도 한다.

얼마 전에 20대 남자가 애인과 말다툼한 후 유리를 쳐서 119로 응급실에 내원하였다. 손에 찢어진 상처를 꿰매는 도중 갑자기 일어나서 응급실 집기를 부수고 유리를 깨버리는 등 난동을 부렸다. 그리고 이를 말리던 원무과 직원 및 야간 당직자까지 말리다가 부상을 입고 온몸에 피를 묻혔다. 이러한 경우 맞았다고 환자에게 피해 보상을 받을 수도 없는 것이다. 「3D」 업종에 속하는 야간 응급실에 근무하는 진료팀은 정신을 바짝 차리고, 욕먹고 맞지 않도록 프로와 같은 정신으로 진료에 임하지 않으면 안 되는 것이다.

부친이 사망한 채로 119로 응급실에 내원하였고 보호자인 아들은 거의 미쳐버린 상태가 되어 119 대원에게 달려들고 진료팀에게 폭력을 휘둘렀다. "사망하셨습니다."라고 「사망선언」을 했으나 소용이 없었고 아들의 난동은 계속되었다. 10분 이상 호흡이 없고 심장이 멎은 상태로 있으면 뇌사 상태가 되어 소생이 불가능하고 사망한 것이라는 얘기를 반복했지만 막무가내였다. 할 수 없이 경찰에 연락했고, 경찰관이 도착하고 나서야 흥분은 진정되었다.

그런데 이상한 것은 아들이 진료팀의 멱살을 잡아 흔들고, 상처가 나고 가운 단추가 다 떨어지고 폭행을 당했는데도 불구하고 경찰관이나 주위 사람들이 아들에게 나쁘다 하지 않고 효자라고 칭찬해주었다. 얼마나 슬펐으면 그랬겠느냐는 등 아들을 두둔하는 것이다. 멱살 잡

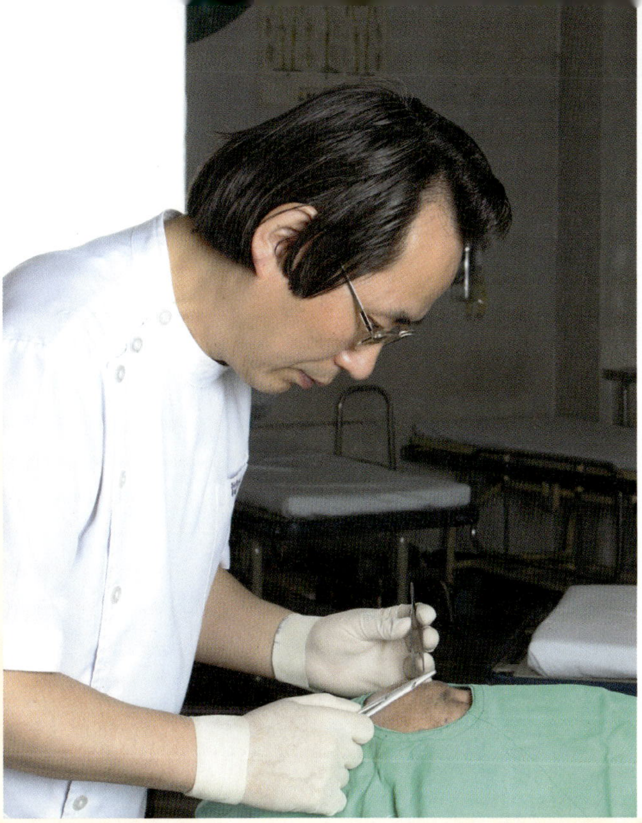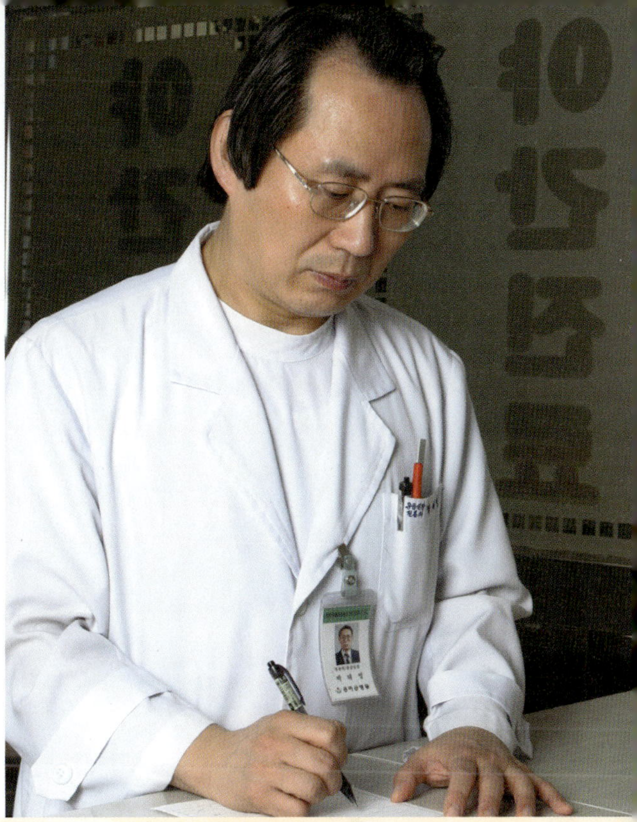

힌 사람만 바보가 되는 순간인 것이다.

물론 점잖은 환자들도 있다. 계단에서 굴러 발이 골절된 남자가 보호자 부축 받아 응급실에 내원하였다. 휠체어를 타고 X-Ray를 찍으니 골절로 확인되어 깁스를 하고, 다음날 다시 정형외과 외래에 나오도록 이른 후 귀가 조치하였다. 그런데 사업상 꼭 운전을 해야 하는데 괜찮겠냐며 질문하였다. 안 된다고 하여도 계속 우기면서 운전을 하지 않을 수 없다는 것이다. 운전을 해선 안 되는 이유를 설명해 주는 것도 야간 당직자가 해야 할 의무인 것이다. 발을 다쳐서 골절이 되었지만, 한 날간 조심하고 아껴주면 50년 간 주인을 위해서 보답해 줄 것이고 그렇지 않다면 남은 50년 간 아프게 될 것이라고 얘기를 해주었다. 그 말로 그는 수긍하였고, 한 달간 운전을 하지 않겠다는 다짐과 함께 집으로 돌아갔다.

마찬가지로 현재 중소병원 응급실도 계단에서 굴러 골절상을 입고 깁스를 하고 있는 중이다. 사회나 국가가 관심을 갖고 잘 보살펴 준다면 깨끗이 나아 급한 환자가 왔을 때 최고의 의료진이 어머니의 품안처럼 친절하고 따뜻한 양질의 서비스로 50년간 보답을 하게 될 것이고, 당장 필요하지 않다고 한 달의 이익을 생각하여 조심하고 아껴주지 않는다면 그 보복으로 급한 환자가 찾을 때 최저 의료진의 차디찬 서비스를 50년 간 받게 될 것이다. 병원측에서도 응급실이 적자운영 된다면 인적 · 물적 자원을 해줄 수도 없을 것이고, 응급실 내에서 폭력을 행사해도 사회가 그들을 두둔한다면 그 누구도 응급실에서 근무하고 싶지 않을 것이다. 그러나 사회가 물심양면으로 도와준다면 병원 또한 응급실에 투자하여 누구나가 일하고 싶은 곳이 될 것이다. 당국에서도 응급실이 흑자운영 되어야만 병원에서도 우수한 인력을 배치할 수 있고, 주민에게 적절한 서비스를 할 수 있다는 것을 알아야 한다.

예를 들면 대변이 안 나오고 배가 아파서 응급실에 내원하여 글리세린 관장을 할 경우 시트에 대변이 묻을 수도 있으며 수가가 6000원은 되어야 하는데 현재 3000원으로 산정되어 있는 것이다. 이러한 낮은 수가로는 적절한 서비스를 할 수 없으며 적자운영이 된다는 것이다. 또한 매일 흙 묻은 것을 닦아내고 토한 것을 치우며 소리지르고 욕하고 때릴려고 하는 힘들고 위험한 응급실에 근무하는 경우와 병실에 근무하는 경우와 월급이 월등하게 차이가 안 난다면 우수한 인력이 근무하려고 하지 않는다는 것은 상식인 것이다. 응급진료팀의 응급수당을 현실화하여, 3D 업종에 속한 힘들고 위험한 일이지만 누구나 하고 싶다는 의욕을 가질 수 있도록 하여야 하고, 그것이 가능하도록 당국에서 투자와 배려가 있어야 할 것이다. 그래서 최고의 의료진이 지키고 기다리고 있다면 내가, 또는 우리가 아팠을 때 안심하고 몸을 맡길 수 있지 않을까? 우리가 최고의 서비스를 받기 위해서 그에 상응하는 대가를 지불하여야 비로소 가능한 것이다.

의료인에게 적절한 대우를 하지 않는 북한에서 일반서민이 최고의 서비스를 기대하는 것은 상상할 수도 없는 일이다. 또한 이웃나라 일본의 경우, 병원에 갔을 때 빨리 진료를 받을 수 있고 친절하고 최고의 서비스를 받을 수 있는 이유는 일본 의사단체가 한국의사보다 훌륭해서가 아니라, 일본 국민이 최고의 서비스를 받기 위해서 그에 상응하는 적절한 대우를 해주기 때문이다. 마찬가지로 일본에 가서 택시를 탈 경우, 한국택시보다 빨리 택시를 잡을 수 있고 친절하고 서비스가 좋은 이유는 일본의 택시 기사가 한국의 택시기사보다 훌륭해서가 아니라, 일본 국민이 최고의 서비스를 받기 위해서 택시회사에게 적절한 대우를 해주기 때문이다. 다시 말해서 우리나라도 택시기사에게 대기업 월급과 동등한 대우를 해준다면 한국 택시도 일본택시만큼 서비스를 받을 수 있다는 것은 당연한 일인지도 모른다.

최고로 싸게 해서 최저의 서비스를 받을 것인가? 아니면 비싸더라도 최고의 서비스를 받을 것인지는 그 나라 국민이 결정하는 것이다. 의사이기 때문에 의료수가를 올려야 한다는 집단 이기주의가 아니라 의사도 언젠가는 병원을 이용하고 병으로 생을 마치는 똑같은 환자의 입장에서 최고의 의료 서비스를 바라고 있는 것이다. 의사 집단이 그 나라에서 행복하게 살아가는데 가장 중요한 집단이라는 것은, 의사 단체가 소리치고 주장해서 되는 것이 아니라 한국 국민이 후손에게 세계적으로 훌륭한 의료서비스를 받기 위해 스스로 결정하지 않으면 안 되는 일인 것이다.

20여 년 전 아내가 첫 아이를 낳았을 때 나도 모르게 감격하여 눈물을 흘렸다. 10개월간 아내가 고생하였는데 내가 고생한 것처럼 자랑스럽고 가슴이 뿌듯하였다. 이제 27년 간 의사 생활을 하면서 얻은 보잘 것 없는 지식으로 약 10개월 간의 산고 끝에 혼신의 힘을 다해 이 책을 발간하고자 한다. 이 책을 아내에게 바치며 아내도 자기가 고생한 것처럼 감격하고 눈물을 흘리지도 모른다.

2004년 12월

저자 일반외과전문의 박 태 영

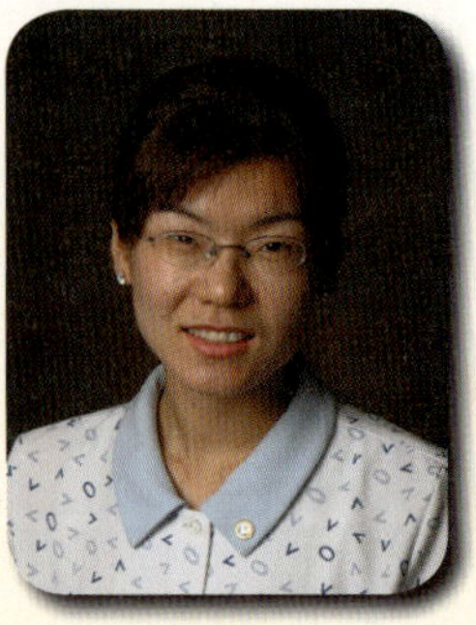

강 소 영
신마산병원 응급실 간호사

희망의 공간 응급실

응급실의 하루 일과는 긴장의 연속이다.

119 사이렌 소리가 들리면 모든 의료진은 초긴장 상태에 돌입하게 되고, 환자 상태에 대한 정확한 정보가 있어야만 신속하고 정확한 치료가 시작되기 때문에 보호자나 환자는 자신들이 가지고 있는 정보를 의료진에게 일목요연하게 이야기해야 하며 의료진이 행하는 의료행위에 대해 신속하게 받아들이고 협조를 해주어야만 응급상황을 잘 넘길 수 있다.

응급실에서 근무하다보면 다양한 사람들을 많이 접하게 된다. 그 중에서 가장 대하기 힘든 환자는 만취상태에서 응급실로 들어오는 사람이다. 의사소통도 되지 않고, 인사불성에 폭력까지 행하는 사람들은 정말 대하기 힘들다. 이런 분들은 어떻게 치료해야 될지 의문이 생긴다.

그러나 응급실이라고 힘든 일만 있는 것은 아니다. 응급 상황으로 들어와 얼마 지나지 않아 언제 그랬느냐는 듯 일어나서 가는 것을 보면 보람도 많이 느끼고 행복하다. 특히 보호자까지 환자를 포기하고 치료를 거부하다가 다시 의료진을 믿고, 희망을 갖고 최선의 치료를 해서 호전을 보이는 환자들을 보면서 어떠한 상황에서도 생명을 포기하지 말라는 이야기를 해주고 싶다.

응급실의 특성상 모든 일들이 불시에 일어나기 때문에 어떤 상황에서라도 적절히 대처하기 위해서는 기본적으로 많은 지식과 기술이 필요하고 환자나 보호자의 감정 조절이 가장 중요하다. 따라서 응급실에 근무하는 사람들은 만능 엔터테이먼트가 되어야 한다. 한 사람의 생명이 순식간에 좌우되기에 한치의 오차도 용납할 수 없다.

앞으로 더 많은 응급 의료 전문인이 양성되어 하나의 생명이라도 더 살릴 수 있는 응급실이 되었으면 한다. 조금이나마 이 책이 많은 도움이 되길 바란다.

응급실에 근무하는 모든 의료인들 파이팅!!

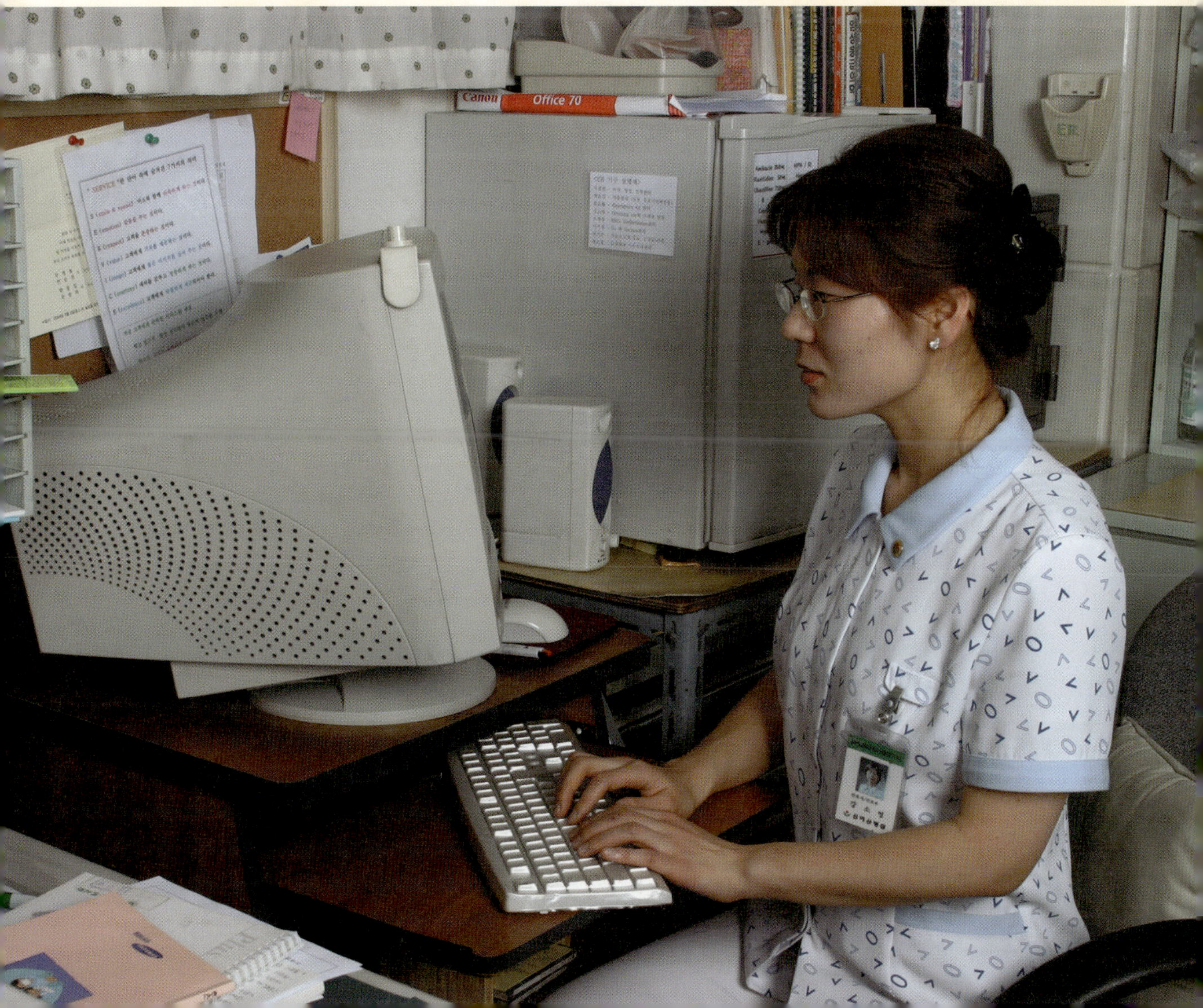

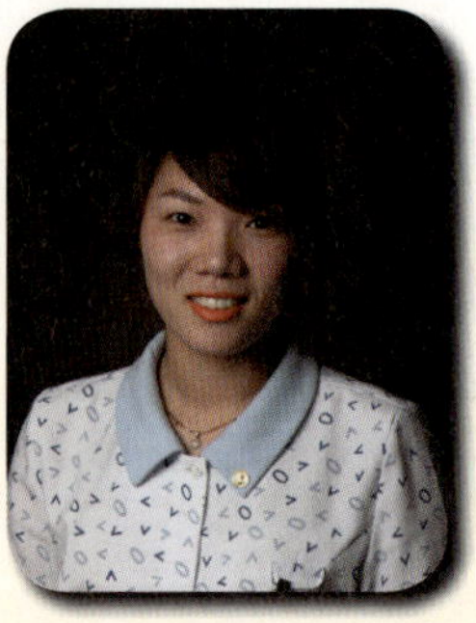

박 은 혜
신마산병원 응급실 간호사

무 제

처음 과장님께 원고 부탁을 받았을 때는 송구스럽고, 글솜씨가 없기에 망설였지만 책 출간에 대한 축하의 마음으로 개인적인 얘기를 해보고자 한다. 당직 과장님과 응급실에 같이 근무한 날들이 얼마 안된 것 같은데 벌써 1년이란 시간이 흘렀다. 곁에서 부족한 것 꼼꼼히 메꾸어 주시고 도와주신 것 감사하단 말씀 먼저 드리고 싶다. 이렇게 그동안의 결실을 맺게 되신 것도 축하드린다.

간호사 일을 처음 시작할 때였다. 알코올중독과 당뇨병으로 장기 치료를 받는 보호 1종 환자였는데 많이 치료를 받아 본만큼 아는 것도 많고 요구하는 것도 많았다. 주사를 놓을라치면 "여기 놔라…" 이렇게 부위를 가리키며 손가락으로 툭툭 치는 거였다. 그리고는 말 한마디에도 고함을 치면서 "내가 실험대상인가?" 하고 말하였다. 그 당시에는 자존심도 상하고 얼굴도 벌겋게 달아올랐다. 그렇게 주사를 맞고 돌아갈 때 "미안타"라고 말하곤 하였다. 그런 것이 반복되고, 얼마의 경험이 쌓여 이런 것쯤은 이제 쉽게 받아 넘기곤 한다. 밑에 후배들도 있고 "이런 환자는 이렇게 대해라" 하며 충고까지 할 정도의 여유도 생겼다.

아플 때 짜증나고 힘이 드는 게 당연한 것 같다. 아프지 않다면 병원이라는 곳에 오고 싶지도, 오지도 않았겠지만… 그래도 아파서 치료의 목적으로 왔다면 진료에 협조 잘해 달라는 말을 하고 싶다. 물론 그렇지 않은 사람들도 많지만… 그런 모습을 지켜보는 우리의 마음이 더 힘들고, 아프다는 걸 알아주었으면 한다.

그리고 가끔씩 "진료를 왜 이렇게 늦게 해주냐?", "치료가 이것 밖에 없냐?", "이렇게 밖에 못 해주냐?" 하는 말을 하는 환자들도 있다. 그러나 사소해 보이는 것이 우리가 환자에 대한 최선의 치료와 간호일 것이다. 또한 응급실이다 보니 얘기치 못한 응급환자가 오는 경우가 많다. 그럴 때는 잠시 진료를 기다리는 여유가 있었으면 좋겠다. 진료를 받고 아픔이 없어져 집으로 돌아갈 때 웃으면서 "수고하세요"라는 말 한마디 해주면 거기에 보람을 느낀다.

오늘도 밤근무인지라 저녁을 먹으려고 일어났다. 그리고 출근 준비를 하게 될 것이다. 오늘은 어떤 환자가 기다리고 있을지 설렌다.

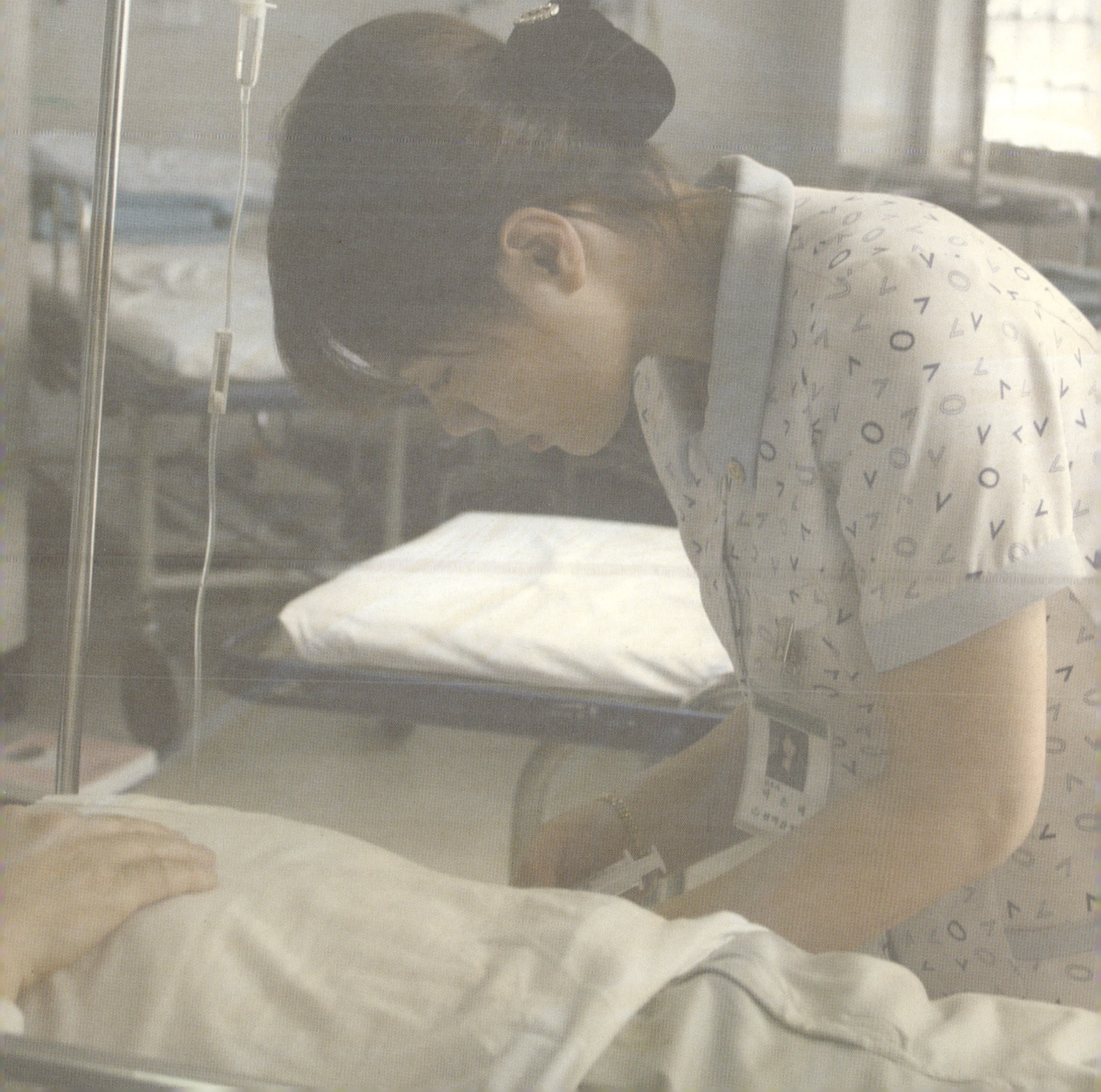

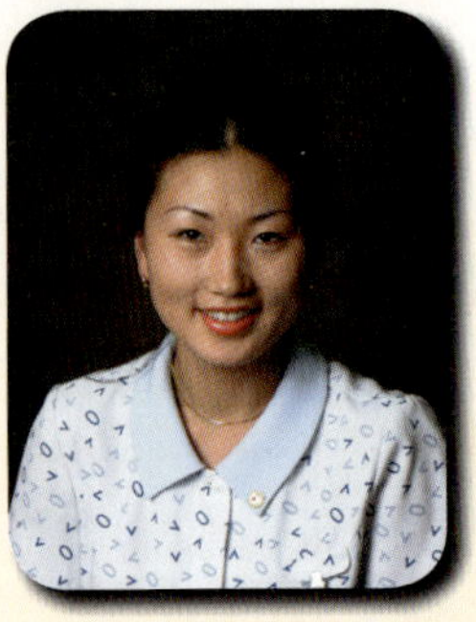

최 은 정
신마산병원 응급실 간호사

응급실에 내려 와서…

간호사 3년차 이지만 응급실에 온 지 이제 3개월째 들어선다. 응급실은 매우 낯선 곳이었다. 병동에 있을 때 응급실을 지나다보면 모두들 어찌나 바쁘고 팽팽한 긴장감이 돌던지...... 처음 출근하던 날, 첫 간호사 출근과 같이 심장이 두근거리고 손이 떨리고 있었다.

그날 그만두는 2년차 간호사와 같이 일하게 되었다. 앰뷸런스 소리가 그리 두렵고 무섭게 느껴지리라 생각도 하지 못했었다. 차라리 문을 걸어 잠그고 싶은 마음뿐이었다. 환자가 줄줄이 들어오고 상태도 좋지 않은 사람도 많았다.

하지만 응급실에 들어오면 멀쩡해지거나 만신창이던 사람도 예쁘게 포장하고 정리를 해주는 곳이 아니던가. 그날 8시간의 근무를 어찌했는지도 모르게 그렇게 흘러가 버렸다. 일을 마치고 난 뒤 기진맥진하여 앉아 있는데 응급실이란 곳이 참 매력 있게 느껴졌다. 여러 가지 경우를 볼 수 있고, 배울 수도 있기 때문이었다. 그것 또한 직접 손을 거쳐서 말이다. 순간 손이 자랑스럽게 느껴졌다. 이렇게 많은 걸 느끼고 배울 수도 있는 곳이지만 응급실에도 예외는 있었다.

특히 술 취한 사람은 혼자서 횡설수설은 기본이요, 마음에 들지 않으면 욕설도 마음껏 내뱉으며 치료도 잘 받지 않고 간호사들을 지치게 만들기도 한다. 정작 술이 깨고 나면 아무것도 기억하지 못하지만...... 이런 사람들을 보면 짜증이 나고 얼굴이 구겨지기도 하지만 그건 마음먹기에 따라 바뀔 수도 있는 것이라 생각한다.

신마산 병원에는 너무나도 인간적이고 좋은 사람들이 많다. 이런 병원에서 일하게 된 것을 인연이라 생각한다. 지금은 응급실이라는 곳에 적응하고 있고, 여기서 응급당직 과장님을 만나 이렇게 책을 내는데 나름대로 한몫 거들 수 있게 되어 무척 기쁘다.

이 책을 계기로 신마산 병원이 어떤 곳인지 많은 사람들이 알 수 있고 오래 기억되길 바란다.

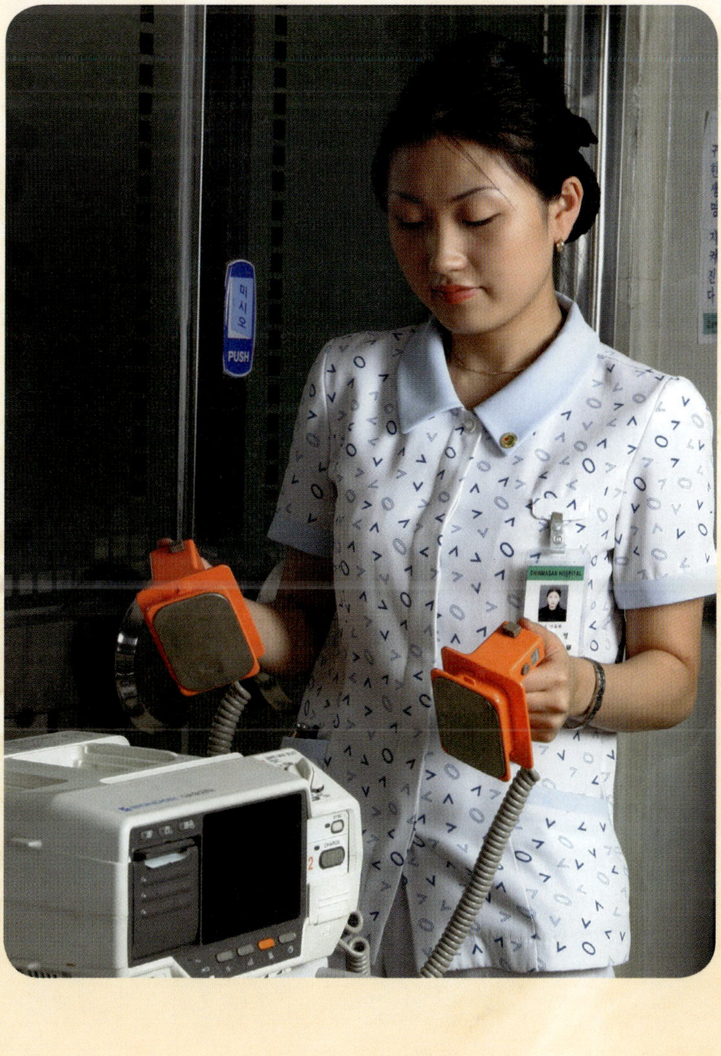

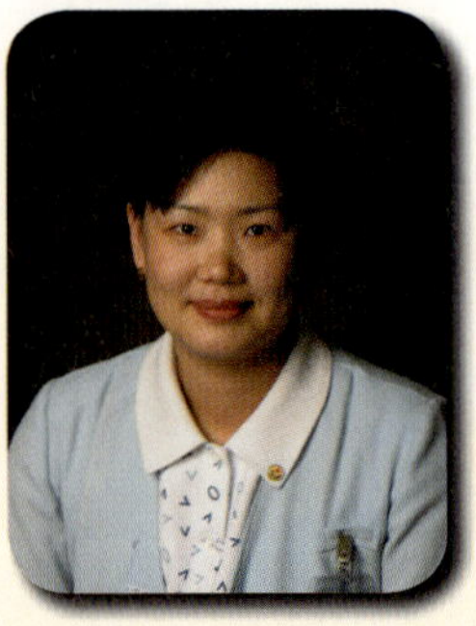

이 경 련
신마산병원 응급실
감독 간호사

하루의 내 삶이 긴장 속으로

사랑하는 두 아이와 무지개 빛 꽃동산을 뛰어다니며 행복을 가슴 가득 느끼고 있을 때쯤 어디선가 아련하게 "이제 그만 놀고 일어나"라고 흔드는 시계소리. 따뜻한 이불 속에서 아직 채 가시지 않은 꿈속 행복의 여운으로 새벽 공기 속에 몸을 내몰 수밖에 없는 스스로를 처량해 하며 아침을 맞는다. 온기라고는 없는 차안에서 채 펴지지 않은 손으로 운전대를 돌리다 보면 새벽을 열고 삶을 이끌어 가는 이들이 왜 그리도 많은지...... 다시 한번 마음을 다 잡으며 병원 현관을 들어설 때 밤을 하얗게 밝히고도 피곤함 없는 미소로 당직자들이 반겨준다.

응급실 문을 밀고 들어오는 순간부터 Emergency kit을 열어 응급 기구들이 인명 구조에 즉각 쓰일 수 있게 잘 작동되고 있는지를 확인하고 필요물품들이 모두 제자리에 있는지 등을 체크하면서 긴장된 일과 속에 몸과 마음을 던진다. 주로 이른 아침 시간 구급차의 다급한 소음과 함께 나의 손을 필요로, 응급실로 밀려 들어오는 환자들은 많은 사연들을 가진 D.O.A 환자들인 경우가 많다. 갖가지 사연들에 얽혀 울음바다가 되기도 하고, 주검을 지키는 사람도 없이 쓸쓸히 마지막 길을 가는 이도 있고, 아무런 흔적도 없이 깨끗한 모습일 수도 있고, 생전의 모습을 알수 없을 정도로 험한 모습일 수도 있는 모든 이들이 마지막 길에 우리의 손길을 함께 한다.

119 구조 대원들이 돌아가고, 경찰관들이 다녀간 후에 보호자들이 도착하면 정신없고 어지럽던 응급실이 조금은 정리가 된다. 교통사고 환자, 화상 환자, 낙상 환자, 뇌질환자, 알코올중독자, 골절 환자, 열상 환자, 약물 중독환자 등등 그 많은 종류의 병을 가진 환자들이 응급실을 통해 고통을 덜고자 찾아든다. 그들은 대부분 매우 통증이 심하거나 심리적으로 예민한 상태라 고통이나 짜증 그리고 불안 등으로 정확한 문진이 어려울 때가 많다. 때로는 치료를 목적으로 행해지는 검사나 의료진의 진료에 비협조적이며 무조건 환자나 보호자가 생각하는 방법대로 치료를 바라거나 강요하는 경우도 있다. 만취 상태의 환자들이 보호자없이 내

원하여 과격한 행동을 하거나 구토 및 방뇨를 하면 그 토물이나 변을 치우면서 폭언과 폭행에 무방비로 내 맡겨지는 경우도 허다하다. 특히 중소병원 응급실에서 근무하는 간호인들은 너무도 많이 공감할 수 있는 힘들고 고된 부분일 것이다.

이럴 때는 보호자는 내원시 선택한 병원과 의료진을 신뢰하며 환자보다 치료에 더 적극성을 보여주었으면 한다. 귀가할 때까지 환자곁에서 편안한 마음을 가지며 통증을 완화할 수 있도록 항상 격려로써 심리적 안정을 갖게 해주는 것이 가장 중요하다는 말을 아울러 하고싶다. 응급실로 내원한 환자들은 누구나가 제일 위급하다고 생각하며 불안정한 상태도 많다. 환자의 심리적 안정을 위해 의사로서의 권위보다 봉사정신이 우선되어야 하며 당직의사와 간호사의 원활한 유대관계로 신속 정확한 질적 진료와 간호가 이루어져야 된다고 생각한다.

우리 신마산병원 응급실의 슬로건은 신속, 정확, 미소이다. 한치의 실수도 불허하는 상황에서도 신속하고 능숙하게 대처할 수 있는 자세로 생명의 존엄성에 경외감을 가지고 하루하루 충실히 살아가려 한다. 벌써 저녁 근무자가 출근을 한다. 정신없이 보내다 보니 교대 시간이 되었다. 내일은 또 어떤 일이 기다리고 있을지 자못 기대된다.

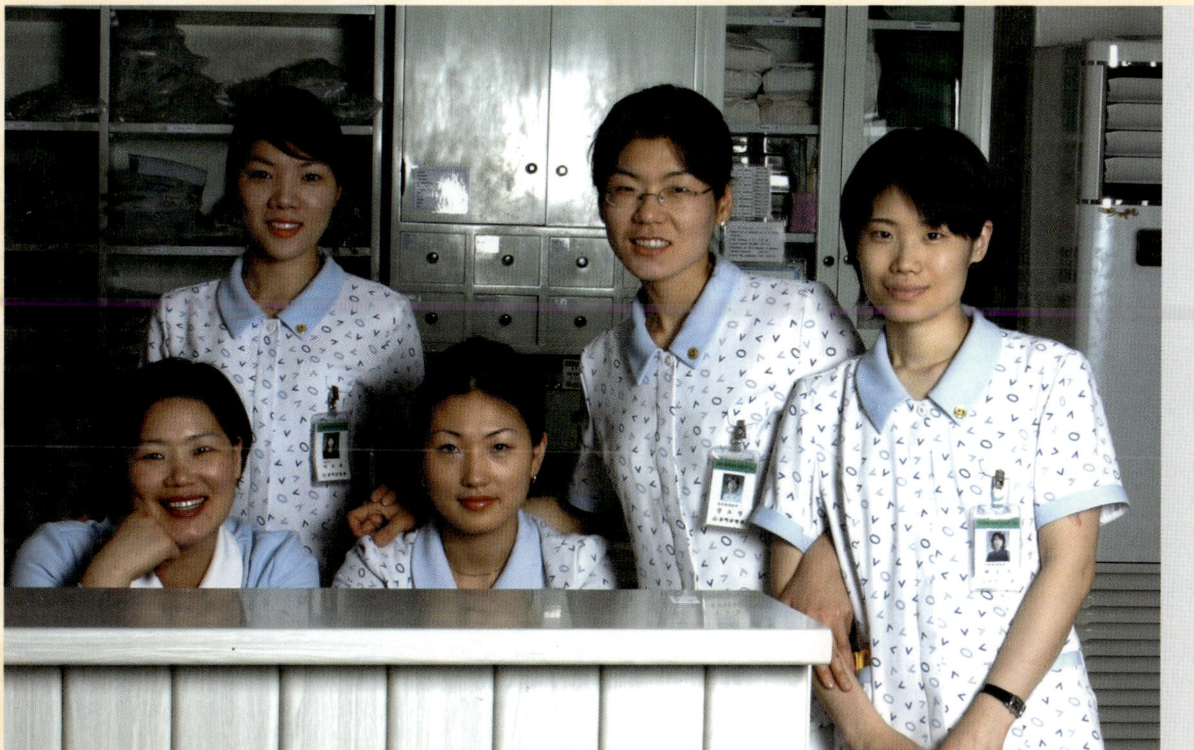

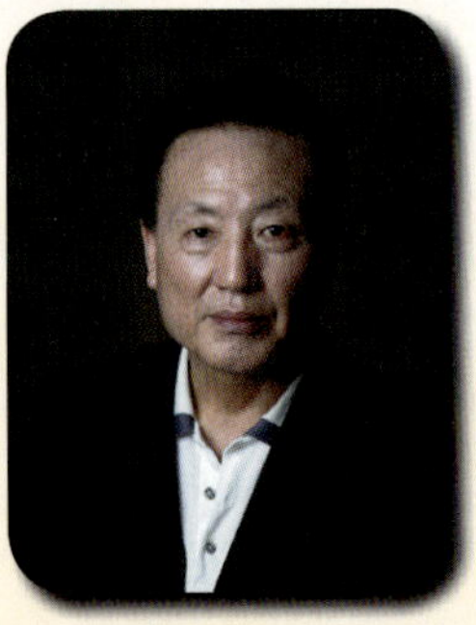

강 희 덕
신마산병원 안전관리

과장님은 얼짱

癸未년 한 해가 저물어가는 12월 말 X-MAS와 연말이 되면 지난 한 해 동안 우리들의 고달픈 삶과 가슴속 가득 담긴 암울했던 사연들을 도시의 불빛 속으로 던져버리고......다가오는 甲申년 새해는 로또 대박의 꿈이라도 안은 체 취객들의 힘 빠진 아랫도리는 귀가를 재촉한다.

그때 119 구급차가 현란한 경광등을 번쩍이며 병원응급실 앞에 멈춘다. 119대원들은 구급차에서 환자를 부추겨 응급실 침대 위에 눕혀 놓는다. 발빠른 간호사들은 환자의 혈압을 체크하고 환자의 팔에 링거를 꽂는다.

얼짱 과장님은 특유의 장발이 약간 흐트러진 채 흰 가운을 걸쳐 입고 환자 옆으로 다가 선다. "간호사 혈압은?" "정상입니다" 얼짱 과장님은 환자의 상태를 하나하나 체크해본다. 젊은 환자인데 바지는 축축히 젖어 있다. 고약한 냄새가 응급실 안의 분위기를 시골의 재래식 화장실 내음으로 가득 채웠다. 바지에 실례를 한 것 같다. 나와 얼짱 과장님은 환자의 옷을 모두 벗기고, 환자복으로 갈아 입혔다. 간호사가 해야 할 일을 남자 환자이기에 우리가 해야 했다. 한참이 지난 후에 환자는 제정신으로 돌아왔는지 화장실로 갔다.

그리고 병원비를 수납해야 하는데 돈이 없다고 이런저런 이유를 늘어 놓으며 얼버무렸다. 이내 원무과 직원과 승강이를 벌였다. 그때 얼짱 과장님 다가와서 "그냥 보내세요" 하면서 얼짱 과장님의 손은 호주머니 속에서 몇 장의 지폐를 꺼내어 병원비를 지불했다. 그 순간 과장님의 눈빛은 빛이 났다. 이런 광경을 종종 봐왔던 나는 과장님에게 물었다. 왜 병원비를 지불했느냐고 처음 보는 환자인데, 얼짱 과장님은 약간의 미소를 지으면서 사람은 항상 감사 할 줄 알면서 살아야 하고 자기가 지불할 수 있는 그 행동에 감사 할 줄 알아야 한다고 설명했다.

나의 생각으로는 괴변 같으면서도 뭐라 말할 수 없는 진리를 말하는 듯했다. 과장님은 독실한 교인도 아니고 스님 같은 불제자도 아니다. 그러나 얼짱 과장님이 의사가 된 이유는 한 가지 믿음이 있는 듯하다. 육체적 고통을 받는 환자들을 정성을 다해 보살필 때 환자들의 단힌 마음이 열려 정신적, 육체적 고통을 치유할 수 있다는 확신을 가지고 있었으며 또한 그것이 그의 철학인 것 같다.

우리가 야간 당직을 하다 보면 낮에는 멀쩡한 사람이 밤이면 심성이 거칠고 공격적으로 변하는 것을 자주 본다. 어느 심리학자가 어둠은 그 자체가 악기(惡氣)라 이르고 사람이 그것에 편승 되어 밤이면 심성이 변한다고 쓴 책을 읽은 적이 있다. 아무튼, 밤에는 사람의 심기가 변하는 것만은 틀림이 없다. 그래서인지 종종 야간 당직 의사의 멱살은 성난 환자들과 보호자들의 공격 대상이다. 그렇게 당하는 것을 보면 안타깝기 그지없다. 나는 물었다. "왜 많은 직업 중에 의사가 되었습니까?" 얼짱 과장님은 아무 말 없이 진료실 안으로 들어갔다. 진료실에서 그는 의사가 된 것을 후회하며 가슴을 치고 있는지 아니면 팔자 타령을 하고 있는지 시선이 무거운 콘크리트 벽이 뚫어지도록 쳐다보고 있었다.

환자가 없는 한가한 시간에 얼짱 과장님의 사주(四柱)를 보았다. 내가 모 사찰에서 머무를 기회가 있어서 역학 공부를 했었다. 그의 사주에는 양인(羊刃, 역학용어)살이 있었다. 그 살이 있는 사람은 군인이나 의사가 될 팔자라고 쓰여 있다. 그래서 나는 얼짱 과장님께 의사가 될 운명을 타고났다고 말씀드렸더니, 고등학교 다닐 때 부모님이 역학을 보고 의사가 될 운명이라고 간곡한 당부를 해서 의과대학에 입학했다고 했다. 역시 사람은 운명대로 살아가는구나 생각을 했다. 어쩌면 부모님께서 현명한 판단을 하셨던 것 같다. 만일 얼짱 과장님이 의사가 아닌 다른 직업을 택했다고 생각을 하니 재미가 있었다. 심성이 순박하고 나쁜 짓을 못하는 성품에 의사 외에 다른 직업을 할 수 있을까 생각해봤다. 그리고 나와 2년간 야간 당직을 같이 했지만 한 번도 결근이나 지각하시는 것을 못 봤다. 그의 프로 의식은 참으로 본받을 만하다.

이번에 책을 쓰신다고 하니 그 책이 후학들에게 훌륭한 지침서가 되기를 바라면서 오늘도 그의 개성 넘치는 장발이 모든 고뇌와 번민을 덮은 채 응급실 안으로 가는 뒷모습에 나는 박수를 보내고 있다.

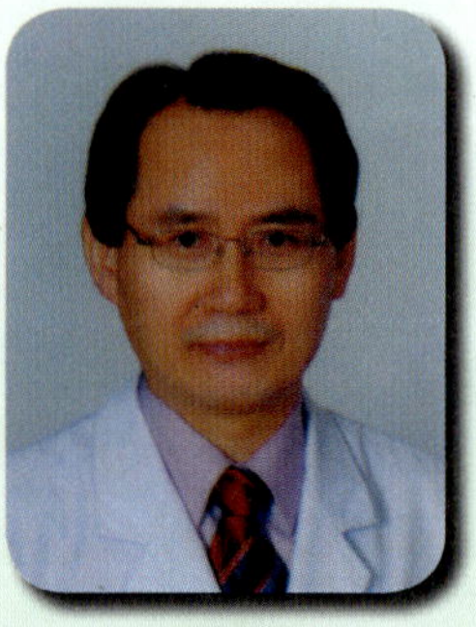

박 태 영
저자 일반외과전문의

제2판 편집후기

현재 나온 응급 의학책을 보면 이론적이고 학문적인 것만 써져 있고 환자에게 직접적으로 쓰이는 치료와 처치 내용이 나와 있지 않아서 읽어봤자 도움이 안되는 경우가 많다. '급성 심근경색'이란 병명에 대하여 예를들면, 흔하게 볼 수 있는 5~6가지 대표적인 실례에 대하여 증상, 응급 처치, 환자에게 어떤 주의사항을 말해야 하는지를 설명해야 실제적으로 도움이 될 것이다.

응급의학책이 이처럼 직접 현장에서 사용될 수 있도록 만들어져야 하는 이유는 첫째, 현재 중소병원 응급실에서 근무하는 의사는 모든 과의 의사가 응급실 당직을 할 수 있기 때문에 자기 전문분야 외에는 잘 모를 수 있으며 둘째, 응급실에 내원하는 환자도 모든 과의 환자가 올 수 있기 때문에 방대하게 책을 만들것이 아니라 간단 명료하고 구체적으로 응급의학책에 기록해야 하며 셋째, 응급실에서의 치료가 환자의 생사 여부를 결정하기 때문에 응급실 의사가 꼭 시행해야 할 '헌법'과 같은 책이 필요한 것이며 이러한 책이 만들어져야 응급실에서 근무하는 후배 의사들이 환자에게 의료 사고를 당하지 않고 근무할 수 있으며, 야간에 근무하는 응급실 당직의사가 모든과 전문의를 대신해서 가장 기본적인 '일차진료'를 하는 것이기 때문에 선배 의사들이 합심하여 후배 의사들에게 이러한 책을 꼭 만들어 주어야 한다.

응급실 당직의사는 야간에 보초를 서는 보초병과 비슷해서 보초를 잘못서면 병원 전체가 화를 당할 수 있는 것이다. 똑같은 증상으로 응급실에 내원하였을 때 병원마다 치료가 달라서 이번 제2판에서 다른 치료 내용을 기록하였다. 내과는 내과의 통일된 기본적인 치료 방침을 제시하고 각과도 응급실에서 표준 치료방침을 제시해야 할 것이다.

30년 전 선배 의사들은 의사다운 존경과 대우를 받았으나 현재의 후배 의사들은 '최저 의료수가'란 덫에 걸려 의사의 권위가 땅에 떨어지고 국민의 건강이 위협 받고 있다.

의사들을 무참하게 짓밟고, 보험공단이 의사들을 조선 총독부처럼 지배하게한, 의료수가를 만든 선배 의사들은 이제 마지막으로, 속죄하는 마음으로 한글로 된 의학 서적을 많이 만들어서 후배 의사들이 다시 의사의 권위를 회복하고 국민의 건강을 지킬수 있도록 기원해야 할 것이다.

1) 야간 원무과 직원의 수난

20대 남자가 밤 12시경 싸우다가 얼굴을 가위에 찔려서 119로 응급실에 내원하였다.

환자는 흥분한 상태이며 술에 취해 있었다. 원무과 직원이 접수하기 위하여 이름, 주민등록번호를 물어보자 "치료를 먼저 안해주고 접수를 한다."며 소리지르고 욕하였다. 할 수 없이 접수를 못하고 봉합수술 끝난 후 접수를 하였으나, 계속해서 나쁜 병원이라고 욕하면서 원무과 직원에게 멱살을 잡고 분풀이하였다. 술 취하고 싸우다 다쳐서 응급실에 내원한 환자는 흥분상태이며 극도로 화가 난 상태이기 때문에 접수하라고 하면 대부분 갑자기 화가 폭팔하여 병원 직원은 누구든지 분풀이를 당하기가 일쑤다. 상해 환자가 흥분해서 응급실에 왔을 때 접수는 봉합수술 끝난 후 하던지, 경찰관이 옆에 있을 때에 해야 한다. 치료해 주고 돈도 못받고, 환자가 욕하고 소리지른다면, 차라리 치료를 안 해주는 것이 현명한 일인지도 모른다

.

술 취한 사람은 드레싱만 하고 24시간 내에 봉합하면 된다고 설명하고 다음날 외래에서 봉합하는 것이 좋다. 술 취한 사람을 대하는 원칙은 첫째, 부드럽고 친절하게 한다. 둘째, 비위를 맞춰준다. 셋째, 정도가 심하면 즉시 경찰을 부른다. 어떤 경우에는 치료해주고 돈을 받을 때 왜 돈이 비싸냐고 따지고 욕할 때도 있다. 예를 들면 귀에 벌레가 들어간 경우 치료하는데 1분도 안 걸리는데 돈을 2만원 정도 내라고 하면 순순히 돈을 내는 사람이 거의 없고 '도둑놈'이란 소리 한마디 하면서 돈을 낸다. 공짜로 해 줄 것인가 아니면 힘들게 치료하는척 쇼를 부릴 것인가 고민하게 된다. 밤중에 일어나서 신경써서 귀속의 벌레 빼주고 그다음 단계는 자동으로 도둑놈이 되는 것이다.

이런 경우는 보험공단에서 80%를 부담해서 응급실에서 욕먹지 않고 일할 수 있게 해주어야 한다.

2) 술취한 환자 (만취상태)

40대 남자가 만취 상태에서 길에 쓰러져 있는 것을 지나가는 사람이 119에 신고해서 응급실에 내원하였다. 보호자가 없이 내원하였으며 경찰이 몸을 뒤져봤으나 신분증이나 핸드폰은 없었고 신원 확인이 안되었다. 인적사항을 알 수 없었고 보호자에게 연락하는 것이 불가능한 상태였다. 경찰이 와서 술 깨기 전 까지는 알 수가 없다고 그냥 가버렸다.

술이 너무 취해서 의식이 없고 대화는 전혀 안되고 계속 토하고 바지에 똥을 싸서 악취가 응급실에 진동했다. 이 환자는 보호자 없이 8시간 동안 응급실에서 있을 수 밖에 없었다. 침대에서 떨어지지 않게 옆에서 계속 지켜보고 입속의 토한 음식을 닦아내고 관찰했으며 8시간 후에 환자는 깨어나서 공연히 화를 내고 욕을 하면서 주소도 전화번호도 안 가르쳐주고 가버렸다.

이런 환자가 왔을 때 만일 뇌졸중 가능성이 있으면 자주 관찰하다가 뇌 CT를 찍을 수도 있으며, 수액을 달지 않고 술 깰 때까지 관찰만 하는 것이 좋다.

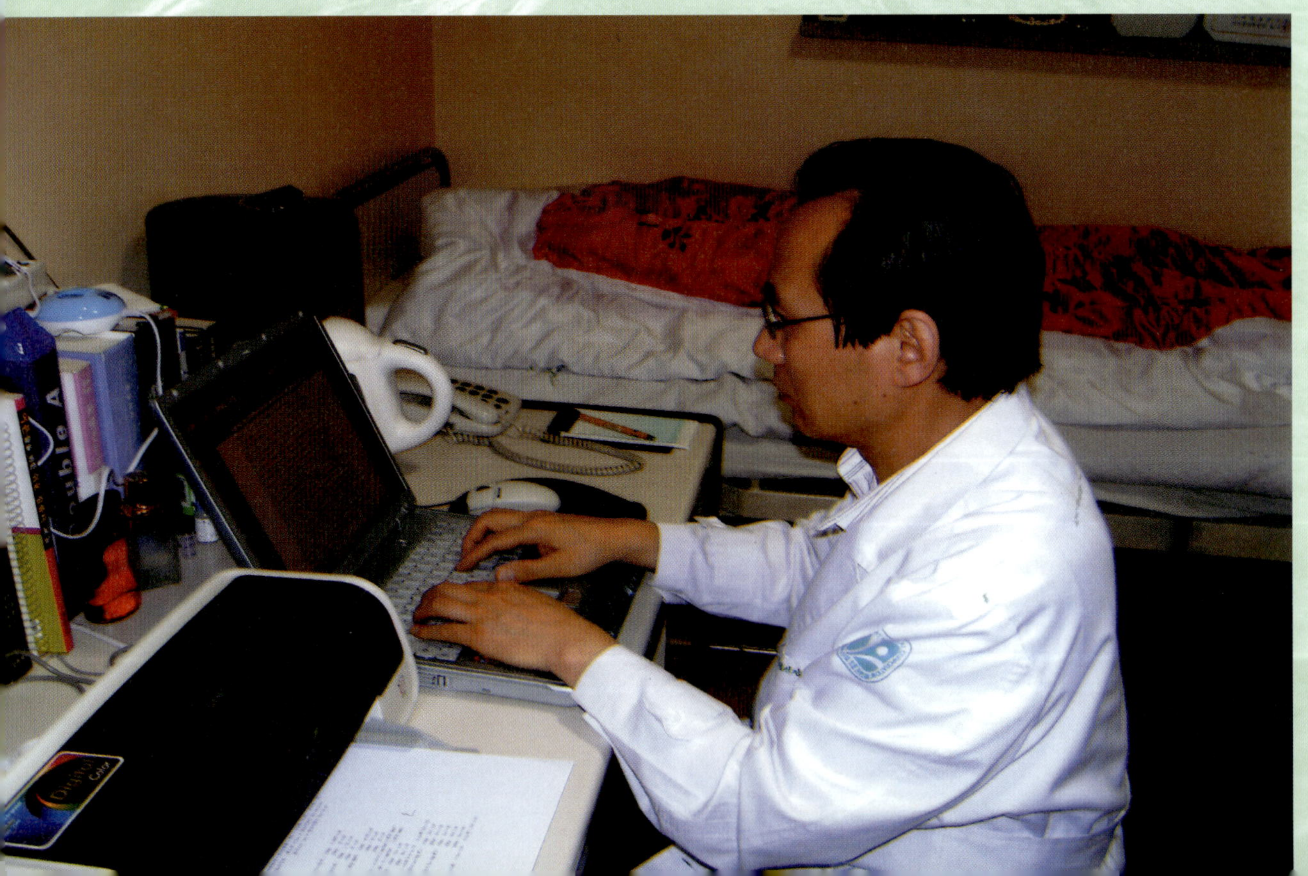

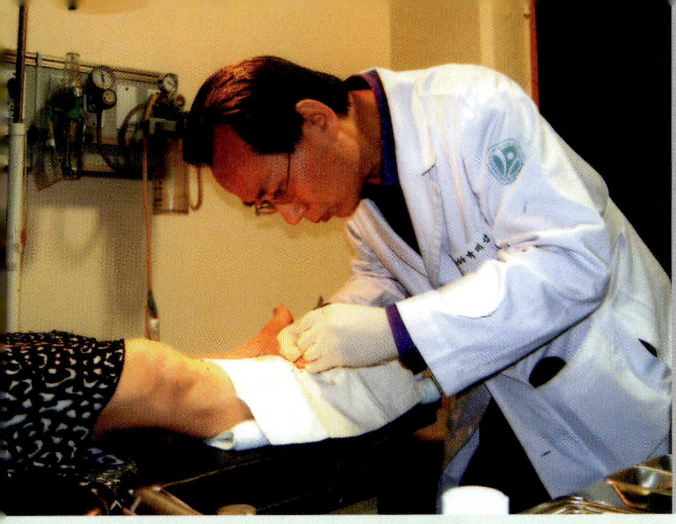

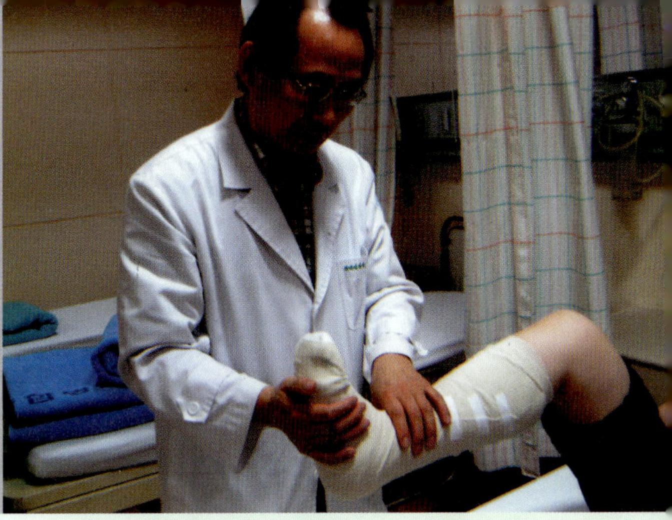

30대 남자가 새벽에 술에 만취한 상태로 유리를 쳐서 내원하였다. 손이 찢어 졌으며 손가락을 움직이는 것이 이상이 없어서 봉합하려 했으나 국소 마취하고 자세히 보니 인대가 찢어져 있었다. 입원하여 다음날 수술을 권유했으나 환자는 지금 당장 수술을 원해서 대학병원에 가라고 하였다. 그러나 환자는 왜 여기서 못하느냐, 정말 인대가 찢어졌느냐, 믿을 수 없다 하면서 대학병원에 가지 않고 1시간 동안 소리지르고 욕하고 때릴려고 하였다. 이런 환자는 국소 마취한 상태에서 보호자를 불러서 인대가 찢어진 것을 보여주면서 얘기를 하는 것이 좋다.

3) 대학병원 응급실의 만원사태

50대 남자가 갑자기 쓰러져서 왼쪽 팔, 다리가 마비되어서 응급실에 내원하였다. 뇌 CT를 찍으니 뇌출혈이 있어서 응급처치 후 2군데 대학병원 응급실에 전화했으나 중환자실이 없어서 환자가 와도 돌려 보낸다는 것이다. 보호자에게 이판사판이니 대학병원이 안 받더라도 가는 수 밖에 없다고 설명하고 대학병원으로 보냈다. 대학병원 응급실은 만원이어서 들어가지 못하고 밖에 있었다. 그러나 보호자는 무조건 밀고 들어가서 병원 복도에 눕혔다. 그리고 병원에서는 복도 바닥에 메트를 깔아주었다. 얼마 후에 대학병원 응급실에서 전화가 왔다. 왜 환자를 보내지 말라고 했는데 환자를 보냈냐고 야단을 쳤다.

항상 안 받겠다고 하고 억지로 보내고, 야단 맞는 일이 반복되고 있다. 병원같이 서비스와 친절이 필수적인 상황에서 수가를 강제로 터무니 없이 싸게 하면 서비스와 친절은 당연히 없어지게 되고 그 피해는 국민에게 돌아가는 것이다. 병원 응급실의 서비스는 전적으로 의료수가에 달려 있다. 응급실의 서비스가 나빠지면 응급실에 가도 빨리 진료를 받을 수 없고 입원할 수 없고 불친절하고 의사가 기피하는 직종이 되어 인력이 부족하게 된다.

실제로 중소병원 중환자실은 인건비 빼고나면 돈을 벌지 못하는 곳이고, 병원 경영상으로 보면 없애버리고 싶은 애물단지인 곳이며 중환자실을 없애버리는 병원도 있다. 환자가 밤중에 대학병원 응급실에 전화를 걸어서 가겠다고 하면, 오라는 법이 없고 "3시간 이상 기다려야 한다."는 둥 "병실이 없다."는 둥 갖가지 수단을 동원하여 못오게 하거나 안 받으려고 한다.

그렇다면 이것은 대학병원 응급실의 잘못일까? 아니면 의료수가가 싸기 때문일까? 백없고 평범한 서민들이 중풍으로 쓰러졌을 때 대학병원에서 제대로 치료를 받을 수 있고 중환자실이 없다고 대학병원에서 치료거부를 당하지 않도록 의료보험 수가를 일본수준으로 빨리 올려야 한다. 응급처치가 안되는 상황에서 환자가 적절히 치료받지 못해서 사망한다면, 국가는 국민에 대한 직무유기이며 살인미수의 행위에 해당될 수도 있는 것이다. 국가는 국민의 생명을 지킨다는 책임의식을 가지고 응급진료가 가능하도록 최선의 노력을 다하여야 할 것이다. 환자는 급한데 대학병원 응급실은 계속 전화해도 안 받겠다고 하고 세상에 이런 나라가 또 있을까 한숨을 쉬고 있다.

밤늦게 응급실에 문의전화가 걸려왔다. "목에 생선가시가 걸렸는데 지금 가면 뺄 수 있나요?" 목에 생선가시가 걸린 환자가 내원하면 입 속에서 가시가 보이면 뺄 수 있지만 안 보이면 이비인후과가 없어서 내시경으로 볼 수 없기 때문에 대학병원 이비인후과로 보낸다. 만일 안보여서 대학병원으로 가라고하면 환자는 "응급실에서 왜 이런 것도 못하느냐?" 하면서 화를 내고 불평을 하면서 할 수 없이 대학병원 응급실로 간다.

대학병원 응급실로 간다는 것은 거리상으로도 멀고 돈도 많이 들고, 가더라도 많이 기다리며, 또한 대학병원 측에서도 진료 받으려고 30명 이상 대기 환자가 기다리고 있으며 생명이 위급하지 않는 환자가 너무 많이 응급실에 몰린다면 대학병원 응급실도 포화상태가 되어 문제가 될 수 있고, 정작 생명이 위급한 환자가 치료 받을 수 없는 것이다. 그렇다면 중소병원 응급실에서 병원 내에는 과가 없는 안과나 이비인후과 환자를 볼 수 있는 방법은 없는 것일까?

만일 국가에서 조금만 신경쓴다면 충분히 가능하다고 생각한다. 예를들면 이비인후과 개업의사가 여러명 있기 때문에 야간에 초빙료(3만원정도?)를 국가가 부담한다면 동네의원 이비인후과에서 교대로 당직을 서서 응급실에서 이비인후과 진료가 가능한 것이다. 야간이나 주말에 대학병원으로 모든 환자가 몰려서 대학병원의 기능이 마비되지 않도록, 다시 말해서 대학병원에 전화하면 환자를 안받으려고 하는 것을 해소하기 위해서 국가가 중소병원 응급실에 대한 지원을 해야한다.

4) 심근경색에 의한 돌연사

50대 남자가 정신과 환자로 정신과 병동에 10회 이상 입원한 과거력이 있으며 오늘 밤에 갑자기 정신적 이상이 있어서 입원하기 위해서 응급실에 내원하였다.

심전도, X-Ray, 피검사 한 후 검사상 이상이 없어서 정신과 과장에게 노티(notify)한 후 입원시켰다. 환자는 정신과 병동으로 입원하여 1시간 후 갑자기 사망하였으며 심폐소생술을 시행하였으나 돌아오지 않았다. 보호자는 응급실에서 입원하여 갑자기 사망하였다고 소리지르고 원망하였다. 응급실 당직의사는 혹시 사망할 가능성이 있는지 잘 살피고 조금이라도 이상한 느낌이 들면 검사결과 이상이 없다고 하더라도 보호자에게 "돌아가실 수도 있습니다"라고 얘기하고 담당 과장에게 노티하고 하루라도 중환자실로 입원시킬 것을 보호자에게 권유한다. 중환자실에서 사망하면 응급처치도 빨리 할 수 있고 큰 문제가 안 생길 수 있지만 걸어서 응급실에 들어온 환자가 일반병실에서 갑자기 사망하면 보호자에게 원망을 들을 수 있다. 이 환자의 경우는 심근경색으로 사망했을 것으로 추정되며 야간당직할 때 입원시켜서 환자가 갑자기 사망하지 않도록 환자의 병력과 상태를 세심히 살피는 것이 중요하다.

60대 남자가 새벽에 자다가 갑자기 어지러워서 잠시 정신을 잃어서 이상이 있는지 알아보기 위하여 걸어서 응급실에 내원하였다. 흉통은 없었고 심전도를 찍고 수액을 달은 후 갑자기 사망하였으며 심폐소생술을 시행했으나 돌아오지 않았다. 심전도상 심근경색 소견이 있었으나 보호자들은 수액을 달고 바로 사망했기 때문에 수액 때문에 사망하였다고 경찰에 고발하였으며 시체를 8시간 동안 응급실에서 옮기지 못하게 하였다.

아무리 보호자에게 심근경색에 의한 돌연사라고 여러 번 설명했으나 틀림없이 수액때문이라고 소리지르고 있다. 응급실에서 사망을 예측하는 것이 가장 중요하며 이것을 잘못하면 봉변을 당할 수 있다.

5) 응급실 당직의사에 대한 평가

다음은 모병원 응급실 간호사들이 응급실 당직의사에 대한 평가를 기록한 글이다. 응급실 당직의사는 응급실 간호사들의 고마운 충고에 귀를 기울이고 가슴에 담아 두어 최고의 당직

의사가 되도록 노력해야 할 것이다. 또한 간호사가 바빠서 굶고 일하지 않도록 식사를 챙겨주고, 회식하고 생일을 챙겨주는 등 응급실 가족이 되고자 하는 노력과 간호사에 대한 세심한 배려가, 응급실에서 술 취한 환자나 불량배들에게 위기에 처했을 때 자신을 지킬 수 있는 유일한 길임을 명심해야 한다. ① 환자 진찰 후 처음엔 진료 및 처치가 가능한 것처럼 설명해 놓고는 시간이 흐른 다음엔 "대학병원으로 가라, 나는 못한다"식으로 단편적으로 표현 후 돌려보냄. ② 술에 만취된 환자나 불안정한 환자가 오면, 보통 환자를 보지도 않고 직원이 맞나 할 생각이 들 정도로 전혀 협력이 되지 않으며 응급진료지에 order만 내고 들어가 버리는 모습임. ③ 얼굴열상으로 오는 환자는 사전 설명 자세히 주어지지 않고 무조건 성형외과에서 봐야 한다며 고대병원으로 가라고 함. 남자 환자는 흉터 상관없으니 여기서 suture하겠다 하여도 안 된다고 무조건 보냄. ④ 환자나 보호자에게 설명이 부족함. 매번 "저는 당직의사니까 잘 모른다", "저는 잘 몰라요", "내일 과장님오시니까 물어보세요"라는 표현을 3~4번 반복하고 당직실로 들어감. ⑤ 환자가 주말엔 여러 명이 동시에 들어올 때는 신속한 진료와 처치가 안됨 구두 order는 전혀 안되며 order지에 기록하는 것이 끝날 때까지 기다리는 상황이 반복됨. ⑥ 환자나 보호자에게 사전 설명 후 검사가 이루어져야 되나 아무 설명없이 실시되며 환자나 보호자가 항의하는 상황이 생겨 설명 듣기를 원한다고 당직실로 전화하면 "알아서 설명하라며" 그냥 전화를 끊어버리는 모습이 종종 있음. ⑦ 검사결과에 대한 설명이 주어질 때 핵심은 벗어난 상태로 겉돌기 형식으로 같은 말만 반복적으로 하며, 본인은 당직의사일 뿐이지 전문의사가 아니다 라는 말을 강조하며 책임이 전혀 없다라고 표현함. ⑧ 중환자가 내원 시 신속한 진료와 처치가 안되고 불안한 모습으로 서성이다가 후송이 지연되는 상황이 됨. ⑨ 급성 심근경색으로 온 환자, 기관삽관 후 고대병원으로 인턴선생님 동승하여 다녀오면 환자가 도착 후에도 살아있었냐면서 인턴에게 그런 기적이 다 있냐며 신기해 함. ⑩ 의료인으로 같은 공간에서 업무에 임하면서 간호사에 대해 불신하고, 믿음이 없으며 신뢰할 수 없는 분위기가 시간이 흐를수록 골이 깊어지고 있음. ⑪ 의사소통이 힘들고 표정이 굳어 있는 모습이 대부분이며 질문이나 말을 건네면 단편적인 표현만 하고 들어가버림. 시간이 흐를수록 원만한 인간관계 형성이 어려움. ⑫ 환자 상태에 따라 진료과장님들이 원하는 처치가 있어 말씀드리면 실장님 고집대로 해버리고 간호사가 얘기하는 것은 무시함. ⑬ 난이도가 있는 중증환자가 오면 우선순위로 처치가 이루어져야 되나 기존에 먼저 온 환자앞에 서서 진료만하고 중증환자는 보지도 않음. 상황에 따른 응급처치가 신속하게 이루어지지 않아 근무시 불안한 분위기가 형성되며 환자나 보호자들이 종합병원이 맞냐는 항의질문을 하는 상태임. ⑭ 상태가 조금 안좋아 보이는 환자는 무조건 큰 병원 가라하면서 이 병원에 계속있으면 죽는다고 표현하면서 우리 병원처럼 작은 병원은 치료가 안되니 큰 병원 가라하고 개인병원(한도병원)을 추천함. 환자들이 여기가 더 크지 않냐고 물어도 아니라고 하면서 우리는 작아서 못한다고 표현하고 담당과장님께 연락하지도 않음. 간호사가 과장님께 전화해야 한다고 얘기해도 별 대꾸하지 않고 실장님이 하고 싶은 방향으로 함. ⑮ 검사결과에 대한 설명부족으로 환자 및 보호자들이 불만 표시. 특히 내과 과장님들이 응급실 다녀간 환자가 외래로 오면 응급실에서 시행한 검사결과를 못 들었다고 하면서 응급실로 수차례 확인 전화옴. ⑯ 소아과 아이가 관장을 하게 되어, 부모가 왜 가스가 차는거고 관장을 왜 하는거냐고 물으니까 "죽을 수 있어요. 이럴 땐 부모의 역할과 의무는 아이가 아플 때 치료해 주는거지 안해주면 안되요" 등으로 보호자의 눈높이에 맞게 설명이 되어야 하나 질문과는 거리가 먼 설명만 3~4번 반복적으로 되풀이하는 모습임. ⑰ 진폐병동환자가 산책하다가 피 토하여 응급실에 왔는데 산소포화농도가 50%로 체크되는 상태로 위중한데 아무처방 안내고 Nebulizer만 해주라함. (환자는 계속 피를 토하고 있는데 어떻게 Nebulizer가 가능한지요?) IV fluid 처치하냐고 물어도 필요없다고 멀찍이 서서 구경함. 환자 침대 옮기면서 도와달라고 요청해도 옆에 오지도 않음. 산소포화도 계속 떨어져서 intubation 할거냐고 물으니까 그제서야 하자고함 → 응급 상황에서 즉각적이고 신속한 조치가 이루어지지 않음. ⑱ 본원 외래를 내원하여 복수 천자를 하는 남환이 야간이나 주말에 방문하면, 본인은 천자를 못한다며 처치를 거부하여 간호사가 인턴에게 상황 보고 후 천자 시술함. 환자나 보호자는 종합병원 응급실이 맞냐며 의료의 질이 떨어졌다고 표현하며 귀가함. ⑲ 혈압이 220/120인 45세 여환을 심전도 및 EKG monitoring하면서 labesine 1/2 amp 정맥주사하였으나 160/110으로 지속되었는데도 별다른 조치없이 환자를 그냥 두라고 말하며 심전도 check한 것과 EKG monitoring리듬을 파악 안하고 있다가 pvc 증세가 수회 나타나면서 환자상태가 급격히 떨어짐. 오히려 보호자에게 다른 보호자 부르지 않았다고 윽박지르면서 전원보내는 사례가 됨. → 심전도 검사에 대한 판독이 안되어 위급한 상황이 여러 번 발생함. ⑳ 술 취해서 야간진료 받고 입원했던 환자가 아침에 퇴원하겠다하여 수납과정에서 진료비가 너무 많이 나왔다며 응급실에 내려와 욕설 퍼부으면서 병원이 장사만 해먹으려고 한다며 진료 본 의사 나오라고 하면서 계속 소리지르고 10분 가까이 욕하고 소란피우는 상황에서 실장님은 옆에 앉아서 x-ray만 보고 있었는데 전혀 모르는척 뒤돌아 앉아서 얼굴 한번 돌리지 않아 진료 본 선생님이 이분이라고 얘기하자 그제서야 본인은 보호자가 해달라는대로 했다함. 환자가 욕하며 그 사람은 보호자가 아니고 옆집 남자다 내가 안한다고 하지 않았느냐 하며 계속 항의해도 설득력있는 설명 안되고 나는 보호자가 하라는대로 하였다는 얘기만 계속 반복함. 수납직원이 일단 미수처리하고 지금은 주말이니 월요일에 원무과로 와서 진료비 문제 해결하자고 하였더니 실장님이 수납창구 앞에 서서 본인이 이야기해서 환불해주기로 했다며 수납창구 앞에 계속 서계심. 수납문제는 원무과 직원이랑 당사자가 알아서 해결할거라하고 다른 환자들 밀려있는데 진료보시라 하여도 수납창구 앞에서 움직이지 않고 인턴 불러서 진료하라함. 환자가 검사한 것에 대하여 항의를 하면 알아들을 수 있게 설명이 주어지지 않고 모르는척 전혀 대꾸도 안하고 상황 수습이 아닌 오히려 문제를 크게 만드는 경우가 됨

6) 일반외과 레지던트의 부족사태

응급실 당직을 서고 있는데 인턴선생이 당직실에 내려와서 레지던트를 지원해야 하는데 하고 싶은 과는 자리가 없고 일반외과가 자리가 있는데 어떻게 해야할 지를 물었다. 과거에 일반외과 전문의로서 중소 병원에 취직했을 때 환자도 별로 없고 돈도 못벌고 다른 전문의에 비해서 월급도 적고 개업하려고 해도 잘 안된다고 설명해 주었다. 중소병원에 취직하거나 개업했을 때 일반외과 전문의의 생활은 비참한 것이다.

정형외과는 수술도 많고 외래환자도 많지만 일반외과는 입원도 별로 없고 외래환자도 피부과, 비뇨기과, 흉부외과, 없는 과를 다 보는데도 외래환자가 정형외과의 반도 안되기 때문에 병원에서 일반외과는 놀고 먹는 과로 취급받으며 대우를 받을 수 없다. 만일 대학병원에 꼭 남을 수 있다면 일반외과를 하는 것이 좋지만 남을 수 없다면 안하는 것이 좋다고 권유하였다.

저자는 일반외과를 살리는 방법을 이렇게 생각한다. 대학병원에서 일반외과는 레지던트가 지원하지 않아서 부족한 실정이므로 부족한 레지던트 대신에 중소병원에 취직했던 전문의를 뽑느다면 일반외과의 새로운 지식을 배울수 있을 뿐 아니라 중소병원에서 꼭 필요한 피부과, 비뇨기과, 성형외과, 없는과를 배워서 다시 중소병원에 복귀했을 때 일반외과도 정형외과 만큼 가치가 올라갈 수 있을 것이다.

취직하거나 개업한 선배들의 생활이 비참하다는 것이 일반외과를 하겠다는 후배들을 기를 쓰고 막고 있는 것이며, 만일 이렇게 대학병원이 중소병원을 지원한다면, 후배들에게 일반외과 하는 것을 말리지 않을 수도 있다.

또한 대학병원 일반외과는 중소병원 일반외과를 질이 낮고 돌팔이라고 깔보지 말고 어쩔 수 없이 대학병원에 못 남아서 전과의가 된 일반외과를 인정하고 그들을 다시 재교육해서 중소병원에서 살아 남을 수 있도록 지원해야 한다. 저자가 일반외과 전문의가 된 지 올해로 26년째가 되었으나 후배들에게 해준 것이 아무것도 없다. 마지막으로 시신을 기증하여 내 몸으로 공부한 사랑하는 후배들이 귀신같이 수술 잘하는 의사가 되도록 후배 외과 의사들의 수호신이 되고, 후배 의사들이 의료보험 공단의 노예 생활에서 해방되어 이스라엘 민족같이 새로운 왕국을 건설할 때까지 해부학 교실에서 유골이 되어 지켜볼 것이다.

2008년 9월

저자 일반외과전문의 박 태 영

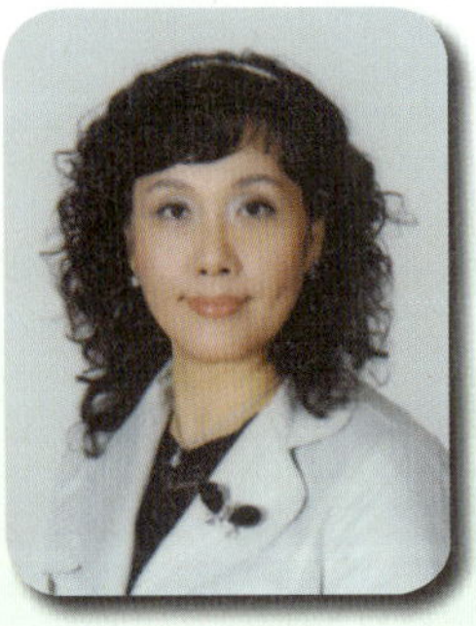

오 현 정
세종대학교 음악치료 전문가 과정 수료
독일 Magdeburg대학 정신분석 음악치료 수료
현재 국립의료원 신경정신과 음악치료사
현재 서울시립 영보자애원 음악치료사

음악치료

음악치료란 음악을 통해서 신체를 활성화시키고 마음을 안정시켜 정신활동의 극대화를 추구하는 치료요법으로 근본철학은 실존철학을 근간으로 현재, 오늘, 이시간, 이순간을 최선을 다해 임하는데 그 시각을 두고 긍정적 사고력, 변화에 끊임없이 도전하는 열정, 의사소통 기술의 극대화 추구로 고착된 사고방식을 유연한 사고방식으로 나아갈 수 있도록 하는 환경을 조성하는 기술이다. 치료의 목적은 본인의 자아관을 관찰할 수 있는 환경조성을 만들고 자신의 자아를 현실적 측면에서 바라볼 수 있도록 유도해 자기성찰을 할 수 있도록 도우며 자기성찰을 통한 통찰력의 확대로 긍정적 자아관을 갖게 하여 고착된 사고방식을 유연한 사고방식으로 자신이 바꾸어 나갈 수 있도록 지지와 격려로, 현실에 당면한 문제를 회피하지 않고 적극 개입해서 해결할 수 있는 능력을 고양시키는데 목적을 둔다. 즉 분리된 존재, 나와 남의 영역을 이해하게 하고 책임있는 존재로서 상호연관된 유연한 관계 형성을 체험하게 하여 사회성을 확대한다. 치료방식은 음악과 신체, 마음(창조적 사고력)을 연결시켜서 교감능력을 향상시키고 소통능력을 확장시켜줄 수 있도록 최대로 편안한 환경을 조성하고 자유롭게 실험하고, 완전하게 느끼고 정직하게 표현하며 마음을 다해 즐김으로써 자신을 발견하게 한다.

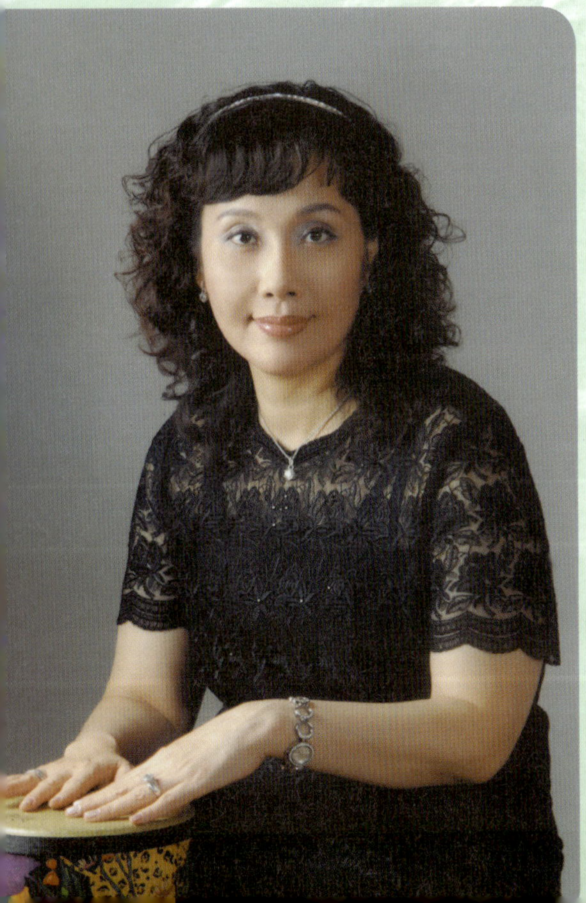

집단치료시에는 이러한 자신, 또 다른 사람 즉 다른 존재와의 관계를 보다 유연하게 대처하고 즐김

을 통해 새로운 관계 형성의 관점을 찾도록 유도한다. 음악적 기법은 어떤 장르의 음악도 수용할 수 있는 음악적 태도를 갖고 환자에게 음악적 초점을 맞추고 환자가 가지고 있는 음악적 감성, 취향을 토대로 재창조를 한 즉흥연주로써 유연성 있고, 창조적이고 도전적인 음악으로 즐거움을 경험시켜서 환자의 고착된 감수성을 유연성 있는 감수성으로 전환시킨다. 음악수업에 필요한 악기는 전자오르간 키보드, 북, 셰이크(흔드는 리듬악기), 탬버린, 멜로디 벨, 레인 메이커, 카우벨, 기타 타악기 등의 창조적인 소리를 낼 수 있는 어떤 악기도 이용한다. 집단치료의 효과는 건강하고 밝은 생활로 긍정적 사고를 통한 유연함과 문제 해결능력 강화로 신뢰성을 회복하고 사회성을 향상시켜 삶을 적극성을 추구하여 자신을 행복하게 할 수 있고 진정 남을 행복하게 할 수 있는 밝은 삶을 추구한다.

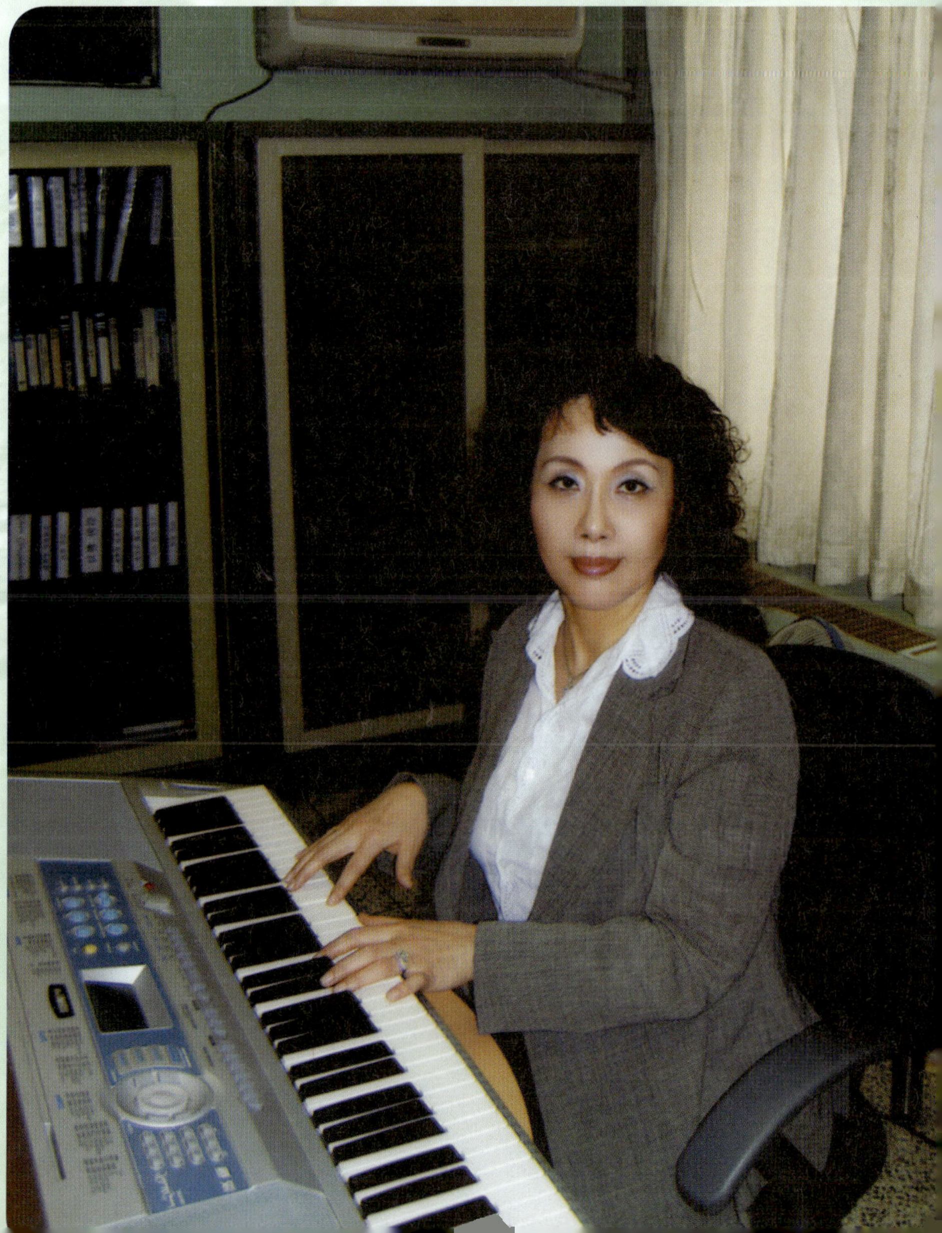

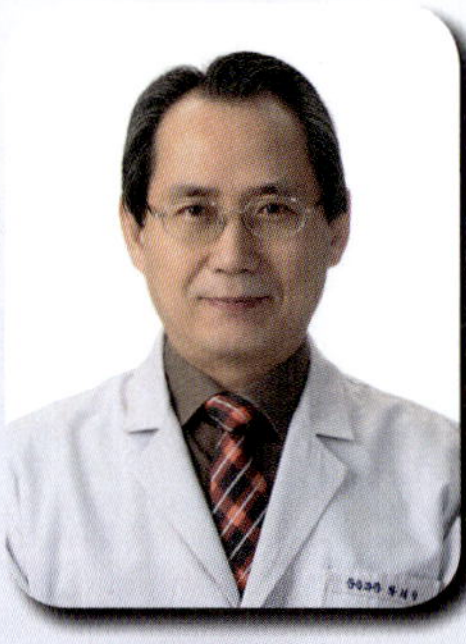

박 태 영
일반외과 전문의

제3판 편집후기

다음은 탤런트 한효주의 의상을 기록한 신문기사이다. 〈한효주는 스팽글 톱아래 기하학 무늬의 레깅스를 신고 힙을 살짝 덮는 루즈핏 후두셔츠를 걸쳐 세련된 스타일을 완성하였다.〉 이글을 읽고 의료인들은 한글이지만 모르는 말이 있을지도 모른다. 의료인이 한글도 모른다고 무식하다는 것이 아니다. 영어를 사용하는 것이 유식다다고 토씨 빼고 영어로 써서 국민을 우롱하는 것이 무식한 것이다. 그러나 의료계는 시골에 사는 어르신을 상대로 설명하고 진료해야 하기 때문에 패션계의 용어와 같이 전부 영어로 사용하고 설명해서는 알아 들을 수가 없다. 대학교수가 의과대학에서 의대생들에게 영어로 가르치면 그들이 의사가되어 시골에서 진료할때는 설명을 어떻게 하란 말인가?

더구나 패션계는 영어를 사용하더라도 한글로 써서 내용을 모르더라도 전달은 했으나 의료계는 영어를 그대로 써서 내용도 모르고 전달까지도 안된다. velpeau sling, arm sling 등 아직도 영어를 그대로 사용하고 있다. 영어로 써놓은 차트는 간호사, 원무과, 보험과, 경찰도 잘 읽을 수 없다. 경찰이 차트를 가지고 와서 무엇이라고 썼는지 물어 봤으나 의사인 나도 정확히 알 수 없었다. 영어로 써놓으 엑스레이, 조직검사 판독지도 국민들은 알 수가 없다.

영어로 써놓고 의사의 권위를 지키던 시대는 지나갔다. 국민의 건강을 위해서 최선의 진료를 하겠다고 하여도 심평원의 지침서 하나면 완전히 묵살되는 대우를 받고 있는 것이다. 신문에서는 '걸그룹 시크릿 멤버'라고 한글로 기록하며 'girl group secret member'라고 영어로 기록하지 않는다. 한글로 쓰면 누구나 빨리 읽을 수 있으나 영어를 그대로 사용하면 빨리 읽을 수 없으며 스펠링도 틀릴 수 있기 때문에 병원에서도 신문처럼 한글로 써야 누구나 정확하게 읽고 전달되며 철자도 틀리지 않는다. 병원 컴퓨터(OCS)에는 velpeau sling, arm sling 등 영어로 기록되어 있는 의학용어가 있는데 이것은 벨포걸이, 팔걸이 등으로 한글로 고쳐서 써야 한다. 또한 차트에는 radius Fx로 영어로 기록되어 있는데 이것도 라디우스 골절로 한글로 고쳐써야 한다.

(1) 노뼈 골절과 요골 골절

'소데나시'를 '민소매'로 다듬어 쓰라고 한글학자가 말했을 때 국어 사랑이 지나치다면서 '국수주의'라고 많은 사람이 반대를 하였다. 그러나 우리나라 국민들은 서서히 '민소매'로 바꾸어 쓰고 있다. 배를 젓는 '노'와 같이 생긴 뼈를 노뼈라고 하며, '노뼈' 라고하면 우리가 그 뜻을 알기쉽지만, '요골'은 일본말이며 무엇을 뜻하는지 알 수가 없다.

저자가 연세대학교 의과대학을 다닐 때 해부학 실습을 정인혁 교수님께 배웠는데 교수님은 '사람해부학'이라는 해부학 책을 저술하였다. 그 책에는 '요골'이라고 하지 않고 '노뼈'라고 기술하고 있다. 그리고 노뼈에 대해서 다음과 같이 기록하고 있다. 〈노뼈란 용어는 보트를 타고 노를 저을 때처럼 이 뼈가 움직인다고 해서 붙였다.〉 그리고 노뼈에 대해서 다음과 같이 자세히 한글로 기록하고 있다. 〈노뼈는 아래팔의 가쪽, 즉 엄지 손가락쪽에 있다. 노뼈는 몸통과 팽대된 두 끝부분으로 이루어져 있다. 위쪽 끝에는 노뼈머리가 있다. 머리는 두꺼운 원반 모양으로 윗면은 위팔뼈의 작은 머리와 관절을 이룬다. 머리와 몸통사이의 잘록한 부분이 노뼈목이다.〉 현재의 대학교수가 이것을 보면 "영어로 하면 쉬운데 왜 구태여 한글을 써"라고 생각할 지도 모른다. 이제 국민을 위해서 알기쉬운 용어를 사용할 때가 온 것이다. 국민에게 영어로 설명하는 것을 국민이 용납하지 않는다.

일본에서는 '빌딩'은 '비루'로 사용한다. 일본에서도 외래어를 많이 사용하지만 영어를 발음 그대로 쓰고자하는 노력은 전혀 없다. '비루'는 영어지만 미국사람이 알아듣지 못한다. 일본말이 되는 것이다. 선진국의 모든 문명이 일본으로 들어와서 일본의 새로운 문화로 되어 다시 태어난다. 일본사람은 영어를 일본사람만이 알 수 있는 일본말로 바꾸어 사용하고 함부로 영어를 사용하지 않고 일본말을 지킨다. 1910년 일본은 우리나라를 멸망시키고 식민지로 지배하면서 한글을 없애고 일본말을 쓰게 하였다. 일본말을 쓰게하면 한국은 없어지고 일본사람이 되는 것이다.

(2) 뇌출혈 환자의 transfer와 건강보험공단

2011년 12월 13일 오후 8시경 50대 남자가 119로 응급실에 내원하였다. 식당에서 갑자기 쓰러지면서 의식소실과 발작증상이 있었다고 하였다. 뇌 CT 결과 거미막하 출혈이었고, 원주기독병원 응급실에 전원 문의를 하였다. 응급실에서 신경외과 전화번호를 가르쳐 주면서 신경외과로 직접 전화하라는 것이다. 환자는 급한데 계속 전화하고, 기다리고, 도대체 이게 무슨 짓인가? 신경외과에 전화하니 1년차 레지던트가 윗년차 레지던트에게 보고해서 전화해 주겠다고 하였다. 5분후에 다시 전화가 왔다. 중환자실이 없어서 환자를 받을 수 없다는 것이다. 항상 듣는 얘기다. 성지병원으로 보내라고 했다. 환자를 받고 싶은 생각이 없는 것이다. 할수 없이 원주에 있는 성지병원에 전화하고, 앰블란스로 성지병원으로 전원하였다.

그렇다면 왜 원주기독 병원에서는 환자를 안받는 것인가? 그 이유는 누구나 다 알고 있으며 더 이상 말할 필요도 없는 것이다. 돈이 되는 〈심장 수술〉은 항상 대기하면서 언제든지 대환영이고, 돈이 안되는 〈뇌수술〉은 이 병원 저 병원 돌아 다니다 죽는 것이다. 그러나 대학병원만을 욕할 수 없다. 힘들게 뇌수술을 해도 남는 것이 없고 적자라면 이세상의 어느 누가 뇌수술을 하고 싶겠는가? 병원도 받고 싶지만 적자보면서 할 수 없다. 낮은 의료수가로 인해서 의사의 직업이 천해진 것이다. 의사의 처지가 돈이 되면 하고 돈이 안되면 안하는, 거지 신세가 되었다. 그렇다면 해결 방안은 없는 것인가? 그 해답은 모두가 알고 있으며 간단하다. 뇌수술의 보험수가를 2배로 올린다면 모든 병원에서 대환영이고 단번에 해결될 것이다.

시골에 있는 산부인과가 적자운영이 되어 점점 문을 닫고 있자, 할 수 없이 보험수가를 2배로 올려주었다. 그러나 신경외과는 해 줄 마음이 없다. 왜냐하면 보험 공단은 영리 집단이지 국민을 염려하는 집단이 아니기 때문이다. 보험공단 때문에 불쌍한 우리나라 국민만 죽어가는 것이다. 의사는 돈만 아는 집단이 되고 모든 국민은 의사에게 돌을 던지고 욕하고, 의사가 서서히 추락하는 것을 보험공단은 옆에서 회심의 미소를 짓고 지켜보고 있다. 한국 국민 50대 이상 환자들은 심장병은 얼마든지 걸려도 좋으나 뇌출혈은 절대 걸리면 안된다. 치료도 못해보고 돌아다니다가 죽기 때문이다.

(3) 어느 중소병원 응급실의 경영 방침

현재 중소병원은 월급을 제때에 못주는 등 적자에 시달리고 있으며 인력난으로 사람을 구하지 못하고, 직원들은 적은 월급에 힘든일을 하고 있는 실정이다.

그러나 이 병원은 적자도 아니고 인력난도 없이 순탄하게 경영하고 있기 때문에 그 경영방침을 소개하고자 한다.

(1) 병원장이 주간에 응급실에 근무하며 내과 중환자, 응급환자를 진료한다.

① 퇴근은 과장들보다 1시간이상 늦게하며, 토요일은 6시까지 병원에 있는다.

② 각 응급환자에 대한 처치내용을 컴퓨터에 저장하고 있어서 환자가 오는 즉시 간호사가 처치하도록 오더를 만들어 놓았다.

(2) 병원장이 군청에서 하는 회의에 참석한다.

① 군수, 군청직원, 경찰서, 관공서, 직원과 친밀한 관계를 유지한다.

② 119 대원, 경찰은 모두 무료로 진료한다.

③ 근무시간 외에도 수시로 응급실에서 응급진료한다.

(3) 관리과가 응급실 옆에 붙어 있어서 항상 대기하고 있다.

① 119 구급대가 환자를 데리고 오면 관리과 직원이 같이 운반한다.

② 관리과 직원은 심폐소생술, 위세척, 도수정복술을 보조한다.

③ 급한 환자는 후송료 2만원을 받고 3차병원에서 transfer 한다.

(4) 응급실을 중환자실로 사용한다.

① 중환자를 응급실로 입원시켜서 당직의사가 계속 본다.

② 상태가 안좋으면 즉시 CPR 할 수 있고 큰병원으로 전원할 수 있다.

③ 응급실 간호사가 중환자실 간호사 역할까지 같이 한다.

④ 병실에 중환자가 생기면 응급실로 내리기 때문에 병실에 올라갈 필요가 없다.

(5) 응급실에 입원시키는 환자들:

① 술 취한 환자는 술 깰때까지 응급실에 두고 술 깬 후 병실로 올린다.

② 병실 환자가 술 마시고 주정하는 경우 응급실로 내려서 손, 발을 묶고 진정제 주사를 준다.

③ 행패부리고 병실에서 감당할 수 없는 환자는 응급실로 입원시킨다.

④ 공동간병실 대기환

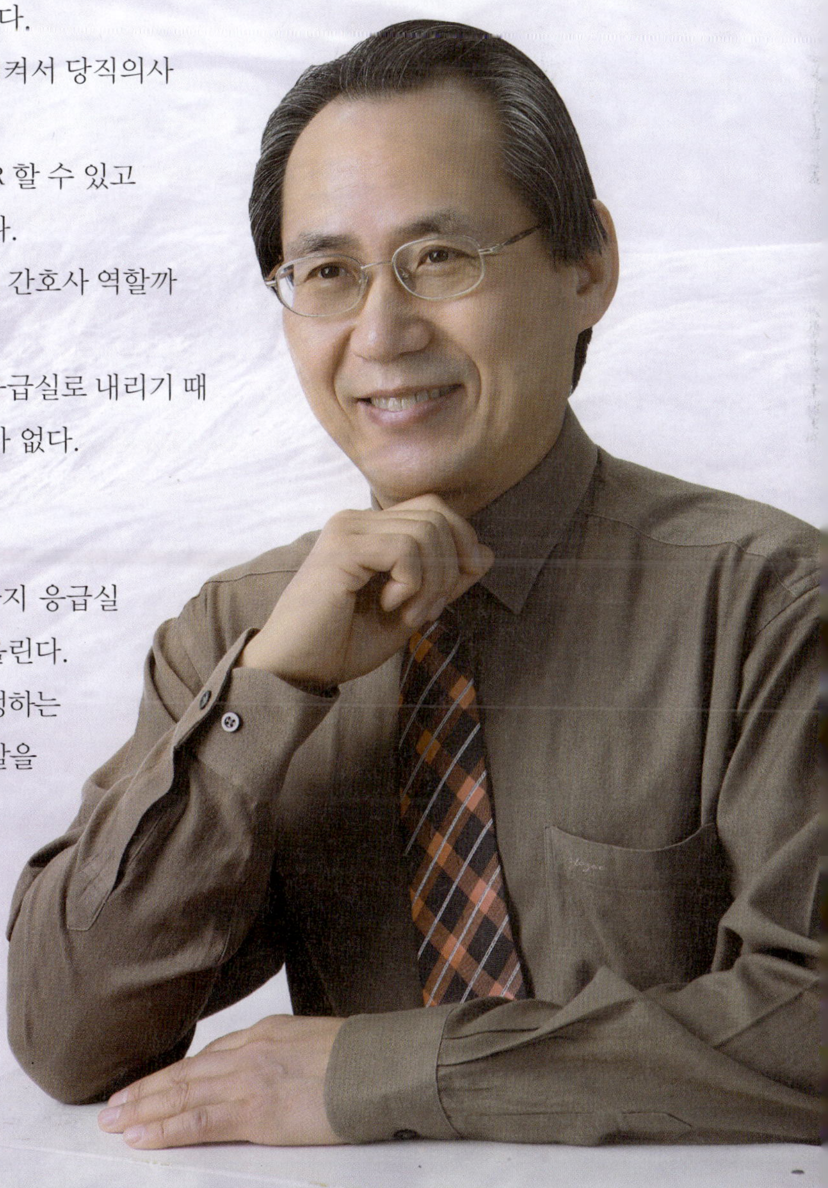

자는 응급실에 둔다.

⑤ 환자 상태가 안좋으면서 보호자가 없는 환자는 응급실로 입원시킨다.

⑥ 병실이 없을 때 환자를 응급실에 입원시키고 다음날 병실이 나면 병실로 옮긴다.

(6) 밤에 입원시, 병실에 올리지 않고 응급실에 둔다.

① 밤 12시까지 입원시키고 그 이후에는 아침까지 응급실에 둔다.

② 밤에 병실에 올리면 다른 환자가 잠을 못 자고 피해가 간다.

③ 밤에 오는 환자는 응급실에서 아침까지 관찰하고 입원한다.

④ 아침 식사까지 응급실에서 주고 오전 8시경 병실로 올린다.

(7) 간병인이 있는 병실(공동 간병실)로 입원시키는 경우 :

① 응급실에서 고비를 넘기고 안정된 경우

② 거동이 불편하거나 보호자가 간병인을 원할 때

③ 암 말기 등 가망이 없고 보호자가 포기한 상태 (DNR 환자)

(8) 응급실은 간호조무사를 채용해서 운영을 한다.

① 큰 병원보다 싼 월급으로 간호사를 구하기는 힘들다.

② 인력난으로 사람을 못 구하는데 간호사만 고집한다면 사람을 구할 수 없다. 중소병원은 근무환경이 열악해서 고급인력으로 경영이 안 된다.

③ 위험한 환자는 큰 병원으로 보내기 때문에 간호조무사도 가능하다.

(9) 야간에는 검사실 당직을 없앤다.

① 야간에 간단한 검사는 응급실 간호사가 하기 때문에 어느정도 진료가 가능하다. (CBC, 소변검사, ABGA)

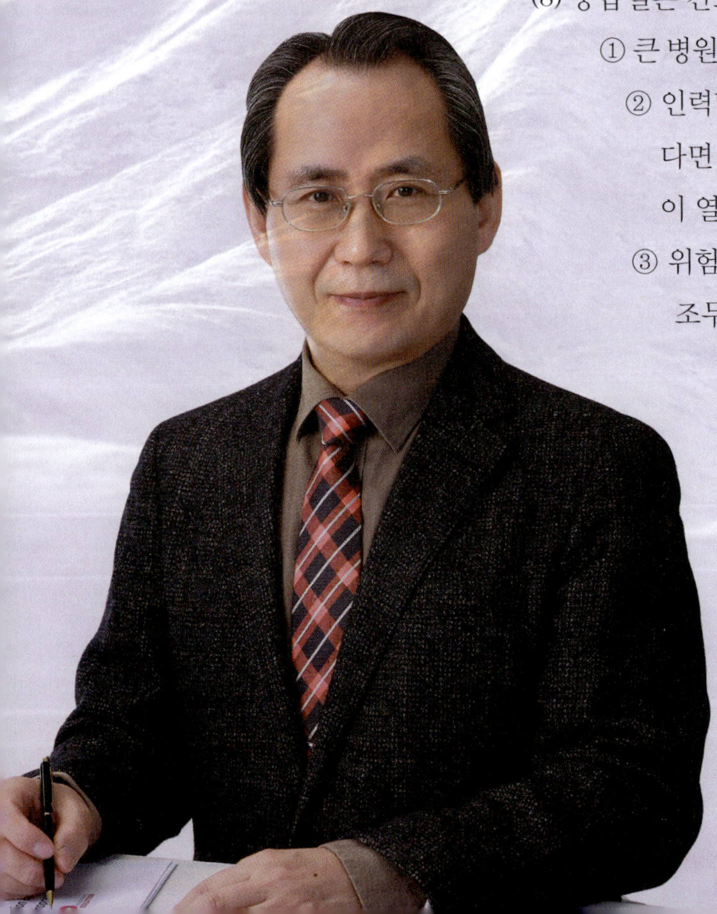

② 토요일, 일요일은 오전 9시부터 오후 6시까지 검사실 직원이 당직을 선다.

③ 야간에 검사실 당직을 두는 것은 경영상 무리이다.

(10) 병원 직원에게 입원진료, 외래진료 전부 무료로 한다.

① 직원에게 돈을 받으면 접수를 안하고 음성적으로 진료하여 보험청구를 할 수가 없다.

② 직원에게 돈을 안받으면 접수하여 진료하여 보험 청구를 할 수 있고 오히려 경영에 도움이 되고, 자기 병원으로 생각하게 된다.

③ 영양제는 원가로 직원에게 공급한다.

(11) 식사 시간이 되면 응급실 환자의 식사를 주문하여 배식한다.

① 보호자가 원하면 1상 더 시켜서 준다. 밥 1공기만 추가할 수 있다.

② 간병인이 있는 환자는 식사 시간에 간병인이 와서 식사를 준다.

(12) 응급실 분위기가 큰 병원처럼 된다.

① 항상 중환자가 3~4명 깔려 있고 보호자들이 북적북적 대고 항상 간호사들이 바쁘게 돌아다니고 있다.

② 환자가 없을 때도 응급실이 썰렁한 분위기가 아니고 '응급실이 환자가 없다'는 소리도 안 듣는다. 중환자 돌보고 챠팅하고 항상 바빠서, 앉아서 한가롭게 노닥거리고 얘기하고, 멍하게 환자 기다리고 있지 않는다.

2013년 1월

저자 일반외과전문의 박 태 영

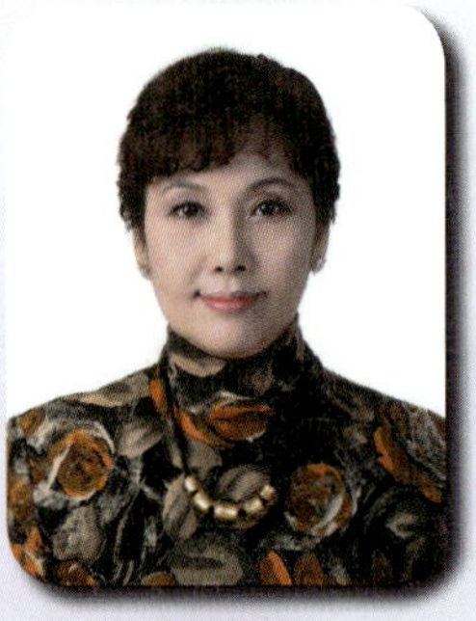

오현정
음악치료사

SK 텔레콤

어느덧 결혼한지 30년이 되었고 첫아들 박세환은 2010년 관동대 공대를 졸업하고 SK 텔레콤에 입사하여 내 품을 떠나게 되었습니다. 이제 회사에서 대리로 승진하고 팀장으로 열심히 일하며 살아가는 모습을 보면 대견하기도 합니다. 고등학교 때 공부도 안하고 매일 게임만하고 속을 엄청 썩였는데 지금 혼자 살아가다니! 기특하지 않습니까? 그래서 아들이 속 썩였던 고등학교 시절 얘기를 하나 하려고 합니다. 더운 여름이었습니다. 아들은 밤새 게임에 몰두하다가 학교를 가지 않겠다고 했습니다. 나는 화가 나서 집에 컴퓨터를 내다 버려 버렸습니다. 내 집에서는 게임을 못해!! 정 게임하려면 나가서 해!! 아들은 집에 컴퓨터가 없자 매일 PC방에서 살았습니다. 〈게임 중독〉에 빠진 것 입니다. "학교 가기 싫어?" "학교 가기 싫으면 가지마. 학교 가고 안가는 것은 본인의 선택이야. 그리고 본인이 책임져야 해." 나는 괴로웠지만 아들을 이제 한 인간으로 이해하도록 노력하고 아들이 스스로 잘못을 인식하고 바꾸어 나갈 수 있도록 도울 수 있는 방법을 찾기로 했습니다.

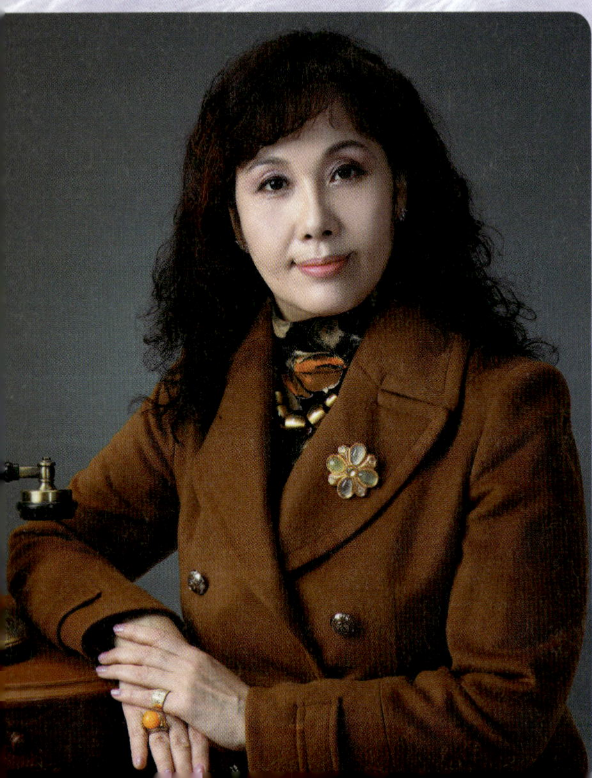

게임 중독에 빠져 게임 외에는 생활을 할 수 없는 상태였기에 게임을 못하는 환경을 만들고자 부단히 노력했지만 모두 허사였습니다. 게임 중독이 무서운 이유는 게임이 게임으로 끝나지 않고 생활이 문란해지고 게임하기 위해서 돈이 필요하고 폭력성을 일으

키는 분노발작으로 발전하는 것입니다. 게임을 하기 위해서 돈이 필요한 아들은 내 지갑에서 돈을 훔치고 그것이 현장에서 발각되자 소리지르고 욕하며 문을 발로 차고 화분을 깼습니다. 아들의 최초의 〈폭력〉이었습니다.

나는 무서웠습니다. 사랑하는 아들이 이렇게 되다니!! 눈물이 흘렀습니다.

그러나 최초의 폭력에는 지체 없이 바로 잡아야 한다는 단호함으로 교육적 차원에서 경찰에 신고하여 아들을 잡아가게 했습니다. 아들은 파출소에 잡혀가서 경찰에게 야단맞고 반성문을 쓰고 벌을 받았습니다. 그런데 그때 알게 된 사실은 나를 경악하게 했습니다. 경찰인 그 자신도 게임을 하고 있고 성인인 그 자신도 게임이 나쁘다는 것을 알고 있지만 게임을 하고 싶은 충동을 버릴 수 없는데 고등학교 1학년생인 아이는 두말할 나위 도 없을 거라면서 게임이 온갖 교활함과 사기를 가르친다고 시대를 한탄했고 사회적으로 제재할 법적인 장치도 없다고 했습니다. 나는 절망했고 이 사회에서 그 어느 곳도 도움은 없다고 확실히 알게 되었습니다. 그 후에도 청소년 관련 단체를 수소문하며 게임 중독에 대해 문의했지만 도움을 줄 수 없다는 답변이었습니다.

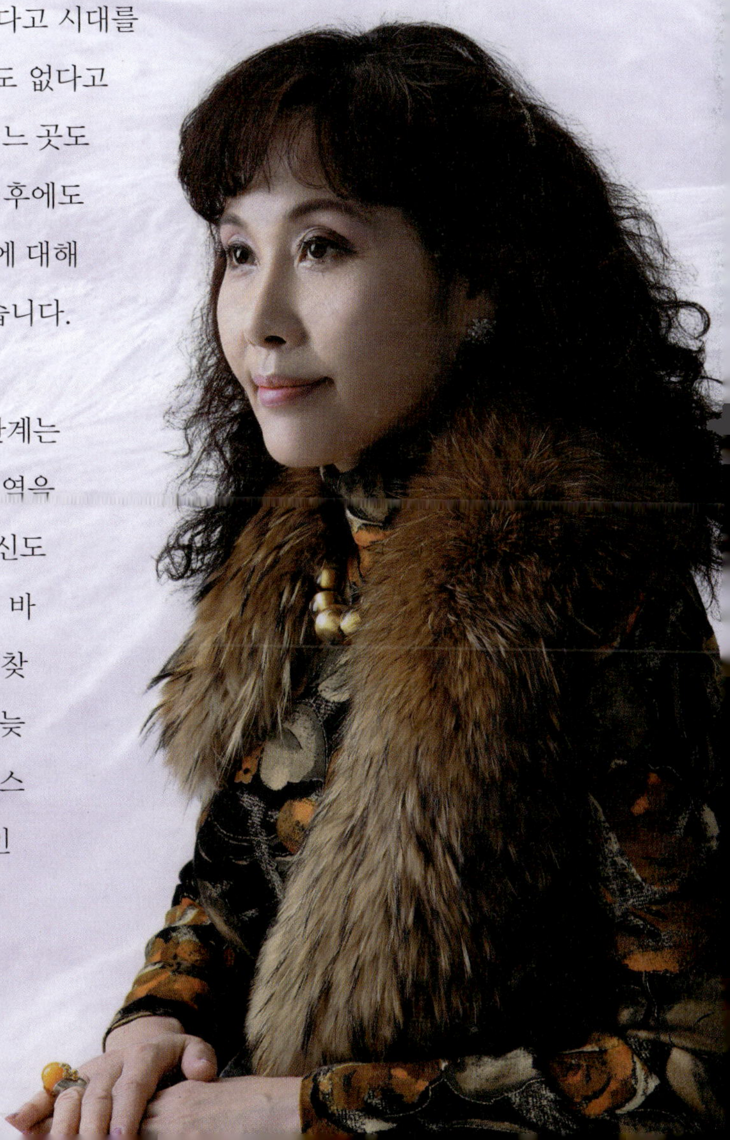

경찰서에서의 해프닝 이후 아들과의 관계는 더욱 나빠졌지만 아들은 함부로 엄마의 영역을 침범할 수 없다는 것을 알게 되었고 내 자신도 아들을 이해하고 아들이 잘못을 인식하고 바꾸어 나갈 수 있도록 도울 수 있는 방법을 찾아 나서야 함을 알았습니다. 그 찾음이 뒤늦은 음악치료 공부였고 아들에 대한 스트레스는 매일 운동으로 풀었고 운동으로 육체적인 건강이 돌아왔고 정신적 건강도 찾았습니다. 비로서 아들을 한 인간으로서 어떻게 존중해야 하는지를 알게 되었고 엄마의 선택이 아닌 아들의 선택을 존중하고 지지하는 엄마가 되었고 아들과의 관계는 회복되었습니다. 아들도 알게 되었습니다. 엄마가 전지전능하지 않으며 실수할 수 있으며 언제든지 잘못을 인정하고 고칠 수 있으며 그 자리에 있으면서 아들을 사랑하는 것을 압니다. 삶을 위해 항상 배우는 자세로 진정성 있는 변화를 추구할 때 아들 또한 변한 것을 목격했기에 이 글을 쓸 수 있었습니다.

마지막으로 나의 신념은 그 누구라도 자신이 자기를 포기하지 않는다면, 현재 처해진 상황이 아무리 고통스러워도 회피하지 않고 있는 그대로 받아들이고 두려움을 희망으로 전환하려고 노력을 가진다면, 그 누구라도 인생을 꽃 피울 수 있다는 것을 확신합니다.

한글찾아보기

ㄱ

ㄴ

ㅈ

영문찾아보기

A

B

C

D

E

F

G

H

I

J

K

L

M

N

O

P

Q

R

S

T

U

V

W

ER 수첩

정가 35,000원

978-89-7043-929-7

2005년 1월 10일 1판 발 행
2008년 9월 25일 2판 발 행
2013년 4월 15일 3판 인 쇄
2013년 4월 20일 3판 발 행

저 자 : 박 태 영
발행자 : 최 병 진

편집 : 이성림
표지 : 서상석
제작 : 이창용

발행처 : 도서출판 **고 려 의 학**
(136-821) 서울 성북구 성북동1가 115-24 보문빌딩 3층
Tel. 765-0333, 0337 Fax. 743-2288
등록번호 : 제 1-519호 1978. 6. 29.